# 罕见病药物研发的创新方法

## Innovative Methods for Rare Disease Drug Development

| | | |
|---|---|---|
| 原　　著 | Shein-Chung Chow | |
| 特邀主审 | 张抒扬 | 中国医学科学院北京协和医院 |
| 主　　审 | 王　骏 | 国家药品监督管理局药品审评中心 |
| | 孙洪强 | 北京大学第六医院 |
| | 韩晓红 | 中国医学科学院北京协和医院 |
| 主　　译 | 侯　艳 | 北京大学 |
| | 宋福鱼 | 国家药品监督管理局食品药品审核查验中心 |
| | 郑　昕 | 中国医学科学院北京协和医院 |
| 译　　者 | 孙凤宇 | 国家药品监督管理局药品审评中心 |
| | 张晨博 | 国家药品监督管理局药品审评中心 |
| | 陈晓媛 | 清华大学 |
| | 张雅娟 | 清华大学 |
| | 荣志炜 | 北京大学 |
| | 宋佳丽 | 北京大学 |
| | 陈娜娜 | 北京大学 |
| | 钟欣雯 | 北京大学 |
| | 俞轶培 | 北京大学 |

北京大学医学出版社

HANJIANBING YAOWU YANFA DE CHUANGXIN FANGFA

图书在版编目（CIP）数据

罕见病药物研发的创新方法/（美）周贤忠原著；侯艳等主译. —北京：北京大学医学出版社，2024.5

书名原文：Innovative Methods for Rare Disease Drug Development

ISBN 978-7-5659-3066-9

Ⅰ. ①罕… Ⅱ. ①周… ②侯… Ⅲ. ①疑难病－药物－研制 Ⅳ. ①R9

中国国家版本馆 CIP 数据核字（2024）第 038311 号

北京市版权局著作权登记号：图字：01-2021-5934

Innovative Methods for Rare Disease Drug Development/Shein-Chung Chow，PhD

ISBN 13：978-0-367-50210-2

ⓒ 2021 Taylor & Francis Group，LLC

罕见病药物研发的创新方法

主　　译：侯　艳　宋福鱼　郑　昕
出版发行：北京大学医学出版社
地　　址：(100191) 北京市海淀区学院路 38 号　北京大学医学部院内
电　　话：发行部 010-82802230；图书邮购 010-82802495
网　　址：http://www.pumpress.com.cn
E - mail：booksale@bjmu.edu.cn
印　　刷：北京瑞达方舟印务有限公司
经　　销：新华书店
责任编辑：董采萱　　责任校对：靳新强　　责任印制：李　啸
开　　本：787 mm×1092 mm　1/16　印张：14.25　字数：356 千字
版　　次：2024 年 5 月第 1 版　2024 年 5 月第 1 次印刷
书　　号：ISBN 978-7-5659-3066-9
定　　价：98.00 元
版权所有，违者必究
（凡属质量问题请与本社发行部联系退换）

# 中译本序

尊敬的读者，很高兴能为您介绍这本由全球知名专家撰写的 *Innovative Methods for Rare Disease Drug Development* 的中文版《罕见病药物研发的创新方法》。这本书真实、深入地展现了罕见病药物研发的现状，以及研发过程中所遇到的困难和挑战，并提出了一系列新的研究思路、研究方法，尤其是有关临床试验设计的创新思维和方法等，希望给大家带来一些启发和收获。

罕见病，又称"孤儿病"，是患病率很低、生活中很少见的一类疾病。虽然某个特定的罕见病患者数量少，但罕见病种类繁多，国际收录的就有 7000 余种，约占人类疾病总量的 10%；全球所有罕见病患者总数已超过 3.5 亿。可以说，罕见病其实并不"罕见"。作为一名医者，在临床诊疗过程中，我们也遇到过许许多多的疑难罕见病患者，有时虽然可以做到明确诊断，但也常常看到，"幸运"跨过确诊关的许多患者还面临着"无药可医"的难题。由于每种罕见病的患者数量相对较少，导致临床试验受试者招募困难重重。罕见病药物成本较高、研发困难，这也使得罕见病药物的研发成为全球医药行业面临的重要挑战之一。在这个情境下，提高罕见病药物临床试验的研发效率成为当前亟待解决的问题。

巧妇难为无米之炊，良医难治无药之疾。为了破局，帮助更多罕见病患者解决急难愁盼的问题，点亮生命之光，全球研究者不断努力探索。本书即在此背景下应运而生。

书中先介绍了罕见病药物研发面临的挑战，并针对这一难题探讨罕见病药物研发的创新设计、分析方法，尤其是一些创新的思维。比如，Chow（2020）提出，利用两阶段无缝适应性试验设计创新方法，结合真实世界数据和证据的概念，从而获得实质性证据，使罕见病药物批准满足相同的审批标准等。这些新方法的引入和应用将大大提高罕见病药物研发的效率和成功率。除此之外，本书还讨论了罕见病药物研发各环节所涉及的重要问题，包括：药物研发的监管要求和一些基本考量，生物标志物的潜在用途和治疗指标的开发，美国食品药品监督管理局（FDA）有关真实世界数据/证据潜在应用的临床倡议、创新设计和分析，等等。希望本书能为广大读者增长专业知识，为推进行业资源整合、多元发展提供帮助；希望本书能对推动罕见病诊疗、药物研发，对提高患者健康水平、生活质量有所助益。

正如罕见病患者需要被"看见"一样，罕见病的药品研发和临床试验相关知识也要敞开"大门"，努力打通罕见病药物研发的医、研、企一体化全链条，提升研发质效。在此，也向所有为罕见病药物研发做出贡献的医学家、药学家、患者及家属，还有给予政策保障和大力支持的社会各界致以敬意和感谢。衷心地希望罕见病药物研发事业能够取得更大进步。让我们一起全力推进罕见病研究和防治能力提升，为更多罕见病患者及其家庭点亮新的希望！

张抒扬

中国医学科学院北京协和医院

# 译者前言

尊敬的读者，欢迎您翻开这本中文译著《罕见病药物研发的创新方法》。如您所知，罕见病领域是一个充满挑战和机遇的研究领域。罕见病患者数量有限，且相关历史数据不足，这些因素加剧了罕见病药物开发的不确定性，从而增加了研究过程中的困难。面对这样的挑战，创新性思维显得尤为关键，它是突破研发难题、实现科研进步的重要推动力。本书深入讨论了罕见病药物研发中的各个环节，包括临床试验设计的新思路、数据分析的先进统计方法，以及最新的监管政策和激励机制等，同时也着重介绍了一系列创新的研究方法和策略。这些内容旨在提升研究的效率，减少不确定性，为罕见病药物研发的未来指明方向。

身为本书的译者，我深感荣幸和责任重大。原著作者凭借其深厚的学术功底和严谨的研究态度，为我们呈现了一份宝贵的学术财富，不仅为科研人员提供了深入的研究视角，也为所有关心罕见病领域的读者提供了一本难得的学习资料。这本书不仅关乎科研人员的艰苦探索，也涉及政策制定者的智慧决策，涵盖整个社会对罕见病广泛关注的问题。在翻译此书的过程中，我致力于保持原文的精确性和深度，同时努力使专业术语和复杂概念更加通俗易懂，以便中文读者能够轻松理解和吸收。我的目标是，让这本书不仅成为专业人士的宝贵参考资料，也能激发公众对罕见病药物研发领域的兴趣和支持，进而推动社会各界对罕见病问题的更多关注和投入。

在此，我要特别感谢所有参与本书编写、审校和出版过程的专家和同仁。正是他们的不懈努力和专业贡献，使这本书得以问世。我还要向每一位读者表达诚挚的感谢，因为正是您的关注和支持，让我们有动力继续前行、探索未知，共同寻找解决罕见病问题的新途径。希望这本书能够成为促进全球罕见病药物研发领域交流与合作的桥梁，为罕见病患者和他们的家庭带来更多的希望和光明。

侯　艳

北京大学

# 原著前言

在美国，1983 年的《孤儿药法案》（Orphan Drug Act）将罕见病定义为影响不到 20 万人的疾病，而孤儿药是为治疗罕见病患者而研发的药品。正如美国食品药品监督管理局（FDA）指南中所指出的，大多数罕见病与基因相关，因此，即使症状不会立即显现，此病也会贯穿患者一生（FDA，2015b，2019a）。为了鼓励罕见病产品研发，FDA 提供了一些激励措施来加快罕见病研究项目。这些加速项目包括：①快速通道认定；②突破性治疗认定；③优先审查认定；④加速对罕见病相关产品的监管审评和审批。对于药品的审批，FDA 要求提供有关药品有效性和安全性的实质性证据，实质性证据基于有充分及良好对照的研究［21CFR314. 126（a）］。例如最近指南中指出，FDA 无意为罕见病药物批准制定一个有别于普通药物批准的法定标准（FDA，2015b，2019a）.

对于药品的审批，传统的方法是通过检验没有治疗效果（即无效）的原假设和有治疗效果（即有效）的备择假设来进行随机临床试验。在预先指定的显著性水平（如 5%）上拒绝原假设即证明有效。为了确保能大概率正确检测到有临床意义的差异（或治疗效果），常常进行研究前的检验效能计算（即样本量计算的检验效能分析），以确保有足够数量的受试者，从而在治疗效果真实存在时，能够达到正确检测出有临床意义的治疗效果的预期检验效能。然而，在罕见病临床试验中，由于研究中的罕见病受试者数量有限，检验效能计算可能不可行。在这种情况下，罕见病药物研发需要创新思维和方法，在符合普通药物研发相同标准的条件下提供实质性证据，并具有一定的统计可靠性。

本书旨在成为第一本完全致力于讨论罕见病药物研发创新设计及分析的书。本书的范围将集中在一些创新思维上，包括在受试者数量有限的安慰剂对照研究中证明非无效而不是证明有效（Chow 和 Huang，2019），以及基于概率监测程序的样本量要求（Huang 和 Chow，2019）。沿着这一思路，Chow（2020）提出了一种创新方法，利用两阶段无缝适应性试验设计，结合真实世界数据和证据的概念，获得实质性证据，使罕见病药物批准满足相同的审批标准。本书共 14 章，包括药物研发的监管要求、创新设计和分析。

第 1 章提供了罕见病药物研发的背景资料，以及研发过程中的监管视角，包括监管激励/指导及罕见病药物研发开放性创新思维的简要介绍。第 2 章提出了罕见病药物研发的一些基本考量。第 3 章重点介绍了罕见病药物临床评价的假设检验。第 4 章讨论了罕见病临床试验中的终点选择，以及生物标志物的潜在用途和治疗指数的开发。第 5 章提供了基于风险评估的非劣效性和等效性界值选择的临床策略。第 6 章评估了在确定非无效后的不确定性概率。第 7 章讨论了基于新的概率监测程序的罕见病药物研发样本量要求。第 8 章回顾了 FDA 最近有关真实世界数据/证据潜在应用的临床倡议，以支持监管机构批准新的适应证或说明书变化。第 9 章提供了针对罕见病药物研发的创新方法。第 10 章至第 12 章涵盖了一些对罕见病药物研发有用的复杂创新试验设计，分别为单病例随机对照（$n$-of-1）试验设计、两阶段适应性试验设计和主方案设计（平台试验设计）。第 13 章至第 14 章分别讨论了针对罕见病基因治疗的案例研究和针对医疗需求未满足的非酒精性脂肪性肝炎（NASH）的研究。

我们要感谢来自 Taylor & Francis 出版社的 David Grubbs 先生为我提供了写这本书的机会。我要感谢来自杜克大学医学院和生物统计学办公室（OB）/转化科学办公室（OTS）的同事们，以及 FDA 的药物评估和研究中心（CDER），在我准备这本书期间所给予的支持。我想向学术界和制药行业的很多朋友们表示感谢，并感谢 FDA、欧洲药品管理局（EMA）和中国国家药品监督管理局（NMPA）等监管机构的鼓励和支持。

最后，本书所表达的观点是作者个人的观点，而不一定是杜克大学医学院的观点。本书的内容和错误由我全权负责。欢迎任何有利于此书修订的评论和建议。

**Shein-Chung Chow，PhD**

杜克大学医学院

北卡罗来纳州达勒姆市

# 原著作者简介

  Shein-Chung Chow，博士，现任美国北卡罗来纳州达勒姆市杜克大学医学院生物统计学和生物信息学系教授。2017—2019 年，他离开学校，前往美国食品药品监督管理局（FDA）药物评估和研究中心（CDER）担任生物统计学办公室（OB）的副主任。Chow 博士也是 FDA 任命的特别政府雇员（SGE），担任肿瘤药物咨询委员会（ODAC）的投票成员和 FDA 的统计顾问。在加入杜克大学医学院之前，Chow 博士是 TCOG（台湾肿瘤合作组）统计中心的主任和台湾临床试验网络协调中心的执行主任。在此之前，他还在制药行业担任过多个职位，例如马萨诸塞州剑桥千禧制药公司生物统计、数据管理和医学写作副总裁，考万斯公司统计和临床规划的执行董事，新泽西州普兰斯伯罗市百时美施贵宝公司的董事和部门主管。Chow 博士是 *Journal of Biopharmaceutical Statistics*（2002—2020 年）的主编，也是 Taylor & Francis 出版社 "Chapman 和 Hall/CRC 生物统计学系列丛书" 的主编。他被选为美国统计协会会员和国际统计研究所（ISI）选任成员。他是310 多篇方法论论文和 31 本书的作者或合著者，包括 *Design and Analysis of Bioavailability and Bioequivalence Studies*，*Sample Size Calculations in Clinical Research*，*Adaptive Design Methods in Clinical Trials*，*Biosimilars：Design and Analysis of Follow-on Biologics*，*Analytical Similarity Assessment in Biosimilar Drug Development*，以及最近出版的这本 *Innovative Methods for Rare Disease Drug Development*。

  Chow 博士在台湾大学获得数学学士学位，在威斯康星大学麦迪逊分校获得统计学博士学位。

# 目 录

# 1

---

# 概　述

---

## 1.1　罕见病的定义

在美国，罕见病被定义为一种影响不到 20 万人的疾病（ODA，1983）。根据定义，美国可能有多达 7000 种罕见病。据估计，患有罕见病的美国人总数在 2500 万到 3000 万之间。几十年来，这一估计值一直被罕见病界人士所使用。他们强调，虽然个体疾病罕见，但罕见病群体总数量十分庞大。然而在美国，当一个人被诊断患有罕见病时，只有少数几种罕见病会被追踪，包括某些传染病、出生缺陷和癌症，以及各州的新生儿筛查疾病。由于大多数罕见病没有被追踪，所以很难确定罕见病患者的确切数量或到底有多少人被这些疾病所影响。罕见病也被称为孤儿病，这是因为出于经济因素（或投资回报）的考虑，制药公司并不愿致力于开发罕见病治疗方法。为了摆脱这一困境，1983 年美国国会通过了《孤儿药法案》，该法案制定了几项财政激励措施，以鼓励制药公司研发治疗罕见病的新药。

其他国家对罕见病也有自己的官方定义。例如在欧盟（EU），当一种疾病影响的人群比例不到总人口的 1/2000 时这种疾病会被定义为罕见病。根据这一定义，欧盟有超过 6000 种罕见病。总的来说，罕见病可能会影响到 3000 万欧盟公民。80％的罕见病都具有遗传性，且通常呈慢性并危及生命。另一方面，在日本，根据 1972 年启动的"国家罕见及顽固性疾病方案"（NPRID），罕见病被定义为那些患病人数小于 5 万或患病率低于 1/2500，且没有已知病因或治愈方法的疾病。根据这一定义，专家咨询委员会根据研究重点认定了 123 种罕见病，包括贝赫切特病、多发性硬化和肌萎缩侧索硬化。迄今为止，中国尚未有罕见病的官方定义①，通常的定义是基于中华医学会医学遗传学分会专家达成的共识，该学会成立于 2010 年 5 月。根据此定义，罕见病是患病率低于 1/500 000 或新生儿发病率低于 1/10 000 的疾病（Ma 等，2011；He 等，2018）。由于中国缺乏罕见病的流行病学数据，目前的罕见病清单是基于中国的实际疾病种类，其主要来自原国家卫生和计划生育委员会医政医管局设立的罕见病诊疗与保障专家委员会的专业意见。

对于孤儿药认定，美国 FDA 考虑使用药物的作用机制（MOA）来确定该药用来治

---

① 《中国罕见病定义研究报告 2021》在上海发布，报告中首次提出了"中国罕见病 2021 年版定义"，即应将"新生儿发病率小于 1/10 000、患病率小于 1/10 000、患病人数小于 14 万的疾病"列入罕见病。——译者

疗、诊断或预防何种疾病。什么条件下符合孤儿药认定取决于累积评估的若干因素，包括疾病的发病机制、病程、预后以及对治疗的耐受性。需要在认定要求下，根据具体药物的背景来分析这些因素。在审批孤儿药认定请求过程中，附上该疾病相关的最新科学文献，可能会使 FDA 对疾病性质有新的认识。表 1.1 可反映 FDA 对疾病分类，或者说是对疾病演变过程的一些观点，但这不是疾病判定的详细清单，仅反映了收集到的一些常见问题。当对孤儿药认定存在疑问时，FDA 会适时更新清单列表。有关孤儿药认定和批准的完整列表，可查阅孤儿药认定数据库。

**表 1.1　罕见病确定清单**

| 疾病 | FDA 观点 |
| --- | --- |
| 卵巢癌、输卵管癌和原发性腹膜癌 | 卵巢癌、输卵管癌和原发性腹膜癌是不同种类的疾病 |
| 转移性脑癌 | 任何已经转移到大脑的肿瘤与原发性肿瘤是不同种类的疾病。例如，已经转移到大脑的乳腺癌是一种有别于乳腺癌的疾病 |
| 肺动脉高压 | 认可将世界卫生组织对肺动脉高压的五种分类作为不同种类的疾病 |
| 硬皮病 | 系统性硬化病与局限性硬皮病是不同种类的疾病 |
| 淋巴瘤 | 认可世界卫生组织将淋巴瘤分类为不同种类的疾病 |
| 家族性腺瘤性息肉病 | 家族性腺瘤性息肉病是有别于散发性腺瘤性息肉病的一种疾病 |
| 帕金森病（PD）中的药物诱导性运动障碍 | 认可帕金森病中的药物诱导性运动障碍是一种疾病。帕金森病中的左旋多巴诱导性运动障碍被认为是帕金森病中药物诱导性运动障碍的一个亚型 |

由于大多数罕见病影响人数较少，罕见病临床试验的主要挑战之一是仅能找到少量的受试者。然而，FDA 并不会为孤儿药的审批专门制定一个有别于普通药物审批的法定标准。因此，在罕见病临床试验中，可能无法实现检验效能计算要求下所需的样本量。在这种情况下，就需要使用创新思维和方法，以便在有限的患者数量下达到相同的标准。本章提出了一些创新思维，如：①用概率监测程序证明所选小样本量的合理性；②用有限的患者数量证明非无效性（非劣效性）而不是证明有效性（优效性）；③结合使用随机临床试验（RCT）数据、真实世界数据和真实世界证据（RWD/RWE）来支持罕见病药物研发；④采用创新的两阶段适应性无缝临床试验设计。

第 1.2 节概述了罕见病药物研发的监管视角（包括监管激励措施和监管指导）。第 1.3 节讨论了罕见病药物研发的申办方策略，包括知名药物 Velcade® 研发时的经典故事，并列举了罕见病药物研发中经常遇到的实际问题与挑战。第 1.4 节描述并讨论了一些创新设计。第 1.5 节揭示了本书的编写目的和主要内容。

## 1.2　监管视角

### 1.2.1　监管激励措施

FDA（2015b）指出，大多数罕见病都与基因相关，因此，即使症状不会立即显现，此病也会伴随患者一生。很多罕见病出现在生命早期，大约 30% 患有罕见病的儿童会在 5

岁之前死亡。FDA 将加快推进罕见病相关产品的审评和研发进程，包括药品、生物制剂以及有望诊断和（或）治疗罕见病的设备。沿着这一思路，FDA 对申办方提交的科学和临床数据进行评估，用以鉴别和认定有前景的罕见病治疗产品，并进一步推进该类医疗产品的科学研发。为了鼓励罕见病药品的研发，FDA 提供了几项激励（加速）程序，包括：①快速通道认定；②突破性治疗认定；③优先审查认定；④加速罕见病药品监管的审评和审批。简要描述如下：

**快速通道认定**　快速通道认定是促进试验药物研发的快速审查通道，符合要求的药物应为：①用于治疗严重或危及生命的疾病；②用于满足尚未能满足的医疗需求。快速通道认定申请须由申办方提出，该申请可以在药物研发过程的任何时期启动，FDA 将在 60 天内审查并给出决定。

快速通道认定旨在促进药物研发并加快药物审查过程，这些药物应在治疗严重或危及生命的疾病及满足尚未能满足的医疗需求方面十分具有前景。严重状况是指对疾病严重程度的判定。这需要进行判断，但判断通常基于多种因素，如药物是否会影响生存、日常功能，或者疾病（如果不治疗）从轻症发展为重症的可能性。对于符合满足尚未能满足的医疗需求的药物，该药物须作为疾病治疗或预防措施进行研发，且该疾病目前尚无其他治疗手段。如果存在治疗手段，那么符合快速通道认定条件的药物必须具备一些优于现有治疗手段的优势，例如：①显示出更好的有效性；②避免了现有治疗手段的严重副作用；③提高严重疾病的诊断效率，且该疾病的早期诊断能有效改善预后；④降低现有治疗手段具有显著临床意义的毒性；⑤解决预期的公共卫生问题。

一旦药物通过快速通道认定，在整个药物研发和审查过程中，FDA 和药物申办方会进行早期且频繁的沟通，沟通频率能够确保问题得到迅速解决，以便药物更早获批，使患者更早得到治疗。但需要注意的是，如果快速通道认定请求未被批准或存在一般性争议，药物申办方可向 FDA 药物评估和研究中心（CDER）内负责审查申请的部门申诉。必要时，药物申办方随后可启动机构的内部审查或争议解决程序。

**突破性治疗认定**　突破性治疗认定旨在加快治疗严重疾病的药物研发和审查过程，且初步临床证据表明，与现有治疗相比，该药物可能在具有显著临床意义的终点上具有实质性的改善作用。是否具有实质性改善作用需要进行判断，这取决于治疗效果的大小，包括效果的持续时间，以及所观察到的临床结局的重要性。总体来说，就是初步临床证据显示，该药物与现有治疗手段相比具有明显优势。

在突破性治疗认定评估时，具有显著临床意义的终点通常是指可以衡量某种结果的终点，这些结果可以是不可逆转的发病率或死亡率（IMM），或代表疾病严重后果的症状。具有显著临床意义的终点也可以指那些对 IMM 或严重症状具有影响的调查发现，这些影响包括但不限于：①对既定替代终点的影响；②对可能合理预测临床效益的替代终点或中期临床终点的影响，并且很可能预示在临床上会获益（即加速批准标准）；③对药效学生物标志物的影响，这些生物标志物不符合替代终点的标准，但可以明确显示对基础病产生的潜在临床影响；④与现有治疗相比具有类似疗效，同时可显著改善安全性［例如抗肿瘤药有更小的剂量限制性毒性（DLT）］。

获得突破性治疗认定的药物需具备以下条件：①具备所有快速通道认定的特征；②药物研发计划从第一阶段开始就要接受强化指导；③具有高级管理人员参与的组织承诺。与快速通道认定类似，突破性治疗认定请求须由药物申办方提出。如果申办方尚未申请，在符合以下条件时，FDA 可以建议申办方提出申请：①在审查提交的数据和信息（包括初步临床证据）后，机构认为药物研发项目可能符合突破性治疗认定标准；②后续的药物研发计划可以因认定而获益。需要注意的是，FDA 不会提前预见到，申办方在提交原始生物制品许可申请（BLA）或新药申请（NDA）或补充文件后，是否会提出突破性治疗认定申请。FDA 将在收到该请求后的 60 天内做出响应。

**优先审查认定** 在获批之前，每一种在美国上市的药物都必须经过 FDA 的详细审查程序。1992 年根据《处方药使用者收费法案》（PDUFA），FDA 设定了优化药物审查时间的目标，并创建了关于审查时间的两级审查系统：标准审查和优先审查。优先审查认定意味着 FDA 需在 6 个月内对申请采取行动（标准审查的这一时间为 10 个月）。

优先审查认定将集中全力和资源对药物申请进行评估。要想获得批准，则该药物与标准治疗相比，要在治疗的安全性和有效性、诊断或预防严重疾病方面有显著改善。这些显著改善可通过以下证据证明：①提高治疗、预防或诊断有效性的相关证据；②剂量限制性药物毒性的消除或大幅降低；③患者依从性增强的文件证明，且该依从性预期会改善患者的严重结局；④在新的亚人群中药物安全性和有效性的相关证据。

FDA 会对每个申请的认定请求进行决策。然而，如《严重疾病领域项目加速指南——药物和生物制品》所述，申请人可直接提出优先审查请求，它不影响临床试验的周期长度。FDA 将在收到原始 BLA、NDA 或疗效补充文件后的 60 天内通知申请人。优先审查不会改变审批的科学性/医学标准或对必要证据的质量要求。

**加速批准认定** 1992 年，FDA 启动了"FDA 加速审批计划"。该计划用于严重疾病用药的加速批准，这些药物须满足未能满足的医疗需求。加速审批有赖于替代终点的使用。药物批准通常需要进行临床试验，其终点结局可证明该药具有一定的临床效益，比如提高癌症患者的生存率。而加速批准的药物最初可使用临床试验替代终点进行试验，或采用一些可预测临床获益的指标进行试验。采用替代终点通常可使花费时间更少，尤其是对癌症患者来说，评估肿瘤大小的缩小量要比评估患者总生存期快得多。

## 1.2.2 监管指南

2019 年 1 月，FDA 针对药品和生物制品申办方发布了有关罕见病的指南草案《罕见病药物研发中的常见问题》（FDA，2019a）。该指南草案旨在帮助申办方开展更有效、更成功的药物研发项目。如指南草案所述，罕见病和常见病药物上市批准的法定要求相同，FDA 并不打算为孤儿药制定一个有别于普通药物审批的法定标准。对于药品的批准，FDA 要求提供药品有效性和安全性的实质性证据，实质性证据应基于有充分且良好对照的研究 [21 CFR 314.126（a）]。

FDA 已经认识到，罕见病药物研发过程中遇到的问题往往更难解决，因为通常其相关医学和科学知识、自然史数据和药物研发经验十分有限。该指南草案指出，罕见病研发计划中，以下要素十分重要：①对疾病自然史的充分描述和理解；②对疾病病理生理学和药物 MOA 的充分理解；③考量了非临床药物毒理学和人体毒理学，以支持计划发起的临床研究或其他研究；④对终点及结果评估的选择或开发；⑤评价安全性和有效性的证据；⑥药物研发过程中对药品生产的考量（例如对药物质量体系的考量）；⑦研发项目中的患者、护理人员和倡导者；⑧最重要的是与机构的互动（FDA，2015b，2019a）。正如 FDA 所指出的，对这些问题的早期考量以及 FDA 进行富有成效的会谈，可使申办方高效处理问题。

**自然史研究**　由于对罕见病自然史知之甚少，所以早在药物研发计划阶段就要进行前瞻性设计，即方案导向的自然史研究。虽然这不是强制要求，但 FDA 鼓励申办方尽早评估自然史知识的深度和质量，以确定药物研发项目是否会受到影响（FDA，2019a）。早期启动的自然史研究可与药物研发早期阶段并行，当新的知识出现时，可相应更新药物研发策略。一般来说，自然史研究设计可以是：①回顾性或前瞻性研究；②横断面或纵向研究。回顾性和前瞻性研究的差异在于何时收集患者数据，研究中收集的信息通常在方案或过程手册中列出。横断面和纵向自然史研究从患者队列中收集数据。请注意，横断面和纵向研究可能是回顾性的，也可能是前瞻性的。

指南草案指出，每种类型的自然史研究都有其优缺点（FDA，2019a）。一般来说，回顾性研究可能比前瞻性研究推进得更快。然而，回顾性研究的局限性在于，它们只能获得现有记录中可用的数据元素。回顾性研究也会受到许多因素的限制，包括但不限于不一致的测量过程、不规则的时间间隔和不明确的术语使用。这些因素可能会限制信息的完整性和普遍适用性。如果不能将药物试验中患者的特征与历史对照相匹配，往往会导致此类研究不能作为药物试验的外部对照组。前瞻性研究通过使用与未来临床试验一致的医学术语和方法，从而提供系统全面的数据。当同为前瞻性设计时，横断面研究可能比纵向研究推进得更快。然而，横断面研究无法提供对进展性或复发性疾病病程的全面描述，但可能有助于指导纵向自然史研究设计。纵向研究通常可以获得最全面的疾病信息，可以描述患者病程，也可帮助区分不同的表型。

**终点选择**　很多罕见病可能没有明确的疾病疗效终点。因此，FDA 建议申办方通过评估患者结局指标来定义试验终点，并定义在试验中何时对患者进行评估（FDA，2019a）。如指南草案所示，临床试验终点的选择涉及对以下知识的理解：①疾病相关的临床表现和病程；②特定目标人群（可能是总患病人群的一个子集）的临床特征；③对患者有意义的疾病各个方面，以及可用以评估药物的有效性；④使用加速批准途径的可能性。尽管人们一直在努力开发新的替代终点，但 FDA 强调，只有在具备充分及良好对照的试验中常用的临床终点才能提供实质性的证据，以支持该药物的上市批准（FDA，2019a）。因此，建议申办方应在整体临床研发计划的背景下，结合每个试验的目标来选择终点。

关于研究终点选择的更多细节和讨论见第 4 章。

**讨论**　FDA 指南草案已经解决了罕见病药物研发中常见的重要问题，如自然史数据的使用和终点的选择。除此之外，该草案还指出：①从早期试验中得到的探索性证据有助于确定用药剂量和终点时机；②适应性无缝试验设计的使用可能允许早期证据在后期研究中使用，特别是在患者数量有限的研究中。如果正在考虑适应性设计，应在试验开始前与监管部门讨论全面的统计分析计划，包括试验设计关键特征和预期进行的分析。然而，该指南草案并没有就一般性问题进行讨论，如样本量要求和统计分析，这些问题对罕见病药物研发的成功起着重要作用。

## 1.3　申办方视角

尽管对罕见病药物研发采取了监管激励措施，但申办方对如何在受试者数量有限的条件下增加成功的可能性，同时又满足罕见病药物审批材料提交的监管要求具有极大兴趣。

## 1.3.1　实际的困难和挑战

　　罕见病药物研发中，即使有 FDA 的激励计划，在临床试验规划阶段也不可避免地会遇到一些实际的困难和挑战。这些困难和挑战包括但不限于：①样本量过小导致的检验效能不足；②前期关于剂量探索的相关信息很少或没有；③人工智能（AI）机器学习的潜在应用；④研究设计不灵活。这些都会影响临床试验的成功概率。

　　**检验效能不足**　罕见病药物研发实践中，由于样本量较小，在 5% 显著性水平下，试验治疗可能无法达到预期的检验效能（即当临床差异或治疗效果确实存在时，能够正确检测出差异的概率）以确认当下的试验疗效。因此，在罕见病临床试验中，常规的根据检验效能计算样本量的方法不可行。在这种情况下，申办方必须寻找计算样本量的替代方法，以确保罕见病临床试验的统计学可靠性。

　　Chow、Shao 等（2017）指出，除检验效能分析外，还可以采用精度分析、重现性分析、概率监测程序等其他方法来计算样本量，实现统计学可靠性。精度分析是选择一个可在期望精度内控制第一类错误的样本量，而重现性分析是选择一个可获得期望重现性概率的样本量。概率监测程序是基于越过有效性/安全性边界的概率控制来判断所选择的样本量是否合理。

　　关于罕见病临床试验样本量计算的更多细节和讨论见第 7 章。

　　**低效剂量探索**　关于最大耐受剂量（MTD）的剂量探索，通常考虑传统的"3＋3"剂量递增设计。该设计是使用新剂量对 3 名患者给药，当观察到剂量限制毒性（DLT）时，再对另外 3 名患者给药。然后对这 6 名患者进行评估，以确定试验是应该在该剂量水平上停止，还是升级到下一个剂量水平。需要注意的是，DLT 是指不可接受或不可控的安全性特征，某些标准对其做了预定义，如美国国家癌症研究所共同毒性标准（CTC）规定的 3 级毒性或更高的血液毒性。然而，这种剂量探索设计存在以下缺点：①效率低下；②经常低估 MTD，特别是当起始剂量过低时；③取决于 MTD 水平下的 DLT 发生率；④正确识别 MTD 的概率较低。

　　另外，也可选择使用持续重估法（CRM）（Song 和 Chow，2015）。通过 CRM 方法，根据试验中收集到的累积数据，可不断地重新评估剂量-反应关系，下一个进入试验的患者随后被分配到潜在的 MTD 水平。因此，CRM 包括：①剂量毒性建模；②剂量水平的选择；③模型参数的重新评估；④下一个患者的分配。Chang 和 Chow（2005）在剂量-反应试验中将 CRM 与贝叶斯法联合应用，大大改善了 CRM 在剂量探索中的应用效果。

　　若需选择一个介于"3＋3"剂量递增设计和 CRM 两者之间的更有效的剂量探索设计，FDA 建议考虑以下标准：①预期患者数量；②DLT 预期数值；③毒性率；④在 MTD 之前观察到 DLT 的概率；⑤正确获得 MTD 的概率；⑥剂量超标的概率。Song 和 Chow（2015）在基于临床试验模拟研究的放射治疗剂量探索试验中，比较了"3＋3"剂量递增设计与 CRM 联合贝叶斯方法。结果表明：①使用 CRM 正确获得 MTD 的概率可接受；②"3＋3"剂量递增设计总是低估 MTD；③CRM 通常优于"3＋3"剂量递增设计。

　　**研究设计不灵活**　由于受到样本量小的限制，常用的平行组设计显得不再灵活。相反，可以考虑一些复杂的创新设计（CIDs），如单病例随机对照试验设计、适应性试验设计、主方案研究设计和贝叶斯序列设计。

　　近年来，十分受欢迎的做法是，使用单病例随机对照试验设计来评估同一个体多次给予不同剂量药物治疗时的效果差异。一般来说，与平行组设计相比，单病例随机对照试验设计使用较少的受试者便可评估试验治疗。另一方面，适应性试验设计在中期数据审查后可以灵活修改研究方案。临床试验中采用适应性设计不仅可以增加药物研发成功的可能性，还可以缩短研发周期。关于单病例随机对照试验设计和适应性试验设计的更多细节分别见第 10 章和第 11 章。

此外，主方案试验设计的概念和贝叶斯序贯设计的使用近年来备受关注，这也为罕见病药物研发中对治疗效果的评价提供了一定的灵活性。更多关于主方案试验设计在临床研发中的应用细节和讨论见第 12 章。

### 1.3.2 Velcade® 研发的经典故事

**快速通道目标** Velcade®（硼替佐米）是一种用于治疗多发性骨髓瘤和套细胞淋巴瘤的抗肿瘤药物（蛋白酶体抑制剂）（见图 1.1）。多发性骨髓瘤是血液系统第二大常见癌症（一种不可治愈的癌症），约占所有癌症的 1%，占所有癌症死亡人数的 2%。据估计，大约有 45 000 名美国人患有多发性骨髓瘤，每年约有 15 000 例新增确诊病例。患者的 5 年生存率仅有百分之几。虽然该类癌症的患者主要是老年人（诊断时的平均年龄为 70 岁），但最近的统计数据显示其发病率有所增加，发病年龄更年轻化。因此，多发性骨髓瘤被认为是一种罕见病，符合快速通道认定的快速审查要求。

Velcade® 由千禧制药公司和强生制药研发公司共同研发。2003 年 5 月 13 日，FDA 批准了 Velcade® 治疗多发性骨髓瘤的快速通道申请。正如 Sánchez-Serrano（2017）所说，该药物研发背后的成功故事十分独特并备受关注，这主要是由于核心模型的适应性设计。Velcade® 的成功故事使核心模型成为典范，其强调最大化协作方式的潜在力量，可为决策

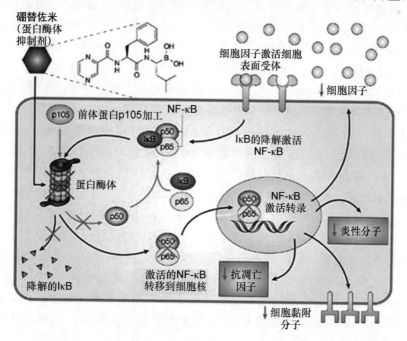

**Nature Reviews | Drug Discovery**

**图 1.1** Velcade®（硼替佐米），一种蛋白酶体抑制剂

者、科学家、投资者和公众就如何优化药物研发过程提供见解，并最终降低药物研发成本。这个故事也鼓舞了创造更好、更安全、更有效的药物，以及不仅使发达国家，也使全球民众都能负担得起最好的药物，包括被忽视的药物和孤儿药。只有这样，我们才能建立一个更好的全球卫生保健体系，一个不仅更平等，而且更人道的体系。

**创新科学** 在核心模型下，适应性设计方法常用于临床试验。这不仅是为了提高临床试验成功的概率，而且可以缩短研发周期。适应性设计方法能够让主要研究者（PI）灵活地识别所有试验治疗的临床获益迹象、信号和趋势/模式。在Velcade®研发过程中所使用的适应性设计方法包括但不限于：①适应性随机化；②适应性假设（从优效性假设转换到非劣效性假设）；③适应性终点选择（例如将单个主要终点反应率改为反应率结合疾病进展时间的联合主要终点）；④适应性生物标志物，如富集设计和有针对性的临床试验；⑤灵活的样本量再估算；⑥适应性剂量探索；⑦两阶段适应性无缝试验设计。这些适应性设计方法的使用增大了试验成功的概率，缩短了研发周期。因此，Velcade®在第一个临床试验开始后的4年半内便获得了FDA的批准。

**优先审查** FDA对Velcade®的批准是基于一项多中心Ⅱ期开放、单臂试验。该试验包括202例复发和难治性多发性骨髓瘤患者，他们既往接受了至少两种标准治疗（中位数为6）。试验对象为疾病晚期患者，91%的患者在入组前所接受的治疗都难以将他们治愈，患者反应率与以往治疗手段的数量或类型均无关系。188例可评估应答患者的关键研究结果显示：①总体上，完全应答和部分应答患者占比27.7%，95%置信区间（CI）为（21%，35%）；②尤其是17.6%或几乎每5名受试者中有1例得到临床缓解，95%CI为（12%，24%）；③所有患者的中位生存期为16个月（范围从不到1个月到超过18个月）；④完全和部分应答者的中位应答时间为12个月，95%CI为（224天，不可估计）；⑤副作用通常可预测且可控。关于安全性评估，在Ⅱ期研究中接受Velcade®治疗的228位多发性骨髓瘤患者中，最常见的不良事件是无力（包括疲劳、不适和虚弱）（65%）、恶心（64%）、腹泻（51%）、食欲下降（包括厌食）（43%）、便秘（43%）、血小板减少（43%）、周围神经病变（包括周围感觉神经病变和周围神经病变加重）（37%）、发热（36%）、呕吐（36%）和贫血（32%）。14%的患者经历了至少一次4级毒性发作，最常见的毒性反应是血小板减少（3%）和中性粒细胞减少（3%）。

2003年5月Velcade®被批准用于治疗复发和难治性多发性骨髓瘤（一种血癌）。当时，FDA批准该药用于至少接受过两种其他治疗手段后均无反应的多发性骨髓瘤患者。Velcade®是FDA批准的第一个蛋白酶体抑制剂，并以创纪录的时间进入市场，是十多年来首次被批准用于多发性骨髓瘤患者的治疗用药。2007年12月底，千禧制药公司成功地向FDA提交了一份补充新药申请（SNDA），申请Velcade®用于治疗尚未接受过其他治疗的多发性骨髓瘤。提交给FDA的关于该适应证的SNDA包括了一项Ⅲ期研究的数据，这是一项大型的、良好对照的国际多中心临床试验，该试验将Velcade®治疗方案与传统标准治疗进行了比较。2008年1月，FDA对该申请进行了优先审查，并于同年6月20日批准Velcade®作为联合用药治疗尚未接受过其他治疗的多发性骨髓瘤患者。这意味着千禧制药公司可以将Velcade®销售给那些之前没有接受过任何治疗的多发性骨髓瘤患者（一线用药）。

**经验学习** 千禧制药公司使用创新科学方法研发新产品，以满足患者尚未被满足的医疗需求。千禧公司如此迅速地让Velcade®成功问世，这反映了内外部合作伙伴间的高水平合作。今后，罕见病药物研发的申办方应采用创新科学方法以研发能够改变患者生活的突破性产品。FDA 对 Velcade® 的优先审查和快速审批体现出了我们对抗罕见病的重大进展。Velcade® 具有其独特的抑制蛋白酶体的 MOA，其不同于传统化疗，为患者提供了一种新的治疗选择。因此，对于罕见病药物研发，必须采用创新思维和方法，比如复杂的创新设计（CIDs）。

## 1.4　创新思维

罕见病药物研发的主要挑战之一是临床试验受试者数量有限，然而 FDA（2019a）表示，并无意愿为罕见病药物研发专门制定一个法定标准。在这种情况下，有必要应用一些开放性创新思维设计来获得罕见病药品批准的实质性证据（Chow，2020）。开放性创新思维设计包括：①满足样本量要求的概率监测程序；②证明非无效性而不是证明有效性的观念；③应用 RWD 支持罕见病药物的监管批准；④使用 CID 缩短药物研发周期。沿着这一思路，Chow（2020）以及 Chow 和 Huang（2020）提出了一种罕见病药物研发的创新方法。他们首先证明了药物在有限数量受试者中的非无效性，然后在两阶段适应性无缝试验设计中，利用（借用）RWD 排除不确定性的概率，从而证明有效性。该创新方法不仅可以克服罕见病患者群体数量少的问题，还可使用常见病药物评价标准对罕见病药物进行评价。

**样本量概率监测程序**　在罕见病药物临床研发中，试验前根据检验效能分析计算样本量不可行，因为可用于试验的受试者数量十分有限，特别是当预期的治疗效果相对较小和（或）变异相对较大时。在这种情况下，可以考虑其他分析方法，如精度分析（或置信区间法）、重现性分析和概率监测法，在统计学可靠的基础上提供实质性证据（Chow 等，2017）。但是，应当注意的是，由于统计学可靠程度不同，不同分析得出的样本量结果可能会有很大差异。因此，对于罕见病的临床试验，建议在有效的试验设计下选择合适的样本量，以满足统计学可靠性要求。为了克服这个问题，Huang 和 Chow（2019）提出了一种样本量计算/论证的概率监测程序，可以大大减少所需的样本量，以满足统计学可靠性要求。

例如，可以基于概率监测法来选择适当的样本量，从而使越过安全边界的概率被控制在一个预先指定的显著性水平上。假设一个研究者计划多次连续监测一种罕见病临床试验的安全性，每次监测时点设为 $t_i$，$i=1,\cdots,K$。$n_i$ 和 $P_i$ 是在 $t_i$ 时的样本量和观察到事件的概率。因此，可以选择一个适当的样本量，使以下越过安全停止边界的概率小于预先指定的显著性水平：

$$p_k = P\left\{越过安全停止边界 \mid n_k, P_k\right\} < \alpha, \quad k = 1, \cdots, K \tag{1.1}$$

请注意，概率监测法的概念不应与检验效能分析、精度分析和重现性分析的概念混在一起。在试验设计中，数据分析的统计方法应反映理想的统计可靠性。

**证明非无效性与证明有效性**　为了获批一种新药，申办方必须提供关于研究药品安全性和有效性的实质性证据。在实践中，典型的做法是进行有充分及良好对照（安慰剂对照）的临床研究，并检验以下几点假设：

$$H_0：无效 \quad vs \quad H_a：有效 \tag{1.2}$$

拒绝无效的原假设就是支持有效的备择假设。大多数研究人员解释说，拒绝原假设是对有效性备择假设的证明。然而要注意的是，"支持有效"并不意味着"证明有效"。在实践中，（1.2）的假设应为：

$$H_0：无效 \quad vs \quad H_a：非无效 \tag{1.3}$$

换句话说，拒绝 $H_0$ 会导致"不是 $H_0$"的结论，也就是 $H_a$，即（1.3）中给出的"非无效"。从（1.2）和（1.3）中的 $H_a$ 可以看出，（1.2）中的"有效"和（1.3）中的"非无效"概念并不相同，非无效通常并不意味着有效。因此，传统的药物临床评价方法只能证明"非无效"，而不能证明"有效"。（1.2）中证明有效和（1.3）中证明非无效之间的关系如图 1.2 所示。从图 1.2 中可以看出，在一个安慰剂对照研究中，非无效由两部分组成，即"不确定性"的部分和"有效"的部分。因此，拒绝无效的原假设不能直接表明药物有效，除非 $p_{IC}$ 显示不确定性的概率可以忽略不计。

$$p_{IC} = P\ \{不确定性\} < \varepsilon \tag{1.4}$$

其中，$\varepsilon$ 是临床医生和监管审评员预先商定的一个具体数字（Chow 和 Huang，2019a）。

请注意，在阳性对照研究中，证明"非无效"的概念类似于试验药物与阳性对照药物比较时的非劣性比较。一旦非劣效性经统计学证实，便可检验其优效性。更多关于证明罕见病药物"非无效"的细节见第 6 章。

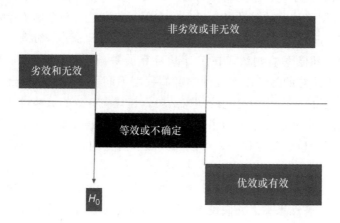

**图 1.2**　在阳性对照（上线）和安慰剂对照（下线）研究中证明非无效性或有效性

**使用 RWD/RWE**　美国国会 2016 年 12 月通过的《21 世纪治愈法案》要求 FDA 建立一个程序，用于评估 RWE（基于 RWD 获得）的潜在用途，包括：用于支持根据第 505（c）条对药物新适应证给予批准；②用于满足批准后的监管要求（上市后研究）。RWD 是指从各种来源常规收集的数据，包括与患者健康状况和（或）提供的卫生保健服务有关的数据。RWD 的来源包括但不限于：电子健康记录（EHR）、行政理赔和登记注册、个人数字健康应用程序、公共卫生数据库和新兴来源。在实践中，不管是否使用了随机化法，RWE 仍可以用高质量的数据和复杂方法开发稳健的证据来评估偶然结果。在本书中，我们已经证明了基于 RWD 的治疗效果评估（RWE）可能会由于 RWD 中潜在的选择和信息偏倚而出现偏差。尽管适合监管目的的 RWE 在某些假设下符合监管标准，但它与实质性证据（当前的监管标准）不同。在实践中我们建议，当有目的的 RWE 与实质性证据之间存在差异时，我们应该努力缩小差异，以便对治疗效果进行准确和可靠的评估。

为了将 RWE 匹配到实质性证据（当前的监管标准）中，我们需要充分了解 RWD 的数据相关性/质量及其与实质性证据的关系。

Corrigan-Curay（2018）指出，使用 RWE 来支持药物审查和审批过程中的监管决策具有价值。然而，在我们将 RWE 匹配到实质性证据（当前监管标准）中之前，将 RWE 纳入证据生成必须同时考虑许多因素。这些因素包括但不限于：①有效性或安全性；②与现有证据的关系；③临床背景，例如罕见、严重、危及生命或未被满足的医疗需求；④自然终点/偏倚的考虑。此外，将 RWE 应用于支持新的适应证和说明书修订，有助于在产品生命周期早期加速产生高质量的 RWE，从而提供更多相关证据，使患者获得更高质量和更高价值的照护。将 RWE 纳入产品说明书可提供更多的信息，以实现更好的医患告知和医生决策。因此，我们建议描述 RWD 的质量和相关性。然而，最终的监管将在多大程度上接受该建议取决于这些研究的稳健性，也就是说，它们能在多大程度上减少潜在的偏倚和混杂。

关于使用 RWD/RWE 进行罕见病药物研发的更多细节见第 8 章。

**创新试验设计**　如前所述，患者群体数量过少是罕见病临床试验的挑战之一。因此，需要使用创新试验设计，用相对少的受试者获得更多的证据，以满足监管审批要求。在本节中，我们讨论了几种创新试验设计，包括单病例随机对照试验设计、适应性试验设计、主方案设计和贝叶斯设计。

罕见病临床试验的主要困境之一是无法在研究中获得足够多的罕见病患者，除此之外，在临床试验中使用安慰剂对照也是不道德的。因此，建议采用单病例随机对照（$n$-of-1）交叉设计。单病例随机对照试验设计是在不同给药期对个体应用 $n$ 种治疗（包括安慰剂），在给药期之间有足够的洗脱期。完整的单病例随机对照试验设计是一个交叉试验设计，包含了在不同给药期的所有可能的治疗分配组合。

针对罕见病临床试验的创新试验设计，另一种实用的设计是适应性试验设计。在指南草案中适应性试验设计部分，FDA 给出了适应性临床试验设计的定义，即可以制定前瞻性计划，基于受试者数据分析（通常为中期分析），为修改研究设计中的一个或多个特定方面和假设提供机会（FDA，2010，2019c）。自 2010 年发表以来，FDA 指南已被当作描述临床试验适应性设计潜在应用的官方文件。然而需要注意的是，FDA 指南草案里有关临床试验适应性设计的内容正在修订中，以适应药物研发实践和 FDA 目前的想法。

Woodcock 和 LaVange（2017）引入了主方案设计的概念，用以研究多种治疗手段或多种疾病，或同时用于以上两种情况，从而更及时有效地回答更多的问题。主方案设计包括以下试验类型：伞式试验设计、篮式试验设计和平台试验设计。伞式试验是在单一疾病的背景下研究多种目标治疗，而篮式试验是在多种疾病或疾病亚型的背景下研究单一治疗。平台试验是在单一疾病的背景下长期研究多种目标治疗，并允许各种目标治疗方法在决策算法的基础上进入或离开平台。正如 Woodcock 和 LaVange（2017）所指出的，如果设计得当，主方案设计有很多好处，包括简化流程、改进数据质量、数据收集和数据共享，以及具有使用创新统计方法进行研究设计和分析的潜力。主方案设计可以是子研究的集合，或是复杂的统计设计，也可以是快速学习和决策的平台。

假设可以获得历史数据（如先前的研究和经验），向不同数据源借用信息的贝叶斯法可能就会发挥作用。这些数据来源包括但不限于自然史研究和专家意见，其中专家意见是关于终点和临床结局关系的先验分布。借用信息对结果的影响可以通过敏感性分析来评估。研究者和监管审评员十分感兴趣的一个关键问题是，需要借用多少信息才可以达到以下目的：①在理想的统计可靠性基础上获得实质性证据；②保持研究的质量、有效性和完整性。

**创新方法**　结合前一节中描述的罕见病药物研发的开放性创新思维，Chow 和 Huang（2019b）以及 Chow（2020）提出了以下创新方法，即利用两阶段适应性方法，结合 RWD/RWE，进行罕见病药物研发。创新方法简要总结如下：

*步骤 1.* 基于医疗和非医疗考量，在第一阶段选择小样本量 $n_1$。注意，可根据概率监测程序来选择 $n_1$。

*步骤 2.* 在一个预先指定的显著性水平 $\alpha_1$ 上，检验非无效假设（1.3）。如果不能拒绝无效原假设，要立即停止试验，避免无效工作。否则，进入下一阶段。

需要注意的是，为了控制在显著性水平 $\alpha$ 上的整体第一类错误率，$\alpha_1$ 的确定可基于 $\alpha_2$ 的选择进行权衡评估。该步骤的目的是在显著性水平 $\alpha_1$ 上通过有限的样本量建立试验药物的非劣效性（即非无效性）假设。该步骤基于概率监测程序计算样本量，且须在显著性水平 $\alpha_1$ 上执行非劣效性（非无效性）检验。

*步骤 3a.* 在第二阶段招募额外的受试者，样本量记为 $n_2$。请注意，$n_2$ 可根据概率监测程序进行选择。一旦在第一阶段证明了非劣效（非无效），就可以进行样本量再估算以达到理想的统计可靠性（如 80% 的检验效能），从而在第二阶段证明试验药物的有效性（如第二阶段要求的样本量 $N_2$）。

*步骤 3b.* 在第二阶段，如果受试者样本量 $n_2$ 无法达到理想的统计可靠性（如 80% 的检验效能），可以从先前的研究（RWD）中获得（借用）$N_2 - n_2$ 的数据。请注意，$n_2$ 个受试者的数据来自 RCT，而其他的 $N_2 - n_2$ 个数据来自于 RWD。

*步骤 4.* 结合第二阶段步骤 3a（RCT 数据）和步骤 3b（RWD 数据）的数据进行统计检验，以消除不确定性的概率。也就是说，通过统计检验确定不确定性的概率是否在显著性水平 $\alpha_2$ 上可以忽略不计。例如，如果不确定性的概率小于一个预先指定的值（比如 5%），那么我们就可以得出试验药物有效的结论。

总之，在罕见病药物的审批中，Chow 和 Huang（2020）首次提出在预先指定的显著性水平 $\alpha_1$ 上通过有限的信息（患者）证明非无效。然后在试验药物非无效性假设建立后，收集额外的信息（RWD）排除不确定性概率，从而在两阶段适应性无缝试验设计下，在预先指定的显著性水平 $\alpha_2$ 上证明其有效性。

关于罕见病药物研发创新方法的更多细节见第 9 章。

**讨论：** 在本章中，我们描述了有关罕见病药物研发的开创性思维设计。这些创新思维设计包括：①基于某种统计可靠性的用于样本量计算/判断的概率监测程序；②检验非劣效性的概念（即证明非无效）；③利用（借用）各种数据来源的 RWD 支持罕见病药品的监管批准；④使用两阶段适应性无缝试验设计缩短药物研发周期。结合这些创新思维设计，在两阶段适应性无缝试验设计中，Chow 和 Huang（2019b）以及 Chow（2020）提出了罕见病药物研发的创新方法，即先通过有限的受试者样本量证明非无效，然后利用（借用）RWD 排除不确定性的概率以证明优效性。Chow 和 Huang 提出的创新方法不仅可以克服罕见病患者群体数量少的问题，还可使用常见病药物评价标准对罕见病药物进行评价。

## 1.5　编写目的和主要内容

本书旨在成为第一本全面讨论罕见病药物研发创新设计和分析的图书。本书将集中阐述罕见病药物研发的开放性创新思维和方法。沿着这一思路，提供了一些创新方法，以获得符合罕见病药物批准标准的实质性证据（Chow 和 Huang，2019b；Chow，2020；Chow 和 Huang，2020）。

本书由 14 章组成，包括监管要求、创新设计和罕见病药物研发分析。本章提供了罕见病药物研发的背景资料。本章还阐述了监管视角，包括监管激励/指导和罕见病药物研发的开放性创新思维简介。第 2 章提出了罕见病药物研发的一些基本考量。第 3 章重点介绍了罕见病药物临床评价的假设检验。第 4 章讨论了罕见病临床试验中的终点选择。这章还包括生物标志物的潜在用途和治疗指数的开发。第 5 章提供了基于风险评估的非劣效性和等效性界值选择的临床策略。第 6 章评估了在确定非无效后的不确定性概率。第 7 章讨论了概率监测程序下的罕见病药物研发样本量要求。第 8 章回顾了 FDA 最近关于使用 RWD/RWE 的临床倡议，以支持监管机构批准新的适应证和（或）说明书变更。第 9 章给出了罕见病药物研发的创新方法。第 10 章至第 12 章涵盖了一些用于罕见病药物研发的有用的复杂创新试验设计，分别为单病例随机对照试验设计、两阶段适应性试验设计和主方案设计（平台试验设计）。第 13 章至第 14 章分别讨论了罕见病基因治疗的案例研究和针对医疗需求未被满足的肝脏疾病非酒精性脂肪性肝炎（NASH）的研究。

# 2

## 基本考量

## 2.1 引言

如第 1 章提到的，在美国，大多数罕见病都与基因相关（FDA，2015b，2019a）。FDA 将推进产品的评估和研发，包括具有诊断或治疗罕见病前景的药物、生物制品和设备。沿着这一思路，FDA 通过评估申办方提交的基础科学和临床数据，以确定和认定有前景的罕见病产品，并进一步推进这类医疗产品的科学研发。根据《孤儿药法案》，FDA 还提供激励措施鼓励申办方研发罕见病产品，这些激励（加速）措施包括：①快速通道认定；②突破性治疗认定；③优先审查认定；④加速罕见病药品监管的审评和审批。

对于罕见病药物研发，临床试验面临的主要挑战之一可能就是受试者数量较少。因此，如何在受试者数量有限的条件下进行临床试验，获得研究药物安全性和有效性的实质性证据，是一个非常值得关注的问题。然而，FDA 强调他们无意为罕见病药物（孤儿药）批准制定一个有别于普通药物批准的法定标准。因此，建议采用创新的试验设计，如适应性试验设计或完整的单病例随机对照试验设计，以确保罕见病药物评价的准确、可靠和有效。

对于药物的批准，FDA 要求提供有关药物有效性和安全性的实质性证据。实质性证据应基于有充分及良好对照的研究 [21 CFR 314.126（a）]。罕见病药物研发因受试者数量有限，可能没有足够的检验效能来检测有临床意义的差异（治疗效果）。在罕见病临床试验中，通过检验效能计算来确定所需样本量可能行不通。在这种情况下，可以考虑采用其他方法，如精度分析、重现性分析或概率监测程序，以提供具有一定统计可靠性的实质性证据（Chow，Shao 等，2017）。然而在实践中，以小样本患者群体进行有充分且良好对照的研究来获得实质性证据，是罕见病临床试验的一个挑战。从有充分且良好对照的临床试验中收集数据，对于获得药品批准所要求的实质性证据至关重要。数据收集是预期试验能否成功的关键。因此，开放性创新试验设计和统计方法的使用，对罕见病药物研发的成功极为重要。

第 2.2 节概述了罕见病临床试验中的一些基本考量。第 2.3 节介绍了几种创新的试验设计，如完整的单病例随机对照试验设计、适应性设计和贝叶斯设计。第 2.4 节推导并讨论了在这些创新试验设计下用于数据分析的统计方法。第 2.5 节提出了评价罕见病临床试验的几个标准。第 2.6 节给出了一些点评。

## 2.2 基本考量

对于药品的批准，FDA 要求提供研发药物有效性和安全性的实质性证据。然而，因受试者数量有限，这成为罕见病药物研发的一个主要挑战。因此，必须考虑相关基本原则（FDA，2015b，2019a）。以下是基本考量的内容。

**历史数据** 在指南草案中，FDA 鼓励申办方评估药物研发项目中现有的自然史知识（FDA，2015b）。自然史研究有助于定义疾病人群、选择临床终点（敏感和特异的指标），以及在罕见病药物早期研发中开发新的或优化的生物标志物。最重要的是，自然史研究为临床试验提供了一个外部对照组，这对于罕见病临床试验尤为重要。

在实践中，自然史研究可以是前瞻性的，也可以是回顾性的（例如基于现有的医疗记录，如患者图表）。相关数据可以从横断面研究或纵向研究下的患者队列中收集。FDA 指出，对于前瞻性设计，横断面研究可能比纵向研究推进得更快，但是横断面研究不能提供对进展性或复发性疾病病程的全面描述（FDA，2015b）。

**伦理考虑** 如 Grady（2017）指出的，有助于研究符合伦理原则的考量应包括与利益相关者的合作关系、社会价值、科学效度、受试者合理评估、风险与获益的平衡、知情同意、尊重参与者和独立审查（另见 Coors 等，2017）。独立审查通常由机构伦理委员会（IRB）进行。IRB 确保满足伦理要求，包括消除偏见，平衡研究者和参与者之间的伦理问题，研究不能损害个人或群体利益。在实践中，关键的和新出现的伦理问题是罕见病临床研究的挑战。这些挑战包括参与者数量少、需要开展多中心研究、采用创新设计以及封闭研究环境中的隐私保护。

如大多数临床试验一样，当存在有效的治疗方法时，对罕见病受试者进行安慰剂对照研究可能不道德。然而，当将风险最小化，且安慰剂组的严重伤害风险没有增加时，安慰剂对照通常可接受。在安慰剂对照试验中，采用非均等治疗分配，例如 2（试验组）：1（安慰剂组），是考虑到尽量减少可能存在的伦理问题。另一个例子是，由于被纳入的受试者数量相对较少，创新的试验设计可能会有助于获得所研究的治疗方法有效性和安全性的实质性证据，如 $n$-of-1 交叉设计和适应性试验设计。

**生物标志物的使用** 在临床试验中，生物标志物通常被用于选择正确的患者群体（即最有可能对试验治疗有反应的患者群体）。若生物标志物可以预测临床结果，这个过程通常被称为富集过程。生物标志物也经常被用于疾病早期发现的诊断程序开发。它还可以帮助实现个性治疗（个体化医疗或精准医疗）。

与生存这样的硬性终点（或金标准）相比，生物标志物通常具有以下特征：①可更早、更容易、更频繁地测量；②竞争风险较小；③受其他治疗方式的影响较小；④可检测到更大的效应量（即需要的样本量较小）；⑤是临床终点的预测指标。生物标志物的使用具有以下优点：①可获得更好的目标人群；②可用较小的样本量检测到较大的效应量（临床效益）；③允许更早、更快地做出决策。

因此，在假设生物标志物和临床结果之间存在良好相关性的条件下，罕见病临床试验中使用生物标志物不仅可以在富集阶段筛选可能的应答者，还有望在早期检测潜在的安全性信号，并在受试者数量相对较少的情况下提供有效性的支持性证据。

**普遍适用性** 正如 FDA 指南草案所指出的，大约一半罕见病患者是儿童。因此，选取儿童作为受试人群进行临床试验对于罕见病药物研发至关重要，这样该药物也可在说明书中注明儿童人群适用。请注意，儿童人群被定义为年龄在出生到 17 岁之间的受试者组[①]。FDA 鼓励申办方研发儿童用药。

在临床研发中，证明药物对目标患者群体有效且安全后，通常需要证明临床结果在不同但相似的患者群体中的重现性。例如，如果一个获批药品适用于某种罕见病的成人患者群体，那么人们常常会希望了解该药品对患有相同罕见病的儿童或老年患者群体的影响。此外，确定临床结果是否可以从一个患者群体推广到有/没有种族差异的另一个患者群体也很有意义。Shao 和 Chow（2002）提出了普遍适用性概率的概念，即测量未来试验的重现性概率，后者的试验人群与当前试验的目标患者群体略有偏离。普遍适用性概率的评估可用于确定临床结果是否可以从目标患者群体推广到具有相同罕见病的不同但相似的患者群体。

**样本量要求**　对于罕见病药物研发，《孤儿药法案》提供了与孤儿药认定相关的激励措施，使患者数量较少的罕见病药物研发在经济层面上具有可行性（FDA，2015b）。然而，FDA 无意为孤儿药专门制定一个有别于普通药物批准标准的法定批准标准。因此，对样本量的要求已成为罕见病临床试验中颇具挑战性的问题之一。

在罕见病临床试验中，由于可用的受试者数量有限，特别是当预期的治疗效果相对较小时，根据检验效能计算的样本量可能不可行。在这种情况下，可以考虑其他方法，如精度分析（或置信区间方法）、重现性分析或概率监测方法以及贝叶斯方法，以提供具有一定统计可靠性的实质性证据（Chow 等，2017）。但应当指出的是，由于所达到的统计可靠性水平不同，基于不同的分析所得出的样本量可能差异很大。因此，对于罕见病临床试验，建议在有效的试验设计下，选择适当的样本量来达到一定的统计可靠性。

在实践中，建议用于数据分析的统计方法与用于样本量估计的统计方法相一致，以获得预期临床试验的科学有效性。检验效能分析、精度分析、重现性分析、概率监测方法和贝叶斯方法等概念不应混在一起，而用于数据分析的统计方法应反映试验设计下所需的统计可靠性。

## 2.3　复杂创新设计

如前所述，患者群体小是罕见病临床试验面临的一个挑战。因此，需要采用创新的试验设计获得实质性证据，从而用少量受试者达到相同的监管批准标准。在本节中，我们讨论了一些创新的试验设计，包括单病例随机对照试验设计、适应性试验设计、主方案和贝叶斯设计。

**完整的单病例随机对照试验设计**　罕见病临床试验的主要难题之一是无法获得足够的受试者，且在预期的临床试验中考虑安慰剂对照不符合伦理。因此，建议考虑单病例随机对照试验交叉设计。单病例随机对照试验设计是在不同给药期对同一个体应用 $n$ 种治疗（包括安慰剂），在给药期间隔有足够的洗脱时间。一个完整的单病例随机对照试验设计是一个交叉设计，包括在不同给药期的所有可能的治疗分配组合。

假设有 $p$ 个给药期和两个试验处理，例如对试验（$T$）治疗和对照（$R$）产品进行比

---

[①]　1991 年 12 月 29 日，第七届全国人民代表大会常务委员会第二十三次会议决定：批准 1989 年 11 月 20 日由联合国大会通过的《儿童权利公约》，按照该《公约》规定，儿童系指 18 岁以下的任何人，则其儿童含义等同于我国法律上的未成年人。——译者注

较。应用完整的单病例随机对照试验设计来比较两个治疗效果 $\Pi_{i=1}^{p} 2$，其中 $p$ 为处理序列（在每个给药期给予 $T$ 或 $R$），$p \geqslant 2$。当 $p=2$ 时，单病例随机对照试验设计是 $4 \times 2$ 交叉设计（即 $RR$、$RT$、$TT$ 和 $TR$），这是典型的 Balaam 设计。当 $p=3$ 时，单病例随机对照试验设计为 $8 \times 3$ 交叉设计。而 $p=4$ 时，完整的单病例随机对照试验设计为 $16 \times 4$ 交叉设计，如表 2.1 所示。

**表 2.1　$p=4$ 时完整的单病例随机对照试验设计**

| 组别 | 给药期 1 | 给药期 2 | 给药期 3 | 给药期 4 |
|:---:|:---:|:---:|:---:|:---:|
| 1 | R | R | R | R |
| 2 | R | T | R | R |
| 3 | T | T | R | R |
| 4 | T | R | R | R |
| 5 | R | R | T | R |
| 6 | R | T | T | T |
| 7 | T | R | T | R |
| 8 | T | T | T | R |
| 9 | R | R | R | T |
| 10 | R | R | T | T |
| 11 | R | T | R | T |
| 12 | R | T | T | R |
| 13 | T | R | R | T |
| 14 | T | R | R | T |
| 15 | T | T | R | T |
| 16 | T | T | T | R |

注：第一个模块（$4 \times 2$ 交叉设计）是一个两周期完整单病例随机对照（$n$-of-1）设计，第二个模块是三周期完整 $n$-of-1 设计。

最近 FDA 指南草案所推荐的双序列双设计（即 RTR 和 TRT）和 $4 \times 2$ 交叉设计（即 RTRT 和 RRRR），通常被认为是在生物类似药研发中评估相似性和可互换性的交替设计（FDA，2017a）。然而，这两种交替设计在充分描述相对风险方面存在局限性（如疗效降低或不良事件发生率增加）。另一方面，这两种试验设计分别是完整单病例随机对照试验设计的特殊情况，分别有 3 个或 4 个给药期。在 4 个给药期的完整 $n$-of-1 交叉设计中，所有可能的切换和交替情况都可以被评估，结果可以在同一组患者组内和不同患者组之间进行比较。

完整的单病例随机对照试验设计具有以下优点：①每个受试者都有自身对照；②如果预期试验是安慰剂对照研究，则可以在试验药物和安慰剂之间进行比较（这将产生对危重症患者使用安慰剂的伦理问题）；③可以估计受试者自身的变异性；④提供了在可能存在遗留效应的情况下对治疗效果的评估；⑤需要更少的受试者来实现预期试验设计的研究目的，这一点最为重要。然而单病例随机对照试验设计存在以下缺点：①可能的脱落或数据缺失；②每次给药前，患者的疾病状态可能发生变化。

更多关于完整的单病例随机对照试验设计在罕见病药物研发中的潜在应用细节将在第10章中进一步讨论。

**适应性试验设计** 罕见病临床试验的另一个创新试验设计是适应性试验设计。在指南草案中的适应性试验设计部分，FDA给出了适应性临床试验设计的定义，包括可以制定前瞻性计划，基于受试者数据分析（通常为中期分析），为修改研究设计中的一个或多个特定方面和假设提供机会（FDA，2010，2019c）。自2010年发表以来，FDA指南草案已作为描述临床试验适应性设计潜在应用的官方文件。然而需要注意的是，FDA指南草案里关于适应性临床试验设计的内容正在修订中，以适应药物研发实践和FDA目前的想法。

在实践中，两阶段适应性无缝试验设计可能是临床试验中最常见的适应性试验设计。无缝试验设计是指在单一试验中达到研究目的的设计，通常通过临床研发中的单独试验来实现。适应性无缝设计是一种无缝试验设计，它将在最终分析中使用适应前后登记的患者数据。因此，两阶段适应性无缝设计包括两个阶段，即学习（或探索）阶段（阶段1）和验证阶段（阶段2）。学习阶段为适应提供了机会，如基于学习阶段结束时的累积数据，由于安全性和（或）无效/有效性而提前停止试验。两阶段适应性无缝试验设计减少了学习阶段（即传统方法下的第一个研究）和验证阶段（即传统方法下的第二个研究）之间的时间，将学习阶段收集的数据与验证阶段获得的数据相结合，用于最终分析。两阶段适应性无缝试验具体的设计特点可以使其克服罕见病临床试验的局限性及遇到的困难。因此，两阶段适应性无缝试验设计不仅可行，而且对罕见病的临床试验也很有用（表2.2）。

**表2.2 两阶段适应性无缝设计的类型**

| 研究目标 | 研究终点 | |
| --- | --- | --- |
| | 相同（S） | 不同（D） |
| 相同（S） | Ⅰ＝SS | Ⅱ＝SD |
| 不同（D） | Ⅲ＝DS | Ⅳ＝DD |

在实践中，两阶段适应性无缝试验设计可根据研究目的和不同阶段的研究终点分为以下4类：第Ⅰ类（SS）有相同的研究目的和研究终点；第Ⅱ类（SD）有相同的研究目的，但研究终点不同；第Ⅲ类（DS）有不同的研究目的，但有相同的研究终点；第Ⅳ类（DD）有不同的研究目的和研究终点。需要注意的是，不同的研究目的通常指第一阶段的剂量探索（选择）和第二阶段的疗效验证，而不同的研究终点则指不同的生物标志物与临床终点，或比较不同治疗期的相同临床终点。

尽管成组序贯设计和两阶段无缝设计之间存在差异，但上述第Ⅰ类试验设计通常被视为与有一次中期分析的序贯设计相似的设计。在本章中，我们的重点将放在第Ⅱ类设计上，所获得的结果可以类似地应用于第Ⅲ类和第Ⅳ类设计，并通过一些修改，以在预先指定的水平上控制总体的第一类错误率。在实践中，两阶段适应性无缝设计的典型例子包括两阶段适应性无缝Ⅰ/Ⅱ期设计和两阶段适应性无缝Ⅱ/Ⅲ期设计。对于两阶段适应性无缝Ⅰ/Ⅱ期设计，第一阶段的目的是生物标志物的开发，第二阶段的研究目的是确立早期疗效。对于两阶段适应性无缝Ⅱ/Ⅲ期设计，第一阶段的研究目的是治疗选择（或剂量探索），而第二阶段的研究目的是疗效验证。

关于两阶段适应性无缝试验设计在罕见病药物研发中的更多应用细节详见第 11 章。

**主方案**  Woodcock 和 LaVange（2017）引入了研究多种疗法、多种疾病或两者都包含主方案的概念，以便更有效、更及时地回答更多问题（另见 Redman 和 Allegra，2015）。主方案包括以下试验类型：伞式试验、篮式试验和平台试验。伞式试验是在单一疾病的背景下研究多种目标治疗，而篮式试验是在多种疾病或疾病亚型的背景下研究单一治疗。平台试验是在单一疾病背景下持续研究多种目标治疗方法，并允许各种目标治疗方法在决策算法的基础上进入或离开平台。正如 Woodcock 和 LaVange（2017）所指出的，如果设计得当，主方案有许多好处，包括简化流程，改进数据质量、数据收集和数据共享，以及具有使用创新统计方法进行研究设计和分析的潜力。主方案设计可以是子研究的集合，或是复杂的统计设计，也可以是快速学习和决策的平台。

在实践中，主方案是旨在用于添加或移除药物、组别和研究假设。因此，在实践中，主方案可能是适应性的、伞式的或篮式的研究。由于主方案能够结合各种组织管理、创新和相关元素，因此它允许在较小的患者群体中获得更多信息。所以，将主方案概念与上文中描述的适应性试验设计相结合可用于罕见病临床研究中，虽然它现在最常应用于肿瘤学研究中。

罕见病药物研发的一个典型例子是利用主方案概念，如平台试验。平台试验是一项探索性的多臂临床试验，用于评估一个或多个队列（或人群）中的一种或多种治疗方法，目的是筛选和确定与某些队列相关的有前景的治疗方法，以供进一步研究（图 2.1）。平台试验之后通常会进行确证性研究，以进一步研究通过筛选结果确定潜在组别。

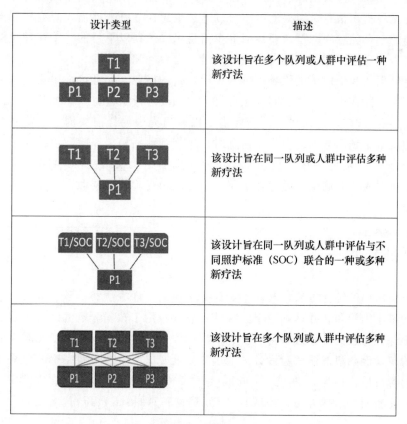

| 设计类型 | 描述 |
| --- | --- |
| T1<br>P1  P2  P3 | 该设计旨在多个队列或人群中评估一种新疗法 |
| T1  T2  T3<br>P1 | 该设计旨在同一队列或人群中评估多种新疗法 |
| T1/SOC  T2/SOC  T3/SOC<br>P1 | 该设计旨在同一队列或人群中评估与不同照护标准（SOC）联合的一种或多种新疗法 |
| T1  T2  T3<br>P1  P2  P3 | 该设计旨在多个队列或人群中评估多种新疗法 |

**图 2.1**  平台试验类型

图 2.2 提供了埃博拉出血热治疗方法研发的典型平台试验。开展该平台试验的动机是满足快速评估多种潜在治疗方法的需求。换句话说，有多种治疗方案（单药或联合治疗）可用来治疗埃博拉出血热患者。根据定义，埃博拉出血热被认为是一种罕见病。在平台试验下，建议采用反应适应性随机化和适应性药物确定来实现研究目的，以快速评估所研究的多种治疗方法。

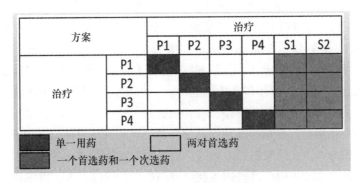

**图 2.2** 埃博拉出血热平台试验

注：试验假设的可能组合，该试验具有四个首选药物（P）和两个次选药物（S）。

更多关于主方案的使用，如平台试验设计的细节，将在第 12 章中进行讨论。

**贝叶斯法** 假设历史数据（如以前的研究或经验）可用，借用不同来源数据信息的贝叶斯法可能有用。这些数据源包括但不限于自然史研究和专家关于终点与临床结果关系先验分布的意见。借用信息对结果的影响可以通过敏感性分析来评估。研究者和监管审评员特别感兴趣的一个关键问题是，要借用多少信息可以达到以下目的：①在理想的统计可靠性基础上获得实质性证据；②保持研究的质量、有效性和完整性。

虽然贝叶斯法为借用历史信息提供了一个正式的框架，并且这在罕见病临床试验中很有用，但借用只能在患者群体之间存在良好相关性的假设下进行（例如从以前的研究到目前的研究）。在实践中，建议尽可能不要借用以往研究中的任何数据，主要分析应基于当前的研究中所收集到的数据。在借用信息时，应仔细评估相关风险，以确定最终结论的科学性/统计有效性。需要注意的是，如果没有先前的经验或研究，贝叶斯法可能不可行。贝叶斯算法中对先验的确定总是存在争议，因为所选先验的主要假设即使可以验证，往往也很困难。

## 2.4　统计方法

数据分析所用的统计方法应与样本量计算所用的统计方法相一致。此外，统计方法应该克服样本量小的问题，并达到一定的统计可靠性。用于数据分析的统计方法应该具有创新性，以确保观察到的治疗效果为所研究治疗的安全性和有效性提供了实质性证据。

**完整的单病例随机对照试验设计** 如表 2.1 所见，4 个给药期完整的单病例随机对照试验设计通常可以描述为 $K$ 序列、$J$ 周期（即 $K \times J$）的交叉设计。在本节中，可考虑用以下模型来比较两种治疗方法，即试验（$T$）药物和对照（$R$）药物：

$$Y_{ijk} = \mu + G_k + S_{ik} + P_j + D_{d_{(j,k)}} + C_{d_{(j-1,k)}} + e_{ijk}$$
$$i = 1, 2, \cdots, n_k;\ j = 1, 2, \cdots, J;\ k = 1, 2, \cdots, K;\ d = T\ 或\ R \qquad (2.1)$$

其中 $\mu$ 是总体平均值，$G_k$ 是固定的第 $k$ 个序列的效应，$S_{ik}$ 是第 $k$ 个均值为 0、方差为 $\sigma_S^2$ 的序列中第 $i$ 个受试者的随机效应，$P_j$ 是第 $j$ 个周期的固定效应，$D_{d_{(j,k)}}$ 是第 $k$ 个序列、第 $j$ 个周期的药物效应，$C_{d_{(j-1,k)}}$ 是结转效应，$e_{ijk}$ 是均值为 0、方差为 $\sigma_e^2$ 的随机误差。在该模型下，假设 $S_{ik}$ 和 $e_{ijk}$ 相互独立。

在模型（2.1）下，将 $P$ 表示为以下参数向量：

$$(\mu,\ G_1,\ G_2,\ P_1,\ P_2,\ P_3,\ P_4,\ D_T,\ D_R,\ C_T,\ C_R)'$$

它包含了模型中的所有未知参数。因此，矩估计量可以用观察到的单元均值 $\widetilde{Y} = \beta'\bar{Y}$ 的线性形式获得，其中 $\bar{Y}$ 为观察到的平均向量。然后有 $E(\widetilde{Y}) = E(\beta'\bar{Y}) = L'P$，它是基于线性约束 $L$ 的兴趣参数。设 $\omega_{jk}$ 为第 $k$ 个序列、第 $j$ 个周期的期望值，则 $\omega = X'P$，$X$ 为设计矩阵。那么，$E(\beta'\bar{Y}) = L'P$ 意味着 $\beta'\omega = L'P \Rightarrow \beta'X'P = L'P$。因此，为了得到 $E(\beta'\bar{Y}) = L'P$，我们应该设置 $\beta'X' = L' \Rightarrow L = X\beta$。因此，$L'P$ 的矩估计方法是 $\beta'\bar{Y}$，且 $\beta = (X'X)^- X'L$。因此，我们将拒绝原假设，如果：

$$T_D = \frac{\widetilde{D} - \theta}{\hat{\sigma}_e^2 \sqrt{\dfrac{1}{11n}}} > t\left[\frac{\alpha}{2},\ 16n - 5\right]$$

相应的置信区间如下：

$$\widetilde{D} \pm t\left[\frac{\alpha}{2},\ 16n - 5\right] \hat{\sigma}_e^2 \sqrt{\frac{1}{11n}}$$

在 $p = 4$ 的完整单病例随机对照试验设计下，关于存在/不存在遗留效应的统计检验，更多信息详见第 10 章。第 10 章还包括用于样本量计算的相应检验效能分析。

**适应性试验设计下的分析**　两阶段无缝设计（在不同阶段具有相同的研究目的和相同的研究终点）与一组有中期分析的序贯设计的统计分析是相似的。因此，可以将一组序贯设计的标准统计方法应用其中。对于其他类型的两阶段无缝试验设计，序贯设计的标准统计方法则并不适合，因此不能直接应用。本节将描述其他类型的两阶段适应性无缝设计的统计方法。为了说明目的，在本节中，我们将讨论 $n$ 阶段适应性设计，该设计基于每阶段的单个 $p$ 值（Chow 和 Chang，2011）。

考虑有 $K$ 个中期分析的临床试验，最终的分析被视为第 $K$ 次中期分析。假设在每个中期分析中要进行假设检验，并且会根据分析结果进行后续操作。这些操作可以是由于无效/有效或安全问题而提早停止试验，重新估计样本量，调整随机化，或其他适应性改变。在这种情况下，试验目的可以使用全局假设检验来表述，即中期分析中单个假设检验的交集：

$$H_0 : H_{01} \bigcap \cdots \bigcap H_{0K} \qquad (2.2)$$

其中 $H_{0i}$（$i = 1, \cdots, K$）是在第 $i$ 次中期分析中需要检验的原假设。请注意，对 $H_{0i}$ 有一些限制，即拒绝任何 $H_{0i}$（$i = 1, \cdots, K$）将导致相同的临床意义（例如药物有效）；因此，所有 $H_{0i}$（$i=1,\cdots,K$）都是为了在试验中检验相同的终点。否则，全局假设就无法被解释。

在实践中，$H_{0i}$ 是基于每个阶段的一个子样本进行检验，并且不失一般性。假设 $H_{0i}$ 是正在研究的试验组治疗的有效性检验，它可以写为：

$$H_{0i}: \eta_{i1} \geqslant \eta_{i2} \quad \text{vs} \quad H_{ai}: \eta_{i1} < \eta_{i2}$$

其中 $\eta_{i1}$ 和 $\eta_{i2}$ 是两个治疗组在第 $i$ 个阶段的结局变量。通常情况下，当 $\eta_{i1}=\eta_{i2}$ 时，在 $H_0$ 假设下，第 $i$ 阶段子样本的 $p$ 值 $p_i$ 均匀分布在 $[0, 1]$ 上（Bauer 和 Kohne，1994）。这一理想的特性可用于构建多阶段适应性无缝设计的检验统计量。例如，Bauer 和 Kohne（1994）使用了 Fisher 的 $p$ 值组合。同样，Chang（2007）考虑到了 $p$ 值的线性组合，如下：

$$T_k = \sum_{i=1}^{K} w_{ki} p_i, i = 1, \cdots, K \tag{2.3}$$

其中 $w_{ki} > 0$，$K$ 是试验中计划的分析次数。为简单起见，考虑 $w_{ki}=1$。这将导致：

$$T_k = \sum_{i=1}^{K} p_i, i = 1, \cdots, K \tag{2.4}$$

检验统计量 $T_k$ 可被视为拒绝 $H_0$ 的累积证据，$T_k$ 越小，证据就越强。同样，我们可以定义检验统计量 $T_k = \sum_{i=1}^{K} p_i/K$，这可视为拒绝 $H_0$ 的平均证据。停止规则为：

$$\begin{cases} \text{有效停止} & \text{如果 } T_k \leqslant \alpha_k \\ \text{无效停止} & \text{如果 } T_k \geqslant \beta_k \\ \text{继续试验} & \text{其他} \end{cases} \tag{2.5}$$

其中 $T_k$、$\alpha_k$ 和 $\beta_k$ 都是 $k$ 的单调递增函数，注意 $\alpha_k$ 和 $\beta_k$ 分别被称为有效性边界和无效性边界。要达到第 $k$ 个阶段，试验必须通过第 1 阶段到第 $(k-1)$ 个阶段。因此，所谓的程序概率可以被定义为以下无条件概率：

$$\begin{aligned} \Psi_k(t) &= P(T_k < t, \alpha_1 < T_1 < \beta_1, \cdots, \alpha_{k-1} < T_{k-1} < \beta_{k-1}) \\ &= \int_{\alpha_1}^{\beta_1} \cdots \int_{\alpha_{k-1}}^{\beta_{k-1}} \int_{-\infty}^{t} f_{T_1 \cdots T_k}(t_1, \cdots, t_k) \mathrm{d}t_k \, \mathrm{d}t_{k-1} \cdots \mathrm{d}t_1 \end{aligned} \tag{2.6}$$

其中 $t \geqslant 0$，$t_i$（$i=1,\cdots,k$）是第 $k$ 个阶段的检验统计量，$f_{T_1 \cdots T_k}$ 是联合概率密度函数。第 $k$ 个阶段的错误率为：

$$\pi_k = \Psi_k(\alpha_k) \tag{2.7}$$

当在某个阶段宣布有效时，试验便停止。因此，不同阶段的第一类错误率相互排斥。所以试验中的第一类错误率可以写成如下形式：

$$\alpha = \sum_{k=1}^{K} \pi_k \tag{2.8}$$

　　需要注意的是，上述方法是在不同阶段的研究目的和研究终点相同的假设下，根据不同阶段获得的单个 $p$ 值得出的。对于其他类型的两阶段适应性无缝试验设计，需要对上述方法进行修改，以考虑到不同阶段有不同研究目的和（或）不同研究终点的情况。关于其他类型适应性试验设计中所用统计方法的更多细节将在第 11 章中讨论。

## 2.5　临床评价

　　由于罕见病临床试验的样本量小，得出的结论可能无法达到预期的统计推断水平（如检验效能或置信区间）。在这种情况下，建议考虑以下方法来评估罕见病临床试验，以确定是否已经获得了安全性和有效性的实质性证据。设 $n_1$、$n_2$ 和 $N$ 分别为预期试验的中期样本量、从既往研究数据中借用的样本量和达到所需检验效能（如 80%）所需的样本量。

　　**预测置信区间（PCI）**　设 $\bar{T}_i$ 和 $\bar{R}_i$ 分别为试验组和对照组第 $i$ 个样本的平均值。同时，设 $\hat{\sigma}_1$、$\hat{\sigma}_2$ 和 $\hat{\sigma}^*$ 分别为基于第一个样本（$n_1$）、第二个样本（$n_1 + n_2$）和第三个样本（$N$）的，试验组和对照组之间样本均值差的合并样本标准差。在平行设计下，根据第 $i$ 个样本和第 $j$ 个样本，可以得到处理效果的通常置信区间如下：

$$CI_i = \bar{T}_i - \bar{R}_i \pm z_{1-a}\hat{\sigma}_i$$

其中 $i = 1, 2$ 和 $N$。在实践中，对于罕见病临床试验，我们可以就它们整个试验的相对效能而言，比较这些置信区间。$CI_i$ 与 $CI_j$ 比较的相对效能为：

$$R_{ij} = \hat{\sigma}_i / \hat{\sigma}_j$$

其中 $i$ 和 $j$ 分别代表第 $i$ 个样本和第 $j$ 个样本。

　　**重现性概率**　虽然在罕见病临床试验中由于样本量较小，不会有足够的检验效能，但我们或许可以考虑经验检验效能，这基于观察到的治疗效果和变化，这些变化与因满足所需检验效能调整样本量所观察到的差异（即 $N$）有关。如果这些研究需要在类似的试验条件下进行，那么这些经验检验效能也被称为未来研究的临床结果的重现性概率。Shao 和 Chow（2002）研究了当方差相等和不相等时，在比较平均值的几种研究设计下，如何用这种方法估算重现性概率。

　　当使用重现性概率来提供药品有效性的实质性证据时，采用估计检验效能的方法可能会产生乐观的结果。另外，Shao 和 Chow（2002）建议将重现性概率定义为第二次试验检验效能的置信下限。重现性概率可用于确定罕见病临床试验中观察到的临床结果，该试验为评估正在研究的试验组的安全性和有效性提供了实质性证据。

　　此外，他们还提出使用贝叶斯方法对重现性概率进行定义更加合理。在贝叶斯方法下，未知参数 $\theta$ 是一个具有先验分布的随机向量，如 $\pi(\theta)$，假设它是已知的。因此，重现性概率可以定义为在未来试验中出现 $|T| > C$ 的条件概率，给定从前一次试验中观察到的数据集 $x$，即：

$$P\{|T| > C \,|x\} = \int P(|T| > C \,|\theta)\pi(\theta \,|x)\mathrm{d}\theta,$$

其中，$T=T(y)$ 基于未来试验数据集 $y$，$\pi(\theta \mid x)$ 是 $\theta$ 的后验密度，$x$ 提前给定。

通过研究重现性概率，我们需要指定测试程序，即检验统计量 $T$ 的形式。为简单起见，考虑方差相等的双样本设计。假设总共有 $n=n_1+n_2$ 例患者被随机分为两组，即治疗组和对照组。在治疗组中，$n_1$ 例患者接受治疗（或一种试验药物）并产生反应 $x_{11}$，$\cdots$，$x_{1n_1}$。在对照组中，$n_2$ 例患者接受安慰剂（或参考药物），并产生反应 $x_{21}$，$\cdots$，$x_{2n_2}$。该设计是临床试验中典型的两组平行设计。假设 $x_{ij}{}'s$ 是独立的，且服从均值为 $\mu_i$（$i=1$，2）、共同方差为 $\sigma^2$ 的正态分布。那么假设是：

$$H_0:\mu_1-\mu_2=0 \text{ vs } H_a:\mu_1-\mu_2\neq 0 \tag{2.9}$$

对单侧 $H_a$ 的讨论类似。

考虑常用的双样本 $t$ 检验，当且仅当 $|T|>t_{0.975,n-2}$ 时拒绝 $H_0$，其中 $t_{0.975,n-2}$ 是 $t$ 分布中第 97.5 百分位数，自由度为 $n-2$。

$$T=\frac{\bar{x}_1-\bar{x}_2}{\sqrt{\dfrac{(n_1-1)s_1{}^2+(n_2-1)s_2{}^2}{n-2}}\sqrt{\left(\dfrac{1}{n_1}+\dfrac{1}{n_2}\right)}} \tag{2.10}$$

$\bar{x}_i$ 和 $s_i{}^2$ 分别是基于第 $i$ 个治疗组数据的样本均值和方差。第二个试验 $T$ 的检验效能是

$$p(\theta)=P(|T(y)|>t_{0.975,n-2})$$
$$=1-\mathfrak{S}_{n-2}(t_{0.975,n-2} \mid \theta)+\mathfrak{S}_{n-2}(-t_{0.975,n-2} \mid \theta) \tag{2.11}$$

其中

$$\theta=\frac{\mu_1-\mu_2}{\sigma\sqrt{\dfrac{1}{n_1}+\dfrac{1}{n_2}}} \tag{2.12}$$

$\mathfrak{S}_{n-2}(\cdot \mid \theta)$ 表示非中心 $t$ 分布的分布函数，自由度为 $n-2$，非中心参数为 $\theta$。注意 $p(\theta)=p(|\theta|)$。

$|\theta|$ 的函数 $p(\theta)$ 的值见表 2.3。用 $\theta$ 的估计值 $T(x)$ 替代 $\theta$，其中 $T$ 由式（2.10）定义，我们得到以下重现性概率：

$$\hat{P}=1-\mathfrak{S}_{n-2}(t_{0.975,n-2} \mid T(x))+\mathfrak{S}_{n-2}(-t_{0.975,n-2} \mid T(x)) \tag{2.13}$$

此为 $|T(x)|$ 的函数。当 $|T(x)|>t_{0.975,n-2}$ 时，

$$\hat{P}\approx\begin{cases}1-\mathfrak{S}_{n-2}(t_{0.975,n-2} \mid T(x)) & 若 T(x)>0 \\ \mathfrak{S}_{n-2}(-t_{0.975,n-2} \mid T(x)) & 若 T(x)<0\end{cases} \tag{2.14}$$

如果 $\mathfrak{S}_{n-2}$ 被正态分布取代，$t_{0.975,n-2}$ 被正态百分位数取代，那么式（2.13）与 Goodman（1992）在已知方差 $\hat{\sigma}^2$ 的情况下研究的案例相同。可使用表 2.4 求出样本量为 $n$ 时的重现性概率 $\hat{P}$。例如，如果 $T(x)=2.9$ 在 $n_1+n_2=40$ 的临床试验中被观察到，则重现性概率为 0.807。如果 $T(x)=2.9$ 在 $n=36$ 的临床试验中被观察到，由表 2.3 中的结果（$n=30$ 和 40）外推得到重现性概率为 0.803。

**表 2.3　式（2.11）中检验效能函数的值**

| $|\theta|$ | 总样本量 | | | | | | | |
|---|---|---|---|---|---|---|---|---|
| | 10 | 20 | 30 | 40 | 50 | 60 | 100 | $\infty$ |
| 1.96 | 0.407 | 0.458 | 0.473 | 0.480 | 0.484 | 0.487 | 0.492 | 0.500 |
| 2.02 | 0.429 | 0.481 | 0.496 | 0.504 | 0.508 | 0.511 | 0.516 | 0.524 |
| 2.08 | 0.448 | 0.503 | 0.519 | 0.527 | 0.531 | 0.534 | 0.540 | 0.548 |
| 2.14 | 0.469 | 0.526 | 0.542 | 0.550 | 0.555 | 0.557 | 0.563 | 0.571 |
| 2.20 | 0.490 | 0.549 | 0.565 | 0.573 | 0.578 | 0.581 | 0.586 | 0.594 |
| 2.26 | 0.511 | 0.571 | 0.588 | 0.596 | 0.601 | 0.604 | 0.609 | 0.618 |
| 2.32 | 0.532 | 0.593 | 0.610 | 0.618 | 0.623 | 0.626 | 0.632 | 0.640 |
| 2.38 | 0.552 | 0.615 | 0.632 | 0.640 | 0.645 | 0.648 | 0.654 | 0.662 |
| 2.44 | 0.573 | 0.636 | 0.654 | 0.662 | 0.667 | 0.670 | 0.676 | 0.684 |
| 2.50 | 0.593 | 0.657 | 0.675 | 0.683 | 0.688 | 0.691 | 0.697 | 0.705 |
| 2.56 | 0.613 | 0.678 | 0.695 | 0.704 | 0.708 | 0.711 | 0.717 | 0.725 |
| 2.62 | 0.632 | 0.698 | 0.715 | 0.724 | 0.728 | 0.731 | 0.737 | 0.745 |
| 2.68 | 0.652 | 0.717 | 0.735 | 0.743 | 0.747 | 0.750 | 0.756 | 0.764 |
| 2.74 | 0.671 | 0.736 | 0.753 | 0.761 | 0.766 | 0.769 | 0.774 | 0.782 |
| 2.80 | 0.690 | 0.754 | 0.771 | 0.779 | 0.783 | 0.786 | 0.792 | 0.799 |
| 2.86 | 0.708 | 0.772 | 0.788 | 0.796 | 0.800 | 0.803 | 0.808 | 0.815 |
| 2.92 | 0.725 | 0.789 | 0.805 | 0.812 | 0.816 | 0.819 | 0.824 | 0.830 |
| 2.98 | 0.742 | 0.805 | 0.820 | 0.827 | 0.831 | 0.834 | 0.839 | 0.845 |
| 3.04 | 0.759 | 0.820 | 0.835 | 0.842 | 0.846 | 0.848 | 0.853 | 0.860 |
| 3.10 | 0.775 | 0.834 | 0.849 | 0.856 | 0.859 | 0.862 | 0.866 | 0.872 |
| 3.16 | 0.790 | 0.848 | 0.862 | 0.868 | 0.872 | 0.874 | 0.879 | 0.884 |
| 3.22 | 0.805 | 0.861 | 0.874 | 0.881 | 0.884 | 0.886 | 0.890 | 0.895 |
| 3.28 | 0.819 | 0.873 | 0.886 | 0.892 | 0.895 | 0.897 | 0.901 | 0.906 |
| 3.34 | 0.832 | 0.884 | 0.897 | 0.902 | 0.905 | 0.907 | 0.911 | 0.916 |
| 3.40 | 0.844 | 0.895 | 0.907 | 0.912 | 0.915 | 0.917 | 0.920 | 0.925 |
| 3.46 | 0.856 | 0.905 | 0.916 | 0.921 | 0.924 | 0.925 | 0.929 | 0.932 |
| 3.52 | 0.868 | 0.914 | 0.925 | 0.929 | 0.932 | 0.933 | 0.936 | 0.940 |
| 3.58 | 0.879 | 0.923 | 0.933 | 0.937 | 0.939 | 0.941 | 0.943 | 0.947 |
| 3.64 | 0.889 | 0.931 | 0.940 | 0.944 | 0.946 | 0.947 | 0.950 | 0.953 |
| 3.70 | 0.898 | 0.938 | 0.946 | 0.950 | 0.952 | 0.953 | 0.956 | 0.959 |
| 3.76 | 0.907 | 0.944 | 0.952 | 0.956 | 0.958 | 0.959 | 0.961 | 0.965 |
| 3.82 | 0.915 | 0.950 | 0.958 | 0.961 | 0.963 | 0.964 | 0.966 | 0.969 |
| 3.88 | 0.923 | 0.956 | 0.963 | 0.966 | 0.967 | 0.968 | 0.970 | 0.973 |
| 3.94 | 0.930 | 0.961 | 0.967 | 0.970 | 0.971 | 0.972 | 0.974 | 0.977 |

来源：Shao and Chow（2002）。

表 2.4  95%置信下限$|\hat{\theta}|$

| $|T(x)|$ | 总样本量 | | | | | | | |
|---|---|---|---|---|---|---|---|---|
| | 10 | 20 | 30 | 40 | 50 | 60 | 100 | $\infty$ |
| 4.5 | 1.51 | 2.01 | 2.18 | 2.26 | 2.32 | 2.35 | 2.42 | 2.54 |
| 4.6 | 1.57 | 2.09 | 2.26 | 2.35 | 2.41 | 2.44 | 2.52 | 2.64 |
| 4.7 | 1.64 | 2.17 | 2.35 | 2.44 | 2.50 | 2.54 | 2.61 | 2.74 |
| 4.8 | 1.70 | 2.25 | 2.43 | 2.53 | 2.59 | 2.63 | 2.71 | 2.84 |
| 4.9 | 1.76 | 2.33 | 2.52 | 2.62 | 2.68 | 2.72 | 2.80 | 2.94 |
| 5.0 | 1.83 | 2.41 | 2.60 | 2.71 | 2.77 | 2.81 | 2.90 | 3.04 |
| 5.1 | 1.89 | 2.48 | 2.69 | 2.80 | 2.86 | 2.91 | 2.99 | 3.14 |
| 5.2 | 1.95 | 2.56 | 2.77 | 2.88 | 2.95 | 3.00 | 3.09 | 3.24 |
| 5.3 | 2.02 | 2.64 | 2.86 | 2.97 | 3.04 | 3.09 | 3.18 | 3.34 |
| 5.4 | 2.08 | 2.72 | 2.95 | 3.06 | 3.13 | 3.18 | 3.28 | 3.44 |
| 5.5 | 2.14 | 2.80 | 3.03 | 3.15 | 3.22 | 3.27 | 3.37 | 3.54 |
| 5.6 | 2.20 | 2.88 | 3.11 | 3.24 | 3.31 | 3.36 | 3.47 | 3.64 |
| 5.7 | 2.26 | 2.95 | 3.20 | 3.32 | 3.40 | 3.45 | 3.56 | 3.74 |
| 5.8 | 2.32 | 3.03 | 3.28 | 3.41 | 3.49 | 3.55 | 3.66 | 3.84 |
| 5.9 | 2.39 | 3.11 | 3.37 | 3.50 | 3.58 | 3.64 | 3.75 | 3.94 |
| 6.0 | 2.45 | 3.19 | 3.45 | 3.59 | 3.67 | 3.73 | 3.85 | 4.04 |
| 6.1 | 2.51 | 3.26 | 3.53 | 3.67 | 3.76 | 3.82 | 3.94 | 4.14 |
| 6.2 | 2.57 | 3.34 | 3.62 | 3.76 | 3.85 | 3.91 | 4.03 | 4.24 |
| 6.3 | 2.63 | 3.42 | 3.70 | 3.85 | 3.94 | 4.00 | 4.13 | 4.34 |
| 6.4 | 2.69 | 3.49 | 3.78 | 3.93 | 4.03 | 4.09 | 4.22 | 4.44 |
| 6.5 | 2.75 | 3.57 | 3.86 | 4.02 | 4.12 | 4.18 | 4.32 | 4.54 |

来源：Shao and Chow（2002）。

两个样本方差不相等时，$x_{ij}{}'s$ 是 $N(\mu_i, \sigma_i^2)$，$i=1,2$ 的独立分布。当 $\sigma_1^2 \neq \sigma_2^2$ 时，不存在（2.13）中假设的精确检验程序。当 $n_1$ 和 $n_2$ 都较大且 $|T| > z_{0.975}$ 时，在大约 5%的检验水准下拒绝 $H_0$。其中：

$$T = \frac{\overline{x}_1 - \overline{x}_2}{\sqrt{\dfrac{s_1^2}{n_1} + \dfrac{s_2^2}{n_2}}} \qquad (2.15)$$

由于 $T$ 近似 $N(\theta,1)$ 的分布

$$\theta = \frac{\mu_1 - \mu_2}{\sqrt{\dfrac{\sigma_1^2}{n_2} + \dfrac{\sigma_2^2}{n_2}}} \qquad (2.16)$$

用估计检验效能方法得到的重现性概率为：

$$\hat{P} = \Phi(T(x) - Z_{0.975}) + \Phi(-T(x) - Z_{0.975}) \tag{2.17}$$

当不同处理下的方差不同且样本量不大时，建议采用不同的研究设计，如配对平行设计或 $2 \times 2$ 交叉设计。配对平行设计涉及 $m$ 对匹配的患者。每对患者中一个被分配到治疗组，另一个被分配到对照组。设 $x_{ij}$ 为第 $j$ 对和第 $i$ 组的观察结果。假设两者之间的差异 $x_{1j} - x_{2j}$ $(j = 1, \cdots, m)$ 是独立的，且分布为 $N(\mu_1 - \mu_2, \sigma_D^2)$。如果 $|T| > t_{0.975, m-1}$，则无效假设 $H_0$ 在 $5\%$ 的显著性水平上被拒绝。其中：

$$T = \frac{\sqrt{m} \ (\bar{x}_1 - \bar{x}_2)}{\hat{\sigma}_D^2} \tag{2.18}$$

$\hat{\sigma}_D^2$ 是差异 $x_{1j} - x_{2j}$ $(j = 1, \cdots, m)$ 的样本方差。请注意，$T$ 为非中心 $t$ 分布，其中自由度为 $m - 1$，非中心性参数 $\theta$ 如下：

$$\theta = \frac{\sqrt{m} \ (\mu_1 - \mu_2)}{\sigma_D^2} \tag{2.19}$$

因此，可利用估计检验效能的方法得到重现性概率，计算方法见式（2.13），其中 $T$ 由式（2.18）定义，$n - 2$ 由 $m - 1$ 替代。

假设研究设计为 $2 \times 2$ 交叉设计：$n_1$ 例患者在第一期接受试验治疗，在第二期接受安慰剂；$n_2$ 例患者在第一阶段接受安慰剂，在第二阶段接受试验治疗。设 $x_{ij}$ 为第 $i$ 期和第 $l$ 个序列的第 $j$ 例患者所在的正态分布观察结果。然后，可以无偏地估计处理效果 $\mu_D$：

$$\hat{\mu} = \frac{\bar{x}_{11} - \bar{x}_{12} - \bar{x}_{21} + \bar{x}_{22}}{2} \sim N\left(\mu_D, \ \frac{\sigma_D^2}{4}\left(\frac{1}{n_1} + \frac{1}{n_2}\right)\right)$$

其中 $\bar{x}_{ij}$ 是基于 $x_{ij}$ $(j = 1, \cdots, n_1)$ 和 $\sigma_D^2 = \mathrm{var}(x_{l1j} - x_{l2j})$ 的样本均值，$\sigma_D^2$ 的无偏估计是：

$$\hat{\sigma}_D^2 = \frac{1}{n_1 + n_2 - 2} \sum_{l=1}^{2} \sum_{j=1}^{m} (x_{l1j} - x_{l2j} - \bar{x}_{l1} + \bar{x}_{l2})^2$$

其独立于 $\hat{\mu}_D$，分布等同于 $\sigma_D^2/(n_1 + n_2 - 2)$ 倍的自由度为 $n_1 + n_2 - 2$ 的卡方分布。因此，如果 $|T| > t_{0.975, n-2}$，则无效假设"$H_0 : \mu_D = 0$"在 $5\%$ 的显著性水平上被拒绝，其中 $n = n_1 + n_2$ 且

$$T = \frac{\hat{\mu}_D}{\frac{\hat{\sigma}_D}{2} \sqrt{\frac{1}{n_1} + \frac{1}{n_2}}} \tag{2.20}$$

注意，$T$ 为非中心 $t$ 分布，其自由度为 $n - 2$，非中心参数 $\theta$ 为

$$\theta = \frac{\mu_D}{\frac{\sigma_D}{2} \sqrt{\frac{1}{n_1} + \frac{1}{n_2}}} \tag{2.21}$$

因此，可利用估计检验效能的方法得到重现性概率，计算方法见式（2.13），其中 $T$ 由式

(2.20）定义。

其他评估重现性概率的方法，如置信区间方法和贝叶斯方法，可以参见 Shao 和 Chow（2002）发表的文章。此外，类似的想法也可以用于评估从一个患者群体（普通成人）到另一个患者群体（如儿童或老年人）的普遍适用性。更多关于重现性和普遍适用性的细节可以参见 Shao 和 Chow（2002）发表的文章。

## 2.6 结语

如前所述，对于罕见病药物研发，由于患者群体数量小，基于检验效能分析计算样本量可能不可行。FDA 指南草案强调，尽管患者群体较少，但罕见病药物研发将使用与普通药物审批同样的监管标准。因此，罕见病药物临床研究往往检验效能不足。在这种情况下，建议基于精度分析、重现性分析或概率监测方法进行样本量计算或论证，以实现一定的统计可靠性。

在实践中，审评标准相同而受试者数量不足是罕见病药物研发面临的一个困境。因此，建议考虑和应用创新的设计和统计方法，以获得有效性和安全性的实质性证据，从而支持罕见病药物的监管审批。本章介绍了几个创新的试验设计，如完整的单病例随机对照试验设计、适应性无缝试验设计、利用主方案概念的试验设计、贝叶斯试验设计等。同时，推导了与各研究设计相对应的统计方法和样本量要求。这些研究设计有助于加快罕见病药物研发进程，同时也有助于在试验中鉴别罕见病药物的相关信号、模式或趋势，以及（或）最佳的临床获益。

由于罕见病临床研发的患者群体较少，可以使用普遍适用性概率的概念来确定临床结果是否可以从目标患者群体（例如普通成人）推广到一个不同但相似的患者群体（例如儿童或老年人），他们患有相同罕见病。在实践中，可以通过评价目标患者群体和不同患者群体之间的敏感性指数来评估普遍适用性概率（Lu 等，2017）。然后，根据普遍适用性概率的大小，判断预期的试验是否提供了关于不同患者群体（如儿童或老年人）有效性和安全性的实质性证据。

在实践中，尽管创新而复杂的试验设计可能对罕见病药物研发有用，但也可能给试验引入操作偏倚，从而增加犯错误的可能性。若采用创新试验设计，建议保持预期试验的质量、有效性和完整性。

# 3

## 临床评价的假设检验

## 3.1 引言

在临床试验中，评估试验治疗安全性和有效性的一个典型方法是，根据合理试验设计收集临床数据，检验没有疗效差异的原假设。研究者将拒绝没有疗效差异的原假设，然后支持备择假设，即支持试验治疗的疗效存在差异。因此，如果有足够的检验效能来正确地检验出一个有临床意义的差异（如果这种差异确实存在），我们则称该试验治疗有效。如果推荐剂量耐受性良好，且没有出现安全性问题，则该试验治疗将由监管机构审查并批准。在某些情况下，像 FDA 这样的监管机构可能会发出一封批准信，等待申办方承诺进行大规模的长期安全性监测试验。

在实践中，临床试验总是以预先指定的显著性水平（如 5%）和预期检验效能（如 80%）来达到研究目的。然而，基于单一主要终点（通常是疗效终点）的研究可能不合适，因为单一主要疗效终点可能不能全面描述试验治疗在疗效和安全性上的表现。从统计学角度考虑，基于单一主要疗效终点评价安全性和有效性的传统方法是一种有条件的方法（即基于安全性表现的条件）。需要注意的是，在传统（有条件的）方法下，观察到的安全性情况可能没有任何统计学意义（即观察到的安全性事件可能偶然发生，并且不可重复），具有误导性。因此，临床评价有效性和安全性的传统方法可能夸大了试验治疗的假阳性率。

在过去的几十年里，许多药品由于对患者造成风险而撤出市场，因此发现传统方法效率较低。表 3.1（来自 http://en.wikipedia.org/wiki/List_of_withdrawn_drugs）提供了 1950—2010 年已撤市的（重要）药品清单。从表 3.1 可以看出，大多数从市场撤回的药品都是出于安全性考虑（患者面临的风险）。这通常是由 III 期临床试验中没有观察到的非预期不良反应引起，而这些只能从有更广泛的患者群体的上市后监测数据中获得。表 3.1 中列出的停用药品清单得到了 FDA 和欧洲药物评价机构（EMEA）等监管机构的批准。注意一些药品已被批准在欧洲上市，但尚未被 FDA 批准在美国上市。

除撤市外，药品可能因质量、稳定性等方面有所欠缺而被召回。例如，表 3.2 总结了 2004—2005 年被召回的处方药和非处方药的数量。大多数药品由于安全性或安全性相关问题而被召回，也有一些药品的召回原因是未能通过 FDA 的稳定性或溶出度测试检查，这对目前上市药品的安全性有影响。因此，人们开始讨论，使用传统的（有条件的）假设检验方法（仅基于有效性）来评估试验治疗的安全性和有效性是否合适。

**表 3.1　1950—2010 年撤市的重要药品清单**

| 药品名称 | 撤市时间 | 事件要点 |
| --- | --- | --- |
| 沙利度胺 | 20 世纪 50—60 年代 | 因有致畸风险撤市；后根据 FDA 孤儿药规定重返市场，用于治疗麻风病和多发性骨髓瘤 |
| 麦角酸二乙基酰胺 | 20 世纪 50—60 年代 | 由于可治疗所有精神疾病上市，在广泛用于娱乐后撤市 |
| 己烯雌酚 | 20 世纪 70 年代 | 因有致畸风险撤市 |
| 苯乙双胍 | 1978 | 因有乳酸酸中毒风险撤市 |
| 替尼酸 | 1982 | 因有发生肝炎风险撤市 |
| 齐美定 | 1983 | 因有发生吉兰-巴雷综合征（Guillain-Barré syndrome）风险，在全球范围内撤市 |
| 非那西丁 | 1983 | "A.P.C." 片剂中的一种成分，因有癌症和肾脏疾病风险撤市 |
| 甲喹酮 | 1984 | 因有成瘾和过量风险撤市 |
| 诺米芬辛 | 1986 | 因有溶血性贫血风险撤市 |
| 三唑仑 | 1991 | 在英国因有精神病药物不良反应风险撤市，在美国仍然可以买到 |
| 替马沙星 | 1992 | 在美国因有过敏反应和溶血性贫血病例撤市，导致 3 名患者死亡 |
| 氟司喹南 | 1993 | 因住院或死亡风险增加在美国撤市 |
| 阿吡坦 | 1996 | 因罕见但严重的肝毒性撤市 |
| 芬芬（芬氟拉明与芬特明的混合物） | 1997 | 芬特明仍在市场上，右芬氟拉明和芬氟拉明后来因心脏瓣膜疾病撤市 |
| 托瑞司他 | 1997 | 因有严重肝毒性风险撤市 |
| 特非那定 | 1998 | 因有心律失常风险撤市，由非索非那定取代 |
| 米贝拉地尔 | 1998 | 因与其他药物发生危险的相互作用撤市 |
| 阿维 A 酯 | 20 世纪 90 年代 | 出生缺陷风险，窄治疗指数 |
| 替马西泮 | 1999 | 在瑞典和挪威，由于滥用和与同类其他药物相比相对较高的过量使用死亡率撤市。在世界大部分地区（包括美国在内）仍然可以买到，但受到严格的控制 |
| 阿司咪唑 | 1999 | 与其他药物相互作用引起心律失常 |
| 曲格列酮 | 2000 | 因有肝毒性风险撤市，由吡格列酮和罗格列酮取代 |
| 阿洛司琼 | 2000 | 因有致命便秘并发症风险撤市，2002 年在有限制的基础上重新引入市场 |
| 西沙必利 | 21 世纪前 10 年 | 因有心律失常风险在许多国家撤市 |
| 氨奈普汀 | 2000 | 因有肝毒性、皮肤副作用和滥用的可能性撤市 |
| 苯丙醇胺 | 2000 | 因 50 岁以下女性在服用大剂量（每天两次 75 mg）减肥时有卒中风险撤市 |
| 曲伐沙星 | 2001 | 因有肝功能衰竭风险撤市 |
| 西立伐他汀 | 2001 | 因有横纹肌溶解风险撤市 |

（续表）

| 药品名称 | 撤市时间 | 事件要点 |
|---|---|---|
| 瑞库溴铵 | 2001 | 因有致死性支气管痉挛风险在许多国家撤市 |
| 罗非昔布 | 2004 | 因有心肌梗死风险撤市 |
| 苯丙胺盐（Adderall XR） | 2005 | 因有卒中风险在加拿大撤市（见加拿大卫生部新闻稿），后取消该禁令，因为服用 Adderall XR 的患者死亡率并未高于未服用的患者 |
| 缓释氢吗啡酮 | 2005 | 因与酒精混合使用时过量服用风险高撤市 |
| 匹莫林 | 2005 | 因肝毒性在美国撤市 |
| 那他珠单抗 | 2005—2006 | 因有进行性多灶性白质脑病（progressive multifocal leukoencephalopathy，PML）风险自愿从美国撤市，2006 年 7 月重回市场 |
| 希美加群 | 2006 | 因有肝毒性（肝损伤）风险撤市 |
| 培高利特 | 2007 | 在美国因有心脏瓣膜损伤风险自愿撤市。在其他地方仍可购买到 |
| 替加色罗 | 2007 | 因心血管缺血事件（包括心脏病发作和卒中）撤市。在 2008 年 4 月前可通过限制性程序获得 |
| 抑肽酶 | 2007 | 因并发症或死亡风险增加撤市；除研究使用外，2008 年永久停用 |
| 芦米考昔 | 2007—2008 | 因严重副作用（主要是肝损伤）在世界各地逐渐撤市 |
| 利莫纳班 | 2008 | 因有严重抑郁和自杀风险在世界范围撤市 |
| 依法珠单抗 | 2009 | 因 PML 风险增加而撤市，于 2009 年 6 月完全撤出市场 |
| 西布曲明 | 2010 | 在欧洲因心血管风险增加撤市 |

来源：Wikipedia（2010）. List of withdrawn drugs. http://en. wikipedia. org/wiki/List _ of _ withdrawn _ drugs.

**表 3.2　2004—2005 年药品召回情况汇总**

| 年份 | 处方药 | 非处方药 |
|---|---|---|
| 2004 | 215 | 71 |
| 2005 | 401 | 101 |

来源：CDER/FDA 向国家发布的报告。

　　在临床试验中，报告临床结果时通常会将数字四舍五入到某些小数位。基于不同小数位数据得到的统计推断可能会导致不同的结论。如果疗效不显著，小数位的选择可能至关重要。因此，在临床研发的不同阶段，对于临床研究者来说，应该使用多少小数位报告临床结果已经成为一个备受关注的问题。Chow（2000，2011）引入了信号噪声的概念，用于确定临床试验结果的小数位数。其想法是选择最少的小数位数，并且最少小数位数的数据集和任何其他更多小数位数的数据集之间差异没有统计意义。

　　在下一节中，将提出几个同时考虑有效性和安全性的复合假设。在第 3.3 节中，讨论了为控制总体第一类错误率，对多次比较进行 $\alpha$ 调整的一般概念和原则。在第 3.4 节中，展示了检验复合假设的统计方法，包括对疗效终点的非劣效性检验，以及对安全性终点的优效性检验。第 3.5 节研究了从单一假设检验转换到复合假设检验时对检验效能和样本量计算的影响。在第 3.6 节中，针对 Chow 提出的关于确定临床研究中观察结果的小数位数，提供了一些统计说明。

## 3.2　临床评价的假设

对试验治疗进行临床评估时，经常采用安慰剂对照或阳性对照临床试验研究。安慰剂对照试验是为了证明试验治疗与安慰剂相比的优效性，而阳性对照研究是为了证明试验治疗不劣于或相当于所选取的阳性对照治疗或标准治疗。因此，经常采用优效性检验和非劣效性/等效性检验评估试验治疗。

### 3.2.1　传统方法

对于试验治疗的监管审评和审批，传统方法是在临床研究充分且有良好对照的情况下，检验主要疗效终点的优效性（S）、非劣效性（N）或等效性（E）假设，同时密切监测试验治疗的安全性和耐受性。临床研究通常有足够的检验效能来产生大量关于试验治疗有效性的证据，以供监管机构审评和审批。针对安全性评估，研究者通常根据不良事件和其他安全性参数来评价，以确定与安慰剂或对照组相比，试验治疗是否更好（优效性）、不差（非劣效性）或相似（等效性）。然而，临床研究通常在主要的安全性终点方面不具备足够的检验效能。

这种方法因为无法提供关于试验治疗安全性和有效性的完整信息而受到了挑战。因此，一些药品在获得监管机构批准后又从市场撤出。一个典型的例子是 2004 年 Vioxx 的撤市。Vioxx 是一种治疗关节炎的 COX-2 抑制剂药物，于 1999 年被 FDA 批准。出于安全性考虑（心脏病发作和卒中风险增加），申办方将其从市场撤回。申办方的股票在一天内下跌了近 30%。此外，申办方同意支付 9.5 亿美元，并承认负有与其营销行为有关的联邦轻罪。Vioxx 的撤回表明，基于主要疗效终点开展的临床研究检验效能可能不足。

### 3.2.2　同时评估安全性和有效性

作为传统方法的替代方案，Chow 和 Shao（2002）建议对同时考虑安全性和有效性的复合假设进行检验。为了说明这一点，表 3.3 提供了所有可能的有关安全性和有效性的临床评估复合假设。

**表 3.3　临床评估中的复合假设**

| 有效性 | 安全性 | | |
|---|---|---|---|
| | N | S | E |
| N | NN | NS | NE |
| S | SN | SS | SE |
| E | EN | ES | EE |

注：N=非劣效性，S=优效性，E=等效性。

从统计学角度来说，将在预先指定的显著性水平上拒绝原假设，并以预期的检验效能接受备择假设。例如，研究者感兴趣的可能是检验试验治疗在疗效方面的非劣效性和在安全性方面的优效性。在这种情况下，可以考虑检验这样的原假设，即 N 表示疗效方面的非劣效性，S 表示安全性方面的优效性。我们将拒绝原假设，并接受备择假设，即试验治疗的疗效不低于阳性对照，且其安全性优于阳性对照。为了检验原假设，应在原假设下推导出适当的检验统计量。然后，推导出的检验统计量可用于评估，以在备择假设下达到预期检验效能。所选择的样本量将确保预期试验可以达到研究目的，即在预先指定的显著性水平上显示试验治疗疗效上的非劣效性，并且显示试验治疗安全性上的优效性。

需要注意，上面描述的复合假设问题和多重比较不同。多重比较通常包括一组原假设，总体假设是所有单独的原假设均正确，而备择假设是至少有一个原假设不正确。与之不同，当涉及到复合假设问题时，备择假设是试验药物在疗效上非劣效（N），且在安全性上优效（S）。那么，原假设就是非 NS，即试验药物在疗效上劣效或在安全性上不优效。换句话说，原假设由 3 个子集组成：第一，试验药物疗效劣，安全性优；第二，试验药物疗效非劣，安全性不优；第三，试验药物疗效劣，安全性不优。考虑原假设的这三个子集情况比较复杂。如果考虑原假设的第三个子集，自然备择假设是试验药物疗效非劣或安全性优；这与试验药物疗效非劣、安全性优的假设不同。

### 3.2.3　讨论

还应该注意的是，为了控制总体第一类错误率，应选择恰当的 α 水平（如对于疗效采用 $\alpha_1$，对于安全性采用 $\alpha_2$）。从单一假设检验转换为复合假设检验，预期样本量会增加。由于可供临床评估的受试者数量有限，所以进行安全性和有效性的复合假设检验可能并不适用于罕见病药物研发。在这种情况下，建议考虑一些关于样本量要求的创新性思维，以及对真实世界数据和真实世界证据的潜在应用。更多关于样本量要求的创新性思维，以及关于真实世界数据和真实世界证据潜在用途的细节可以分别参见第 7 章和第 8 章。

## 3.3　临床评价中的多重性

在临床试验中，多重性通常指同时进行多个推断（Westfall 和 Bretz，2010）。因此，对多重比较进行 α 调整是为了确保同时观察到的差异不是偶然引起的。在临床试验中，最常见的多重性包括以下方面的比较：①多个治疗（剂量组）；②多个终点；③多个时间点；④期中分析；⑤样本假设的多重检验；⑥变量/模型选择；⑦亚组分析。在临床试验中，通常关注的是确定观察到的差异并非偶然引起，而是具有重现性。在这种情况下，必须对显著性水平进行调整，以在预先指定的显著性水平上控制多个终点的总体第一类错误率。这就引出了临床评价中多重性的关键问题。本节简要描述了针对多重比较进行 α 调整的一般概念和原则。

### 3.3.1　一般概念

根据定义，第一类错误率是指当原假设为真时拒绝原假设的概率。令 $H_{0i}:H_i$ vs $H_{ai}:K_i$（$i=1,\cdots,m$），$i$ 是需要检验的 $m$ 个假设，其中 $H_i$ 和 $K_i$ 分别为第 $i$ 次假设的原假设和备择假设。表 3.4 总结了多重比较中的第一类错误。

表 3.4 多重比较中的第一类错误率

| 原假设 | 未能拒绝原假设 | 拒绝原假设 | 合计 |
|--------|----------------|------------|------|
| 真 | $U$ | $V$ | $m_0$ |
| 假 | $T$ | $S$ | $m-m_0$ |
| 合计 | $W$ | $R$ | $m$ |

$m_0$ 是拒绝原假设的次数。

在上述结构下，定义了以下术语。第一，每次比较的错误率（per-comparison error rate，PCER）可定义为：

$$\text{PCER} = \frac{E(V)}{m}$$

这是犯第一类错误的期望值的比率。第二，族错误率（family-wise error rate，FWER）可定义为：

$$\text{FWER} = P(V > 0)$$

这表明 $m$ 个检验中至少已经拒绝了一个检验。同样，我们也可以将广义族错误率（generalized family-wise error rate，gFWER）定义如下：

$$\text{gFWER} = P(V > k)$$

这表明 $m$ 个检验中至少已经拒绝了 $k$ 个检验。根据以上讨论，错误发现率（false discovery rate，FDR）可使用下式评价：

$$\text{FDR} = E(Q) = E\left(\frac{V}{R} \mid R > 0\right) P(R > 0),$$

这是该比率的期望值，即 $E(Q)$ 在拒绝和错误拒绝原假设之间，其中 $Q = V/R$。

在实践中需要注意的是，根据研究目的，可能需要控制某种第一类错误率。

## 3.3.2 一般原则

在本节中，我们将描述并讨论并集–交集检验（union-intersection test，UIT）和交集–并集检验（intersection-union test，IUT）的概念。

对于 UIT，需要检验以下假设：

$$H_0 : H_I = \bigcap_{i=1}^{m} H_i \ \text{vs} \ H_a : K_U = \bigcup_{i=1}^{m} K_i \tag{3.1}$$

在并集–交集假设（3.1）下，如果拒绝了一个或多个 $H_{0i} : H_i \ \text{vs} \ H_{ai} : K_i$，将拒绝 $H_0$。在这种情况下，不必进行 $\alpha$ 调整。

另一方面，对于 IUT，需要检验以下假设：

$$H_0 : H_U = \bigcup_{i=1}^{m} H_i \ \text{vs} \ H_a : K_I = \bigcap_{i=1}^{m} K_i \tag{3.2}$$

在交集–并集假设（3.2）下，如果拒绝了所有 $H_{0i} : H_i \ \text{vs} \ H_{ai} : K_i$，将拒绝 $H_0$。在这

种情况下，必须进行 $\alpha$ 调整。

文献中有一些方法可以实现有效的多重性 $\alpha$ 调整。欲了解更多细节，推荐读者查阅 Finner 和 Strassburger（2002）、Senn 和 Bretz（2007）、Dmitrienko 等（2010）和 Bretz 等（2010）发表的文章。

## 3.4　检验 NS 复合假设的统计方法

为便于说明，在对试验治疗的临床评价中，考虑复合假设为 $H_{0i}$：非 $NS$ vs $H_i$：$NS$，其中 $N$ 代表检验疗效非劣效性的假设，$S$ 代表检验安全性优效性的假设。设 $X$ 和 $Y$ 分别为疗效终点和安全性终点。假定 $(X, Y)$ 遵循均值 $(\mu_x, \mu_Y)$ 和方差-协方差矩阵 $\sum$，即：

$$\sum = \begin{pmatrix} \sigma_x^2 & \rho\sigma_X\sigma_Y \\ \rho\sigma_X\sigma_Y & \sigma_Y^2 \end{pmatrix}$$

假设研究者感兴趣的是试验组与对照组（如阳性对照药）相比，检验试验治疗疗效的非劣效性和安全性的优效性，相应的复合假设可能如下：

$$H_0 : \mu_{X1} - \mu_{X2} \leqslant -\delta_X \text{ 或 } \mu_{Y1} - \mu_{Y2} \leqslant \delta_Y \text{ vs}$$
$$H_1 : \mu_{X1} - \mu_{X2} > -\delta_X \text{ 和 } \mu_{Y1} - \mu_{Y2} > \delta_Y$$

其中 $(\mu_{X1}, \mu_{Y1})$ 和 $(\mu_{X2}, \mu_{Y2})$ 分别为试验组和对照组终点 $(X, Y)$ 的均值，$\delta_X$ 和 $\delta_Y$ 是相应的非劣效性和优效性界值。注意 $\delta_X$ 和 $\delta_Y$ 是正常数。如果基于统计检验拒绝原假设，可以得出结论，即试验治疗在疗效终点 $X$ 上非劣于对照，并且在安全性终点 $Y$ 上优于对照。

为了检验上述复合假设，假设从每个治疗组中收集一个 $(X,Y)$ 的随机样本。特别是，$(X_{11}, Y_{11}), \cdots, (X_{1n_1}, Y_{1n_1})$ 为 i.i.d. $N\left((\mu_{X1}, \mu_{Y1}), \sum\right)$，是试验治疗中的随机样本；$(X_{21}, Y_{21}), \cdots, (X_{2n_2}, Y_{2n_2})$ 为 i.i.d. $N\left((\mu_{X2}, \mu_{Y2}), \sum\right)$，是对照组中的随机样本。令 $\overline{X}_1$ 和 $\overline{X}_2$ 分别为试验组和对照组中 $X$ 的样本均值；类似地，$\overline{Y}_1$ 和 $\overline{Y}_2$ 分别是试验组和对照组中 $Y$ 的样本均值。可以证明样本均值向量 $(\overline{X}_i, \overline{Y}_i)$ 服从一个二元正态分布。特别是，$(\overline{X}_i, \overline{Y}_i)$ 服从 $N\left((\mu_{Xi}, \mu_{Yi}), n_i^{-1}\sum\right)$。由于 $(\overline{X}_1, \overline{Y}_1)$ 和 $(\overline{X}_2, \overline{Y}_2)$ 是独立二元正态向量，故 $(\overline{X}_1 - \overline{X}_2)(\overline{Y}_1 - \overline{Y}_2)$ 也服从正态分布 $N\left((\mu_{X1} - \mu_{X2}, \mu_{Y1} - \mu_{Y2}), (n_1^{-1} + n_2^{-1})\sum\right)$。简单来说，假设 $\sum$ 已知，即参数 $\sigma_X^2$、$\sigma_Y^2$ 和 $\rho$ 值已知，为检验疗效和安全性的复合假设 $H_0$，可考虑以下检验统计量：

$$T_X = \frac{\overline{X}_1 - \overline{X}_2 + \delta_X}{\sqrt{(n_1^{-1} + n_2^{-1}) \sigma_X^2}}$$

$$T_Y = \frac{\overline{Y}_1 - \overline{Y}_2 + \delta_Y}{\sqrt{(n_1^{-1} + n_2^{-1}) \sigma_Y^2}}$$

因此，当 $T_X$ 和 $T_Y$ 值较大时，将拒绝原假设 $H_0$。设 $C_1$ 和 $C_2$ 分别是 $T_X$ 和 $T_Y$ 的临界值，然后可得：

$$P(T_X>C_1,T_Y>C_2)=P\left(U_X>C_1-\frac{\mu_{X1}-\mu_{X2}+\delta_X}{\sqrt{(n_1^{-1}+n_2^{-1})\sigma_X^2}},U_Y>C_2-\frac{\mu_{Y1}-\mu_{Y2}+\delta_Y}{\sqrt{(n_1^{-1}+n_2^{-1})\sigma_Y^2}}\right)$$

$$(3.3)$$

其中 $(U_X,U_Y)$ 是标准的二元正态随机向量，即一个均值为零、方差为单位方差、相关系数为 $\rho$ 的二元正态随机向量。

在原假设 $H_0$（即 $\mu_{X1}-\mu_{X2}\leqslant-\delta_X$ 或 $\mu_{Y1}-\mu_{Y2}\leqslant\delta_Y$）下，可以证明 $P(T_X>C_1,T_Y>C_2)$ 是这两个概率中的最大值，即 $\max\{1-\Phi(C_1),1-\Phi(C_2)\}$，其中 $\Phi$ 为标准正态分布的累积分布函数。下面是一个简短的证明。

对于给定的常数 $a_1$ 和 $a_2$，是一个标准的二元正态向量，即：

$$(U_X,U_Y)\sim N\left((0,0),\begin{pmatrix}1&\rho\\\rho&1\end{pmatrix}\right)$$

则我们有：

$$
\begin{aligned}
P(U_X>a_1,U_Y>a_2)&=\frac{1}{2\pi\sqrt{1-\rho^2}}\int_{a_1}^{+\infty}\int_{a_2}^{+\infty}\exp-\left\{\frac{x^2+y^2-2\rho xy}{2(1-\rho^2)}\right\}\mathrm{d}y\mathrm{d}x\\
&=\frac{1}{\sqrt{2\pi}}\int_{a_1}^{+\infty}\exp\left\{-\frac{x^2}{2}\right\}\int_{a_2}^{+\infty}\frac{1}{\sqrt{2\pi(1-\rho^2)}}\exp\left\{-\frac{(y-\rho x)^2}{2(1-\rho^2)}\right\}\mathrm{d}y\mathrm{d}x\\
&=1-\Phi(a_1)-\frac{1}{\sqrt{2\pi}}\int_{a_1}^{+\infty}\Phi\left(\frac{a_2-\rho x}{\sqrt{1-\rho^2}}\right)\exp\left\{-\frac{x^2}{2}\right\}\mathrm{d}x
\end{aligned}
$$

$$(3.4)$$

由于 $(U_X,U_Y)$ 的联合分布是对称的，式（3.3）也等于：

$$1-\Phi(a_2)-\frac{1}{\sqrt{2\pi}}\int_{a_2}^{+\infty}\Phi\left(\frac{a_2-\rho y}{\sqrt{1-\rho^2}}\right)\exp\left\{-\frac{y^2}{2}\right\}\mathrm{d}y$$

$$(3.5)$$

基于式（3.3），$P(T_X>C_1,T_Y>C_2)$ 可以用式（3.4）和式（3.5）表示，其中将 $a_1$ 和 $a_2$ 替换为：

$$D_1=C_1-\frac{\mu_{X1}-\mu_{X2}+\delta_X}{\sqrt{(n_1^{-1}+n_2^{-1})\sigma_X^2}}$$

和

$$D_2=C_2-\frac{\mu_{Y1}-\mu_{Y2}+\delta_Y}{\sqrt{(n_1^{-1}+n_2^{-1})\sigma_Y^2}}$$

在原假设 $H_0$（$\mu_{X1}-\mu_{X2}\leqslant-\delta_X$ 或 $\mu_{Y1}-\mu_{Y2}\leqslant\delta_Y$）下，$D_1\geqslant C_1$ 或 $D_2\geqslant C_2$ 中有一个是正确的。由于式（3.4）和式（3.5）中的积分是正值，可以得出：

$$P(T_X>C_1,T_Y>C_2\mid H_0)<\max(1-\Phi(C_2)).$$

为了完成证明，需要证明对于任何 $\varepsilon>0$、$\delta_X$ 和 $\delta_Y(>0)$ 以及给定的其他参数值，均存在这样的 $\mu_{X1}-\mu_{X2}$ 和 $\mu_{Y1}-\mu_{Y2}$ 的值，使式（3.4）大于 $1-\Phi(C_1)-\varepsilon$ 和 $1-\Phi(C_2)-\varepsilon$。令 $\mu_{X1}-\mu_{X2}=-\delta_X$，则式（3.4）可变为：

$$1-\Phi(C_1)-\frac{1}{\sqrt{2\pi}}\int_{C_1}^{+\infty}\Phi\left(\frac{D_2-\rho x}{\sqrt{1-\rho^2}}\right)\exp\left\{-\frac{x^2}{2}\right\}\mathrm{d}x \quad\quad (3.6)$$

对于 $\rho>0$，存在一个负值 $K$，这样当 $D_2<K$ 时，任意 $x$ 均在 $[C_1,+\infty)$ 上，

$$\Phi\left(\frac{D_2-\rho x}{\sqrt{1-\rho^2}}\right)<\varepsilon$$

对于足够大的 $\mu_{Y1}-\mu_{Y2}$，也有可能发生 $D_2<K$。因此，对于足够大的 $\mu_{Y1}-\mu_{Y2}$，式（3.4）$>1-\Phi(C_1)-\varepsilon$。对于 $\rho\leqslant0$，将式（3.6）中的积分表示为 $I_1+I_2$，其中：

$$I_1=\int_{C_1}^{E}\Phi\left(\frac{D_2-\rho x}{\sqrt{1-\rho^2}}\right)\exp\left\{-\frac{x^2}{2}\right\}\mathrm{d}x \ \text{和}\ I_2=\int_{E}^{+\infty}\Phi\left(\frac{D_2-\rho x}{\sqrt{1-\rho^2}}\right)\exp\left\{-\frac{x^2}{2}\right\}\mathrm{d}x$$

$\varepsilon$ 的选择应使得 $I_2\leqslant\int_{E}^{+\infty}\exp\left\{-\frac{x^2}{2}\right\}\mathrm{d}x<0.5\varepsilon$。当累积分布总是 $\leqslant1$ 时，第一个不等式成立。对于选择的 $\varepsilon$ 值，可以将 $\rho>0$ 的论证应用于证明对于足够大的 $\mu_{Y1}-\mu_{Y2}$，$I_1<0.5\varepsilon$。因此，对于 $\mu_{X1}-\mu_{X2}=-\delta_X$ 和足够大的 $\mu_{Y1}-\mu_{Y2}$，$P(T_X>C_1,\ T_Y>C_2\mid H_0)$ 大于 $1-\Phi(C_1)-\varepsilon$。同样，也可以证明，对于 $\mu_{Y1}-\mu_{Y2}=\delta_Y$ 和足够大的 $\mu_{X1}-\mu_{X2}$，$P(T_X>C_1,\ T_Y>C_2\mid H_0)$ 大于 $1-\Phi(C_2)-\varepsilon$。至此，完成了证明。

因此，基于 $T_X$ 和 $T_Y$ 的检验可以通过适当选择相应的 $C_1$ 和 $C_2$ 临界值，从而在 $\alpha$ 水平控制第一类错误。用 $Z_\alpha$ 表示标准正态分布的上侧 $\alpha$ 分位数，则上述检验的检验效能函数为 $P(T_X>Z_{\alpha_1},T_Y>Z_{\alpha_2})$，这可以通过式（3.3）和标准二元分布的累积分布函数计算。

## 3.5　对检验效能和样本量计算的影响

### 3.5.1　固定检验效能的方法

如前所述，当从检验单一假设（即基于单一的研究终点，如临床试验中的疗效终点）转换到检验复合假设（即基于两个研究终点，如临床试验中的疗效终点和安全性终点）时，预期样本量将会增加。设 $X$ 为临床试验的疗效终点，非劣效界值为 $\delta_X$，考虑检验以下单一的非劣效性假设：

$$H_{01}:\mu_{X1}-\mu_{X2}\leqslant-\delta_X \text{ vs } H_{11}:\mu_{X1}-\mu_{X2}>-\delta_X$$

然后，一个常用的检验方法是，在显著性水平 $\alpha$ 上，如果 $T_X>Z_\alpha$，则拒绝原假设 $H_{01}$。如果均值差异 $\mu_{X1}-\mu_{X2}>-\delta_X$，把握度为 $1-\beta$，计算出试验治疗非劣于对照的总样本量为：

$$N_X=\frac{(1+r)^2(Z_\alpha+Z_\beta)^2\sigma_X^2}{r(\mu_{X1}-\mu_{X2}+\delta_X)^2}$$

其中 $r=n_2/n_1$ 是对照组和试验治疗组之间的样本量分配比。表 3.5 给出了各种情形下，基于疗效终点 $X$ 的非劣效性检验对应的总样本量（$N_X$），以及基于疗效终点 $X$ 和安全性终点 $Y$ 的复合假设检验对应的总样本量（$N$）。特别是，我们计算了 $\alpha=0.05$，$\beta=0.20$，

$\mu_{Y1}-\delta_Y=0.3$，$\sigma_X=1$，以及 $\Delta=\mu_{X1}-\mu_{X2}+\delta_X$ 和其他参数的值。对于试验治疗在安全性方面的优效性假设，即复合假设中关于安全性的部分，根据预先规定的第一类错误率、检验效能、$\mu_{Y1}-\mu_{Y2}-\delta_Y$ 和 $\sigma_Y$ 的值，要求总样本量 $N_Y=275$。

对于表 3.5 中的多种情况，复合假设检验的总样本量 $N$ 远远大于疗效方面的非劣效性检验的样本量（$N_X$）。然而在某些情况下，二者相同或差异很小。实际上，$N$ 与单独的疗效非劣效性检验的样本量（$N_X$）和安全性优效性检验的样本量（$N_Y$）有关，也与 $X$ 和 $Y$ 之间的相关系数（$\rho$）相关。当 $N_X$ 和 $N_Y$ 之间存在较大差异时，$N$ 非常接近 $N_X$ 和 $N_Y$ 中较大的值，并且随着 $\rho$ 的变化，几乎没有变化。在本次模拟研究中，对于 $N_X=69$ 和 39（$\ll 275$），$N$ 几乎等于 275；对于 $N_X=1392$ 和 619（$\gg 275$），$N$ 和 $N_X$ 之间的差异为 0 或者可忽略不计（与 $N$ 相比）。在前 4 种情况下，$X$ 和 $Y$ 之间相关系数的变化对 $N$ 的影响很小。一方面，$N_X$ 和 $N_Y$ 中的较大值并不总是接近 $N$，尤其是当 $N_X$ 和 $N_Y$ 彼此接近时。例如，在表 3.5 中，当 $N_X$ 等于 275（$=N_Y$）时，$\rho=0.5$ 时 $N$ 为 352，$\rho=0$ 时 $N$ 为 373。此外，表 3.5 的结果表明，$X$ 和 $Y$ 之间的相关系数不太可能对 $N$ 有很大的影响，特别是当 $N_X$ 和 $N_Y$ 之间的差异较大时。上述发现与潜在 "规则" 相一致：当两个样本量有很大差异时，取 $N_X$ 和 $N_Y$ 中的较大值作为 $N$，可以确保两个单独的有效性和安全性检验的效能基本上是 1 和 $1-\beta$，使得复合假设的检验效能是 $1-\beta$；当 $N_X$ 和 $N_Y$ 彼此接近时，取 $N_X$ 和 $N_Y$ 中的较大值作为 $N$，将确保复合假设的检验效能约为 $(1-\beta)^2$。因此，为实现检验效能为 $1-\beta$，需要显著增加 $N$。

表 3.5　多个终点和单一终点样本量比较

| $\sigma_X$ | $\rho$ | $\Delta=0.2$ | | | $\Delta=0.3$ | | | $\Delta=0.4$ | | |
|---|---|---|---|---|---|---|---|---|---|---|
| | | $N_X$ | $N$ | $N/N_X$ | $N_X$ | $N$ | $N/N_X$ | $N_X$ | $N$ | $N/N_X$ |
| 0.5 | −1.0 | 155 | 304 | 1.96 | 69 | 276 | 4.00 | 39 | 275 | 7.05 |
| | −0.5 | 155 | 303 | 1.95 | 69 | 276 | 4.00 | 39 | 275 | 7.05 |
| | 0.0 | 155 | 300 | 1.94 | 69 | 276 | 4.00 | 39 | 275 | 7.05 |
| | 0.5 | 155 | 289 | 1.86 | 69 | 275 | 3.99 | 39 | 275 | 7.05 |
| | 1.0 | 155 | 275 | 1.77 | 69 | 275 | 3.99 | 39 | 275 | 7.05 |
| 1.0 | −1.0 | 619 | 647 | 1.05 | 275 | 381 | 1.39 | 155 | 304 | 1.96 |
| | −0.5 | 619 | 646 | 1.04 | 275 | 381 | 1.39 | 155 | 303 | 1.95 |
| | 0.0 | 619 | 642 | 1.04 | 275 | 373 | 1.36 | 155 | 300 | 1.94 |
| | 0.5 | 619 | 629 | 1.02 | 275 | 352 | 1.28 | 155 | 289 | 1.86 |
| | 1.0 | 619 | 619 | 1.00 | 275 | 275 | 1.00 | 155 | 275 | 1.77 |
| 1.5 | −1.0 | 1 392 | 1 392 | 1.00 | 619 | 647 | 1.05 | 348 | 433 | 1.24 |
| | −0.5 | 1 392 | 1 392 | 1.00 | 619 | 646 | 1.04 | 348 | 432 | 1.24 |
| | 0.0 | 1 392 | 1 392 | 1.00 | 619 | 642 | 1.04 | 348 | 424 | 1.22 |
| | 0.5 | 1 392 | 1 392 | 1.00 | 619 | 629 | 1.02 | 348 | 402 | 1.16 |
| | 1.0 | 1 392 | 1 392 | 1.00 | 619 | 619 | 1.00 | 348 | 348 | 1.00 |

### 3.5.2　固定样本量的方法

根据表 3.5 中的样本量，复合假设 $H_0$ 的检验效能结果如表 3.6 所示，其中 $P$ 为复合假设的检验效能，与表 3.5 中样本量 $N_X$ 对应。$P_M$ 是使用 $\max(N_X, 275)$ 做相同检验的检验效能。对于样本量 $N_X$，复合假设的检验效能总是不大于目标值 $80\%$，因为 $N_X$ 总是不大于 $N$，如表 3.6 所示。在某些情况下，即 $\sigma_X = 1.5 > \sigma_Y = 1.0$，$N_X = N$，相应的 $P = 80\%$。然而，在我们的模拟实验中，许多情况下的 $P$ 都小于 $60\%$。最坏的情况是，当 $\sigma_X = 0.5$、$\rho = -1$ 和 $\Delta = 0.4$ 时，$N_X = 39$ 所对应的 $P = 4.3\%$。因此，样本量 $N_X$ 仅在检验有效性假设时可以达到一定的检验效能，当使用样本量 $N_X$ 对有效性和安全性的复合假设进行检验时，可能没有足够的检验效能拒绝原假设。有趣的是，用 $\max(N_X, 275)$ 来检验复合假设时，检验效能 $P_M$ 在大多数情况下都接近目标值 $80\%$。当 $N_X$ 接近 275 ［对应 $(\Delta = 0.3, \sigma_X = 1.0)$ 和 $(\Delta = 0.4, \sigma_X = 1.5)$］时有一些例外情况，样本量需要从 $\max(N_X, 275)$ 显著增加至 $N$。这意味着，当 $N_X$ 和 $N_Y$ 中有一个很大，比如比另一个大 1 倍时，为了检验单个终点的假设，以两个样本量 $N_X$ 和 $N_Y$ 中较大的值作为 $N$。

表 3.6　复合假设的检验效能（%）

| $\sigma_X$ | $\rho$ | $\Delta = 0.2$ | | $\Delta = 0.3$ | | $\Delta = 0.4$ | |
| :---: | :---: | :---: | :---: | :---: | :---: | :---: | :---: |
| | | $P$ | $P_M$ | $P$ | $P_M$ | $P$ | $P_M$ |
| 0.5 | −1.0 | 38.9 | 75.3 | 14.7 | 80.0 | 4.3 | 80.0 |
| | −0.5 | 41.9 | 75.4 | 22.0 | 80.0 | 14.2 | 80.0 |
| | 0.0 | 47.1 | 76.2 | 27.7 | 80.0 | 19.2 | 80.0 |
| | 0.5 | 52.9 | 78.1 | 32.3 | 80.0 | 22.8 | 80.0 |
| | 1.0 | 58.8 | 80.0 | 34.5 | 80.0 | 23.9 | 80.0 |
| 1.0 | −1.0 | 78.2 | 78.2 | 60.1 | 60.1 | 38.9 | 75.3 |
| | −0.5 | 78.2 | 78.2 | 60.9 | 60.9 | 41.9 | 75.4 |
| | 0.0 | 78.6 | 78.6 | 64.0 | 64.0 | 47.1 | 76.2 |
| | 0.5 | 79.4 | 79.4 | 68.8 | 68.8 | 52.9 | 78.1 |
| | 1.0 | 80.0 | 80.0 | 80.0 | 80.0 | 58.8 | 80.0 |
| 1.5 | −1.0 | 80.0 | 80.0 | 78.2 | 78.2 | 67.6 | 67.6 |
| | −0.5 | 80.0 | 80.0 | 78.2 | 78.2 | 68.0 | 68.0 |
| | 0.0 | 80.0 | 80.0 | 78.6 | 78.6 | 70.1 | 70.1 |
| | 0.5 | 80.0 | 80.0 | 79.4 | 79.4 | 73.7 | 73.7 |
| | 1.0 | 80.0 | 80.0 | 80.0 | 80.0 | 80.0 | 80.0 |

### 3.5.3　讨论

临床上评估试验治疗的传统方法是基于疗效终点使研究具有检验效能。如果试验治疗的安全性和耐受性可接受，且疗效已确定，则认为可被批准。在实践中，为了将总体第一类错误率控制在预先指定的显著性水平，可以为进行多重比较调整第一类错误率。然而，应该注意的是，当从检验单一假设（有效性）转向检验复合假设（有效性和安全性）时，控制总体第一类错误率有降低检验效能和增加样本量的风险。

在本章中，为了便于说明，我们假设两个研究终点遵循二元正态分布。在实践中，疗效和安全性终点都可以是连续变量、二分类或时间-事件数据。当从检验单一假设转换到检验复合假设时，类似的思想也可以用于确定对检验效能和样本量计算的影响。但应该注意的是，单一假设和复合假设中检验效能和样本量计算公式关系的解析解可能不存在。在这种情况下，可以考虑临床试验模拟。

## 3.6 有效位数

如前所述，基于不同小数位的数据得到的统计推断可能会导致不同的结论。例如，考虑一个平行组生物等效性（bioequivalence，BE）研究。假设试验治疗组 24 例，参比制剂组 24 例，数据见表 3.7。从表 3.8 中给出的 BE 研究结果可以看出，保留不同的小数位数会得出不同的结论。如果疗效不显著，小数位数的选择可能至关重要。Chow（2000）引入了信号噪声的概念，用于确定从临床试验中获得结果的小数位数。其想法是选择最少的小数位数，并且最少小数位数的数据集和任何其他更多小数位数的数据集之间差异没有统计学意义。下面，我们简要介绍 Chow 提出的思想。

表 3.7　生物等效性案例数据

| $X$ | $X_0$ | $X_1$ | $X_2$ | $Y$ | $Y_0$ | $Y_1$ | $Y_2$ |
|---|---|---|---|---|---|---|---|
| 1.169577 | 1 | 1.2 | 1.17 | 1.0722791 | 1 | 1.1 | 1.07 |
| 1.251990 | 1 | 1.3 | 1.25 | 1.0348811 | 1 | 1.0 | 1.03 |
| 1.449081 | 1 | 1.4 | 1.45 | 0.9020537 | 1 | 0.9 | 0.90 |
| 1.205818 | 1 | 1.2 | 1.21 | 1.1196368 | 1 | 1.1 | 1.12 |
| 1.355457 | 1 | 1.4 | 1.36 | 0.9736662 | 1 | 1.0 | 0.97 |
| 1.285863 | 1 | 1.3 | 1.29 | 1.1360977 | 1 | 1.1 | 1.14 |
| 1.519270 | 2 | 1.5 | 1.52 | 0.8531594 | 1 | 0.9 | 0.85 |
| 1.230438 | 1 | 1.2 | 1.23 | 1.1239591 | 1 | 1.1 | 1.12 |
| 1.374791 | 1 | 1.4 | 1.37 | 1.0642288 | 1 | 1.1 | 1.06 |
| 1.302860 | 1 | 1.3 | 1.30 | 0.9156539 | 1 | 0.9 | 0.92 |
| 1.396263 | 1 | 1.4 | 1.40 | 0.9044889 | 1 | 0.9 | 0.90 |
| 1.507581 | 2 | 1.5 | 1.51 | 0.9894644 | 1 | 1.0 | 0.99 |
| 1.337749 | 1 | 1.3 | 1.34 | 1.0281070 | 1 | 1.0 | 1.03 |
| 1.222744 | 1 | 1.2 | 1.22 | 0.8584933 | 1 | 0.9 | 0.86 |
| 1.235640 | 1 | 1.2 | 1.24 | 1.0074020 | 1 | 1.0 | 1.01 |

| X | $X_0$ | $X_1$ | $X_2$ | Y | $Y_0$ | $Y_1$ | $Y_2$ |
|---|---|---|---|---|---|---|---|
| 1.302359 | 1 | 1.3 | 1.30 | 0.9131539 | 1 | 0.9 | 0.91 |
| 1.379500 | 1 | 1.4 | 1.38 | 0.9563392 | 1 | 1.0 | 0.96 |
| 1.295147 | 1 | 1.3 | 1.30 | 1.2159481 | 1 | 1.2 | 1.22 |
| 1.376740 | 1 | 1.4 | 1.38 | 1.1442079 | 1 | 1.1 | 1.14 |
| 1.376414 | 1 | 1.4 | 1.38 | 1.0128952 | 1 | 1.0 | 1.01 |
| 1.321817 | 1 | 1.3 | 1.32 | 0.9561896 | 1 | 1.0 | 0.96 |
| 1.222626 | 1 | 1.2 | 1.22 | 0.8718494 | 1 | 0.9 | 0.87 |
| 1.140910 | 1 | 1.1 | 1.14 | 0.9620998 | 1 | 1.0 | 0.96 |
| 1.169492 | 1 | 1.2 | 1.17 | 0.9487145 | 1 | 0.9 | 0.95 |

注：$X$ 为试验药物原始数据，$X_i$ 为保留 $i$ 位小数的原始数据，$Y$ 为参比制剂数据，$Y_i$ 为保留 $i$ 位小数的数据。

表 3.8 生物等效性研究结果

| 有效位数 | 置信区间 | 等效性限值 | 等效性结果（Y/N） |
|---|---|---|---|
| 0 | $(-0.013, 0.180)$ | $(-0.2, 0.2)$ | Y |
| 1 | $(0.261, 0.356)$ | $(-0.2, 0.2)$ | N |
| 2 | $(0.263, 0.362)$ | $(-0.2, 0.2)$ | N |

## 3.6.1 Chow 提出的思想

在一个从分析性实验获得的给定数据集中，数字的有效小数位数被定义为数据集中小数位数的最小数。该数据集满足以下两个条件：首先，数据集中最少的小数位数将满足所需的准确度和精密度；其次，最少小数位数的数据集与小数位数多于最少小数位数的数据集差异没有统计学意义。换句话说，具有有效小数位数的数据集与那些小数位数超过有效小数位数的数据集没有显著差异。

设 $X$ 是一个连续随机变量，$X^*$ 是其截断值，有 $d$ 位小数。如果不能在显著性水平 $\alpha$ 上拒绝以下原假设，则可声称 $X^*$ 与 $X$ 的差异没有统计学意义：

$$H_0: \mu_X = \mu_{X^*} \text{ vs } H_a: \mu_X \neq \mu_{X^*} \tag{3.7}$$

其中 $\mu_X$ 和 $\mu_{X^*}$ 分别为 $X$ 和 $X^*$ 的总体平均值。当 $X$ 和 $X^*$ 的差异没有统计学意义时，则认为 $d$ 位小数是有效小数位数。假设 $X$ 是一个连续随机变量，其标准差为 $\sigma$，$X^*$ 是 $X$ 在四舍五入到第 $d$ 位小数时的截断值。那么，截断导致的最大可能误差小于 $10^{1-d}$。例如，如果 $d = 3$，对于给定数字小数点后三位，其最小值和最大值分别为 a.bc0 和 a.bc9。因此，其可能的最大误差小于 0.01，也就是 $10^{-2}$。这里，$-2$ 可由 $-2 = 1 - d = 1 - 3$ 直观得到；如果最坏情况下的误差足够小，则由四舍五入误差引起的分布失真可以忽略不计。但问题是，有多小才能认为是"足够"呢？一种思想是将应用于质量控制和保证的信号噪声的概念引入进来，对该误差与 $X$ 的标准差 $\sigma$ 进行比较。然后，在满足下列条件的前提下，通过

取第一个 $d$ 位数来选择有效位数：

$$\frac{10^{1-d}}{\sigma}<\delta' \quad \text{当且仅当} \quad \frac{10^{-d}}{\sigma}<\delta'/10=\delta$$

其中 $\delta$ 是一个常数，其选择的方法是在显著性水平 $\alpha$ 上，界值的观察值 $X^*$ 与 $X$ 的差异没有统计学意义。在实践中，$\delta$ 通常选择 $10\%$。为了更好地理解所提出的程序，表 3.9 总结了给定 $\delta$ 和 $\sigma$ 下的各种选择结果。从表 3.9 中可以看出，$\delta$ 数值更小则需要使用更多的小数位数，以达到所需的准确度和精密度。表 3.9 还表明，更小的 $\sigma$ 值需要更多的小数位数。

**表 3.9　给定 $\delta$ 和 $\sigma$ 下有效小数位数的各种选择结果**

| $\sigma$ | $\delta$ | | | | |
| --- | --- | --- | --- | --- | --- |
| | 1% | 5% | 10% | 15% | 20% |
| 0.01 | 4 | 4 | 3 | 3 | 3 |
| 0.10 | 3 | 3 | 2 | 2 | 2 |
| 0.50 | 3 | 2 | 2 | 2 | 1 |
| 1.00 | 2 | 2 | 1 | 1 | 1 |
| 2.00 | 2 | 1 | 1 | 1 | 1 |

## 3.6.2　统计证明

在不失一般性的情况下，我们假设 $X$ 服从均值为 $\mu_x$、方差为 $\sigma^2$ 的正态分布，即 $X\sim N(\mu_X,\sigma^2)$。通过适当的界值，$X^*$ 仍然近似正态分布，均值为 $\mu_{X^*}$、方差为 $\sigma^2$，其中 $\mu_{X^*}$ 可能由于四舍五入误差而与 $\mu_X$ 有所不同。下面的双样本 $t$ 检验可以用于检验（3.7）中给出的原假设：

$$T=\frac{\sqrt{n}\,(\overline{X}-\overline{X}^*)}{\sqrt{s_X^2+s_{X^*}^2}}$$

其中 $s_X^2$ 和 $s_{X^*}^2$ 分别为 $X$ 和 $X^*$ 的样本标准差。在原假设（$H_0:\mu_x=\mu_{X^*}$）下，双样本 $T$ 统计量服从自由度为 $2(n-1)$ 的 $t$ 分布。$|T|>t_{\alpha/2,2(n-1)}$ 时拒绝原假设，其中 $t_{\alpha/2,2(n-1)}$ 是自由度为 $2(n-1)$ 的 $t$ 分布的第（$1-\alpha/2$）分位数。在备择假设（$H_a:\mu_X\neq\mu_{X^*}$）下，$T$ 统计量可以写成

$$T=\frac{\sqrt{n}(\overline{X}-\overline{X}^*)}{\sqrt{s_X^2+s_{X^*}^2}}=\frac{\sqrt{n/2[(\overline{X}-\mu_X)/\sigma-(\overline{X}^*-\mu_{X^*})/\sigma]}+\sqrt{n/2(\mu_X-\mu_{X^*})/\sigma}}{\sqrt{s_X^2/2\sigma^2+s_{X^*}^2/2\sigma^2}}$$

$$=\frac{N(0,1)+\delta}{\chi_{2(n-1)}^2/2(n-1)}\sim t_{2(n-1)}(\delta)$$

其中 $t_{2(n-1)}(\delta)$ 表示一个具有非中心性参数的 $t$ 分布，此非中心性参数为：

$$\delta=\sqrt{\frac{n}{2}\left(\frac{\mu_X-\mu_{X^*}}{\sigma}\right)} \tag{3.8}$$

当 $|\delta|$ 较小时，在 $t$ 检验下，$X$ 和 $X^*$ 存在差异的概率较低。另一方面，由于 $X^*$ 是保留 $d$ 位小数后的值，因截断导致的最大可能误差将小于 $10^{1-d} \geqslant |\mu_X - \mu_{X^*}|$。因此，$10^{-d}/\sigma$ 的值较小将保证 $X$ 和 $X^*$ 没有显著差异。上述论证可以类似地应用于进行转换时更一般的情况。在这种情况下，关注的假设变成了：

$$H_0 : f(\mu_X) = f(\mu_{X^*}) \quad \text{vs} \quad H_a : f(\mu_X) \neq f(\mu_{X^*})$$

通过泰勒展开，有：

$$\sqrt{n}\,(f(\overline{X}) - f(\overline{X}^*)) \approx f'(\mu_X)\sqrt{n}\,(\overline{X} - \overline{X}^*)$$

其近似服从正态分布，均值为 $\sqrt{n}f'(\mu_X)(\mu_X - \mu_{X^*})$，方差为 $2f'^2(\mu_X)\sigma^2$。因此，上述原假设可以用以下统计量来检验：

$$T_f = \frac{\sqrt{n}\,(f(\overline{X}) - f(\overline{X}^*))}{f'(\mu_X)\,\sqrt{s_X^2 + s_{X^*}^2}}$$

在原假设下，$T_f$ 近似服从自由度为 $2(n-1)$ 的 $t$ 分布。在备择假设下，$T_f$ 可写成：

$$
\begin{aligned}
T_f &\approx \frac{N\sqrt{n}f'(\mu_X)(\mu_X - \mu_{X^*}),2f'^2(\mu_X)\sigma^2}{f'(\mu_X)\sqrt{s_x^2 + s_{X^*}^2}} \\[2mm]
&= \frac{N\left(\dfrac{\sqrt{n}(\mu_X - \mu_{X^*})}{\sqrt{2}\sigma},1\right)}{\sqrt{\dfrac{s_X^2}{2\sigma^2} + \dfrac{s_{X^*}^2}{2\sigma^2}}} \\[2mm]
&= \frac{N(0,1) + \delta}{\chi_{2(n-1)}^2 / 2(n-1)} \sim t_{2(n-1)}(\delta)
\end{aligned}
$$

其中 $\delta$ 与式（3.8）中定义相同，仍然是非中心性参数。所以如果正确地选择有效位数，可以保证 $\delta$ 很小，则 $X$ 和 $X^*$ 存在统计学差异的概率也很小。这表明，所提出的程序也适用于转换后的数据。为了便于说明对转换数据应用上述程度，下面以对数转换为例，即 $f(x) = \log(x)$。因此，假设变成：

$$H_0 : \log(\mu_X) = \log(\mu_{X^*}) \quad \text{vs} \quad H_a : \log(\mu_X) \neq \log(\mu_{X^*})$$

设 $f'(\mu_X) = 1/\mu_X$，检验统计量由下式给出：

$$T_f = \frac{\sqrt{n}\,[\log(\overline{X}) - \log(\overline{X}^*)]}{\dfrac{1}{\mu_X}\sqrt{s_X^2 + s_{X^*}^2}} \sim t_{2(n-1)}(\delta)$$

采用模拟研究说明所提出程序的应用。从 $N(\pi, 0.01)$ 中产生 30 个分析结果，见表 3.10。为了方便起见，保留 6 位小数作为原始值。如果选择 $\delta$ 等于 10%，则有：

$$\frac{10^{-d}}{\sigma} = \frac{10^{-d}}{0.01} \leqslant 0.1$$

可以看出，满足上述表达式的 $d$ 的最小值为 3。因此，选择的有效位数为 3。现在考虑 4 个数据集 $X_{ij}$（$j=1,2,3,4$），分别在小数点的第 $j$ 位被截断。然后，进行双样本 $t$ 检验来检验 $X_{1i}$、$X_{2i}$、$X_{3i}$、$X_{4i}$ 之间，以及它们与原始数据 $X_i$ 之间是否有统计学差异。结果汇总在表 3.10 和表 3.11 中。从中我们可以看到 $X_{1i}$ 与其他数据集有显著不同，这表明四舍五入误差可以显著地改变分布。结果还显示，$X_{3i}$ 与 $X_{4i}$ 没有显著差异，这表明该方法效果良好。然而，应该注意的是，$X_{2i}$ 与 $X_{3i}$ 和 $X_{4i}$ 也没有显著差异，这表明在这种情况下，传统的选择 $\delta=10\%$ 可能有些保守。

**表 3.10    两样本 $t$ 检验模拟数据集**

| $i$ | $X_i$ | $X_{1i}$ | $X_{2i}$ | $X_{3i}$ | $X_{4i}$ |
|---|---|---|---|---|---|
| 1 | 3.145714 | 3.1 | 3.15 | 3.146 | 3.1457 |
| 2 | 3.140959 | 3.1 | 3.14 | 3.141 | 3.1410 |
| 3 | 3.141432 | 3.1 | 3.14 | 3.141 | 3.1414 |
| 4 | 3.127617 | 3.1 | 3.13 | 3.128 | 3.1276 |
| 5 | 3.142035 | 3.1 | 3.14 | 3.142 | 3.1420 |
| 6 | 3.146685 | 3.1 | 3.15 | 3.147 | 3.1467 |
| 7 | 3.146124 | 3.1 | 3.15 | 3.146 | 3.1461 |
| 8 | 3.138408 | 3.1 | 3.14 | 3.138 | 3.1384 |
| 9 | 3.125891 | 3.1 | 3.13 | 3.126 | 3.1259 |
| 10 | 3.136696 | 3.1 | 3.14 | 3.137 | 3.1367 |
| 11 | 3.133587 | 3.1 | 3.13 | 3.134 | 3.1336 |
| 12 | 3.158443 | 3.2 | 3.16 | 3.158 | 3.1584 |
| 13 | 3.140589 | 3.1 | 3.14 | 3.141 | 3.1406 |
| 14 | 3.128415 | 3.1 | 3.13 | 3.128 | 3.1284 |
| 15 | 3.149534 | 3.1 | 3.15 | 3.150 | 3.1495 |
| 16 | 3.153279 | 3.2 | 3.15 | 3.153 | 3.1532 |
| 17 | 3.147673 | 3.1 | 3.15 | 3.148 | 3.1477 |
| 18 | 3.140493 | 3.1 | 3.14 | 3.140 | 3.1405 |
| 19 | 3.150542 | 3.2 | 3.15 | 3.151 | 3.1505 |
| 20 | 3.123488 | 3.1 | 3.12 | 3.123 | 3.1235 |
| 21 | 3.161004 | 3.2 | 3.16 | 3.161 | 3.1610 |
| 22 | 3.140658 | 3.1 | 3.14 | 3.141 | 3.1407 |
| 23 | 3.151263 | 3.1 | 3.15 | 3.151 | 3.1512 |
| 24 | 3.124985 | 3.1 | 3.12 | 3.125 | 3.1250 |
| 25 | 3.140625 | 3.1 | 3.14 | 3.141 | 3.1406 |
| 26 | 3.168811 | 3.2 | 3.17 | 3.169 | 3.1688 |
| 27 | 3.159006 | 3.2 | 3.16 | 3.159 | 3.1590 |

（续表）

| $i$ | $X_i$ | $X_{1i}$ | $X_{2i}$ | $X_{3i}$ | $X_{4i}$ |
|---|---|---|---|---|---|
| 28 | 3.143139 | 3.1 | 3.14 | 3.143 | 3.1431 |
| 29 | 3.123467 | 3.1 | 3.12 | 3.123 | 3.1235 |
| 30 | 3.146950 | 3.1 | 3.14 | 3.147 | 3.1470 |

表 3.11　两两比较

| 比较 | $t$-统计量 | $P$ 值 |
|---|---|---|
| $X_i$ vs $X_{1i}$ | 4.138 | <0.001 |
| $X_i$ vs $X_{2i}$ | 0.116 | 0.908 |
| $X_i$ vs $X_{3i}$ | 0.008 | 0.994 |
| $X_i$ vs $X_{4i}$ | 0.003 | 0.997 |
| $X_{1i}$ vs $X_{2i}$ | 4.072 | <0.001 |
| $X_{1i}$ vs $X_{3i}$ | 4.140 | <0.001 |
| $X_{1i}$ vs $X_{4i}$ | 4.137 | <0.001 |
| $X_{2i}$ vs $X_{3i}$ | 0.123 | 0.603 |
| $X_{2i}$ vs $X_{4i}$ | 0.112 | 0.911 |
| $X_{3i}$ vs $X_{4i}$ | 0.011 | 0.991 |

### 3.6.3　讨论

前面在正态性假设下，对分析研究中所获得观察结果的有效小数位数的确定程序进行了统计证明。在实践中，所观察到的分析结果可以用其他分布来描述，如威布尔分布可用来描述药品的口服固体剂型溶出度结果等。在这种情况下，可以采用类似的概念进行有效的统计证明。在许多情况下，通常认为对数转换形式可以更好地描述或解释分析结果。例如，在生物利用度研究和生物等效性（BE）研究中，血浆浓度-时间曲线下面积（area under the plasma concentration-time curve，AUC）和达到最大浓度的时间（$C_{max}$）均向右偏，因此，建议进行对数转换。在这种情况下，所提出的程序有助于确定有效小数位数，以维持 BE 评估时有一定程度的准确度和精密度。对于分析结果的呈现，通常使用描述性统计，如均值、标准差、最小值、最大值、极差、相对标准差（relative standard deviation，RSD）或变异系数（coefficient of variation，CV），以及推断统计，如置信区间和 $P$ 值等。在实践中，描述性统计和推断统计中有效小数位数应该是多少才能保持预期的准确度和精密度，一直以来是人们关心的要点。为了保持一致性，建议使用相同的有效小数位数来对分析结果进行描述性统计和推断统计。

在某些情况下，分析结果可以采用科学计数法的形式表示（例如 $1.32 \times 10^5$ 或 $9.2 \times 10^{-7}$）。所提出的程序适用于其有效数字部分（即对于 $1.32 \times 10^5$ 为 1.32，对于 $9.2 \times 10^{-7}$ 为 9.2）或其对数转换（以 10 为底）。当分析结果涉及不同的数据集时，建议每个数据集使用由其标准差决定的有效小数位数，以保持相同的准确度和精密度。一个典型的例子是剂量比例关系研究。剂量比例关系研究通常是为了展示在一个给定范围内，剂量和 AUC 之间存在的线性关系。换句话说，将剂量增加 1 倍，AUC 值预期将增加 1 倍。然而，高剂量通常会使 AUC 值产生很大的变异。因此，为达到相同程度的准确度和精密度，低剂量、中等剂量和高剂量预期会有不同的有效小数位数。为了保持相同数量的有效小数位数，我们可以考虑基于剂量调整的 AUC 值，然后应用提出的程序来确定有效小数位数。

## 3.7　结语

在临床试验中，经常进行假设检验，以评估临床研究中试验治疗的安全性和有效性（即疗效）。传统的方法是检验试验治疗的疗效与对照没有差异的原假设，然后评估其耐受性和安全性。换句话说，预期临床试验的检验效能是基于主要疗效终点，而忽略了安全性终点。这导致一些药品在监管部门批准后由于安全性风险而撤回。因此，建议未来的临床试验同时基于疗效和安全性终点开展评估。本章还介绍了在进行诸如 IUT 和 UIT 等复合假设检验时实施多重性调整的一般概念和原则。为了说明这一点，本章介绍了检验疗效方面非劣效性和安全性方面优效性的复合假设的统计方法。同时包括了使用疗效和安全性复合假设检验进行临床评价时，对样本量要求的影响。

在实践中，检验结果接近界值的情况并非罕见。在这种情况下，确定应该保留几位小数来准确且可靠地评估治疗效果至关重要。本章介绍了 Chow 提出的确定有效位数的思想，该程序主要基于假设检验达到统计显著性的概念。这种思想不仅有助于临床数据的呈现（显示到小数点后几位），而且利于统计意义的科学解释。

# 4

## 临床试验中的终点选择

### 4.1 引言

在药物或临床研发中，为检验治疗某些疾病患者的试验治疗，经常进行临床试验来评估试验治疗的安全性和有效性。在临床试验中，可能有多个可用于评估疾病状态或治疗效果的终点（Williams 等，2004；Filozof 等，2017）。在实践中，通常不清楚哪一个研究终点可以最好地反映疾病状态，用于评估疗效。因此，很难确定应该将哪些终点作为预期临床试验的主要终点，尤其是当多个终点可能具有某些未知的相关关系时。一旦选择了主要研究终点，就可以进行样本量的检验效能计算，从而使临床试验在处理效应确实存在的情况下，可以正确地检验处理效应。然而，需要注意的是，不同研究终点的数据类型可能不同（如连续、二分类或时间-事件数据），虽然它们之间可能彼此高度相关，但可能不能相互转化。此外，不同研究终点对样本量的要求很可能不同，因此很可能出现在一个给定的临床试验中，对于预先指定的样本量，一些研究终点可行，而一些终点则不可行的情况。在这种情况下，需要了解哪个研究终点更真实，或者哪个终点可以更好地反映疾病状态或治疗后的疗效。

本章讨论了 Filozof 等（2017）提出的治疗指数（函数），该指数基于效用函数开发，旨在结合并利用从所有研究终点收集的信息。所开发的治疗指数能够充分利用从现有研究终点收集到的所有信息，从而对试验治疗的安全性和有效性进行全面评估。本章通过理论和模拟研究的例子，对所提出的治疗指数的统计学特性和性能进行了评价。

在下一节中，将讨论具有多个研究终点的临床试验的例子。第 4.3 节描述了由 Filozof 等（2017）提出的一种治疗指数函数，其结合了临床试验中所有可用的研究终点。第 4.4 节研究了所开发的治疗指数的统计学特性，及其在采用单个终点和共同主要终点的情况下，在假阳性和假阴性率方面的相对表现。第 4.5 节给出了一个数值模拟研究的例子。第 4.6 节给出了一些结论。

### 4.2 有多个终点的临床试验

在临床试验中，通常选择主要研究终点进行用于估计样本量的研究前检验效能分析。然而在实践中，使用多个研究终点（例如共同主要终点）来评估试验治疗的安全性和有效性的情况十分常见。本节将介绍几个例子，主要涉及肿瘤临床试验和评价治疗非酒精性脂肪性肝炎（non-alcoholic steatohepatitis，NASH）药品的临床试验。

## 4.2.1 肿瘤临床试验

肿瘤临床试验是最典型的具有多个终点的临床试验例子。在肿瘤临床试验中，通常认为总生存期（overall survival，OS）、反应率（response rate，RR）、疾病进展时间（time-to-disease progression，TTP）是在注册申报中评估试验治疗有效性的主要临床终点（参见 Williams 等，2004；Zhou 等，2019）。Williams 等（2004）提供了一份 FDA 在 1990—2002 年批准的基于单终点、共同主要终点或多个终点的肿瘤药品清单（表 4.1）。从表 4.1可以看出，1990—2002 年期间，FDA 共批准了 57 份肿瘤药物上市申请。在 57 项申请中，有 18 种药品仅基于生存终点获得批准，18 种药品仅基于 RR 或 TTP 作为研究终点获得批准。约有 9 份申请基于 RR 和肿瘤相关体征及症状的研究终点（共同主要终点）获得批准。

最近，Zhou 等（2019）提供了一份 FDA 在 2008—2016 年期间批准的肿瘤和血液病药品清单（图 4.1）。从图 4.1 可以看出，基于多个终点共批准了 12 种药品。但表 4.1 和图 4.1 均未表明药物研究应选用哪种研究终点（包括单个终点、共同主要终点或复合终点）以用于药物的临床评价和监管批准。

**表 4.1　1990 年 1 月 1 日至 2002 年 11 月 1 日间，用于支持监管批准肿瘤药物上市申请的终点指标**

| | |
| --- | --- |
| 合计 | 57 |
| 生存期 | 18 |
| 单独使用 RR 或 TTP（主要是乳腺癌或恶性血液病的激素治疗） | 18 |
| 肿瘤相关症状和体征 | 13 |
| 　RR＋肿瘤相关症状和体征 | （9） |
| 　仅肿瘤相关症状和体征 | （4） |
| 无病生存期（辅助设置） | 2 |
| 恶性胸腔积液复发 | 2 |
| 新发乳腺癌发病率降低 | 2 |
| 肌酐清除率降低幅度减小 | 1 |
| 口腔干燥症状减少 | 1 |

来源：Williams 等（2004）

在抗肿瘤药物研发中，通常考虑的研究终点包括但不限于：①OS；②RR；③TTP；④肿瘤大小（tumor size，TS）。在审评和审批过程中，特别是对于免疫治疗的肿瘤临床试验，除了 OS 外，经常考虑无病生存期（disease-free survival，DFS）、无进展生存期（progression-free survival，PFS）和无复发生存期（relapse-free survival，RFS）。基于这 4 个关键的研究终点，一共有 15 种可能的终点：4 个单一终点，即 $\{OS, RR, TTP, TS\}$；6 个共同主要终点（综合两个单一终点），即 $\{(OS, RR), (OS, TTP), (OS, TS), (RR, TTP), (RR, TS), (TTP, TS)\}$；4 个复合终点（综合 3 个单一终点），即 $\{(OS, RR, TTP), (OS, RR, TS), (OS, TTP, TS), (RR, TTP, TS)\}$；以及 1 个综合了所有单一

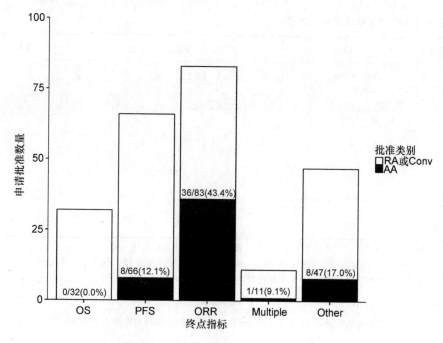

**图 4.1　不同终点指标下申请的批准数量**

注：2008—2016 年美国 FDA 批准抗肿瘤产品新适应证申请的数量，根据支持申请的试验主要终点分组。研究终点简写：OS，总生存期；PFS，无进展生存期；ORR，客观缓解率；RFS，无复发生存期；EFS，无事件生存期；Multiple，除 OS 和 PFS 这一共同主要终点之外的多个终点；Others，未包括在前面类别中的终点。批准类别简写：RA，常规审批；Conv，转为常规审批；AA，加速审批。使用的数据来自批准产品的包装说明书和 FDA 记录（Zhou 等，2019）。

终点的全部复合终点。在实践中，通常不清楚这 15 种研究终点中哪一个能最好地反映疾病状态或评估治疗效应。此外，尽管不同的研究终点间可能彼此高度相关，但其可能无法相互转化。

　　在临床试验中，计算样本量时通常也计算检验效能。然而，检验效能分析对选定的主要终点非常敏感。不同的终点可能需要不同的样本量。例如，考虑采用 OS、RR、TTR 和 TS 这四个常见的主要终点的肿瘤临床试验。基于数据类型不同的 OS、RR、TTB 和（或）TS 进行样本量的检验效能计算可能非常不同（Chow，Shao 等，2017）。为了便于说明，基于文献中（Motzer 等，2009）的历史数据（采用常规界值），表 4.2 总结了抗肿瘤药物临床试验中基于不同终点及其相应界值计算的样本量。

## 4.2.2　NASH 临床试验

　　另一个是关于 NASH 临床试验的例子。NASH 与非酒精性脂肪性肝病（non-alcoholic fatty liver disease，NAFLD）有关，NAFLD 是西方国家慢性肝病最常见的病因。NAFLD 的危险因素包括肥胖、胰岛素抵抗和代谢综合征特征。NAFLD 主要有两种组织学表型：脂肪肝和脂肪性肝炎。相较于 NAFLD，NASH 更容易进展为肝硬化，并且是需要肝移植的终末期肝病的病因，其发病率正在迅速上升（Filozof 等，2017）。存在显著的纤维化似乎是最能预测 NASH 患者死亡率的组织学特征。美国尚没有治疗 NASH 的药物批准上市。针对这种疾病治疗手段的研发被公认为是公共卫生的优先事项。

**表 4.2　基于不同终点指标计算的样本量**

| 终点指标 | OS | RR | TTP |
|---|---|---|---|
| $H_a$ | $\theta > \delta$ | $p_2 - p_1 > \delta$ | $\theta > \delta$ |
| 公式 | $\dfrac{1}{\pi_1 \pi_2 p_0} \dfrac{(z_a + z_\beta)^2}{(\ln\theta^* - \ln\delta)^2}$ | $\left( \dfrac{p_1(1-p_1)}{\kappa} + p_2(1-p_2) \right)$ $\times \left( \dfrac{z_a + z_\beta}{p_2^* - p_1^* - \delta} \right)^2$ | $\dfrac{1}{\pi_1 \pi_2 p_t} \dfrac{(z_a + z_\beta)^2}{(\ln\theta^* - \ln\delta)^2}$ |
| 界值($\delta$) | 0.82 | 0.29 | 0.61 |
| 其他参数 | $p_0 = 0.14, \theta^* = 1$ | $p_1 = 0.26, p_2 = 0.55, p_2^* - p_1^* = 0$ | $p_t = 0.4, \theta^* = 1$ |
| 样本量 | 6 213 | 45 | 351 |

注：1. 对于单侧非劣效性检验，显著性水平 $\alpha = 0.05$，预期检验效能 $1 - \beta = 0.9$。$H_a$ 表示备择假设；$\delta$ 为非劣效界值；$\theta = h_1 / h_2$，为风险比；$p_i$ 为样本 $i$ 的反应率；$\pi_1$ 和 $\pi_2$ 为分配给两组的样本量比例；$p_0$ 为研究期间发生死亡的总概率；$p_t$ 为研究期间发生疾病进展的总概率；$\ln\theta$ 为风险比的自然对数；$\kappa = n_1 / n_2$，为样本量比；$z_a = \Phi^{-1}(1 - \alpha)$ 为标准正态分布的 $100(1-\alpha)\%$ 分位数。2. 假设一个平衡设计，即 $\kappa = 1$ 且 $\pi_1 = \pi_2 = \dfrac{1}{2}$，样本量计算公式见 Chow 等（2018）发表的文章。非劣效值和其他参数基于 Motzer 等（2019）对 560 例 PD-L1 阳性肿瘤患者的描述性统计量，并且基于有临床意义的改善选择界值。

对于治疗 NASH 的疗效评估，有 3 种类型的替代终点。候选替代终点是生物标志物，目前正计划用于临床试验，但尚未被监管机构接受。有可能合理预测临床获益的替代指标已用于Ⅲ期临床试验，但缺乏足够的证据支持完全批准。如果有数据表明某生物标志物确实可以预测临床结果，则该生物标志物可成为经过验证的替代指标。例如，糖化血红蛋白是一个经过验证的替代终点，已用作全面/常规批准治疗糖尿病药物的基础。加速和有条件批准途径提供了使用替代终点或中间临床终点的可能性，这些终点被认为有可能合理地预测临床获益。这些药物可以根据替代终点给予加速/有条件批准，并基于随后确证性研究中成熟且明确的临床结果获得全面批准。

对于 NASH，尚没有经过验证的替代终点。NASH 消退（即组织学上没有炎症或有轻微炎症）有可能作为与结果相关的替代终点。因此，建议批准过程必须包括两步，即最开始的加速或有条件批准，随后在确证临床获益（阻止其进展为肝硬化，以及阻止发生肝硬化失代偿事件、死亡和肝移植等肝脏结局）后最终批准（Filozof 等，2017）。NAFLD活动评分（NAFLD activity score，NAS）是一种基于组织学的有效评分系统（脂肪变性、炎症和细胞膨胀评分的非加权组合），可用于评估临床试验中的病理变化（Kleiner 等，2005）。疾病活动性改善的组织学终点通过至少减少 2 个 NAS 点评估（肝细胞气球样变性至少减少 1 点，这是诊断 NASH 的关键特征），如果其与无纤维化进展相关，则是一个可接受的改善标志。然而，没有证据支持 NAS 与结果相关。因此，用于支持上市申请的试验需要能确证：NASH 消退者没有进一步纤维化（组织学评估的纤维化等级增加），和（或）纤维化改善者脂肪性肝炎没有进展，即 NAS 评估显示疾病活动性不增加。Filozof等（2017）指出，NASH 的消退和纤维化的改善都已被接受作为替代终点，并被认为具有预测临床获益的可能，它们有可能促进加速/有条件批准。为了更好地理解，表 4.3 提供了关于 NASH 临床试验的终点和人群的列表。

从表 4.3 中可以看出，NASH 临床试验中还没有经过验证且被广泛接受的终点。

Filozof 等（2017）提出了使用效用函数来开发一个治疗指数的想法，用于评估治疗 NASH 的疗效。对标量或向量效用函数的使用，使得所有终点相关联以进行整体分析，从而提供了一种评估疗效的可靠方法（参见 Chow 和 Huang，2019b）。在本章的下一节中将简要介绍治疗指数函数。

更多关于 NASH 临床试验设计和分析的细节见第 14 章。

**表 4.3　NASH 临床试验的终点和人群**

| 阶段 | 主要终点 | 目标人群 |
|---|---|---|
| 早期试验/概念证明试验 | 终点应根据药物的作用机制确定<br>肝脏脂肪减少，转氨酶持续改善<br>肝脏炎症、细胞凋亡和（或）纤维化的生物标志物改善<br>考虑使用 NAS（气球样变和炎症）和（或）纤维化改善 | 理想的是纳入活检证实的 NASH 患者，但可接受纳入 NASH 高风险患者（即有脂肪肝证据，具有代谢综合征的两种特征，影像学显示肝硬度改变证据） |
| 剂量探索/Ⅱ期 | NASH 消退且没有进一步纤维化，疾病活动性（NAS）改善/气球样变改善/没有进一步纤维化的信息 | 活检证实有 NASH 且 NAS≥4，包括 NASH 和肝纤维化患者，包括足够数量的有 NAS 和 2/3 期纤维化的患者，从而为 3 期试验提供信息 |
| 支持上市申请的试验/Ⅲ期 | 脂肪性肝炎消退且没有进一步纤维化<br>纤维化改善且脂肪性肝炎无恶化<br>根据作用方式的不同，上述共同主要终点均可使用 | 活检证实伴有中度/进展期纤维化的 NASH 患者（F2/F3） |
| 支持上市申请的试验/Ⅳ期（上市后部分） | 提交申请时临床结局试验正在进行中<br>复合终点：组织病理学进展到肝硬化；MELD 评分改变量>2 分，或在 MELD<13 分的入选人群中 MELD 增加到>15 分；死亡；移植；肝硬化失代偿事件 | 活检证实伴有中度/进展期纤维化的 NASH 患者（F2/F3） |

缩写：MELD，model for end-stage liver disease，终末期肝病模型

## 4.3　治疗指数函数

根据 Filozof 等（2017）的思想，Chow 和 Huang（2019b）研究了临床试验中多个终点的治疗指数函数的开发，简要描述如下。

### 4.3.1　效用函数

在临床试验中，假设有 $J$ 个研究终点，表示为 $e_i$（$i=1,\cdots,J$）。令

$$e=(e_1,e_2,\cdots,e_J)'$$

作为基线时的 $J$ 个临床终点。对治疗指数的定义为：

$$I_i=f_i(\boldsymbol{\omega}_i,\boldsymbol{e}),\quad i=1,\cdots,K \tag{4.1}$$

其中 $\boldsymbol{\omega}_i = (\omega_{i1}, \omega_{i2}, \cdots, \omega_{iJ})'$ 是一个权重向量，$\omega_{ij}$ 是 $e_j$ 关于指数 $I_i$ 的权重，$f_i(\cdot)$ 是一个效用函数，称为治疗指数函数，用于基于 $\boldsymbol{\omega}_i$ 和 $e$ 构建治疗指数 $I_i$。一般来说，$e_j$ 可以是不同的数据类型（例如连续型、二分类、时间–事件终点），$\omega_{ij}$ 为预先指定（或由预先规定的标准计算），且对于不同的治疗指数 $I_i$ 可能会有所不同。此外，治疗指数函数通常生成一个指数向量 $(I_1, I_2, \cdots, I_K)'$；如果 $K=1$，可简化为一个单一（复合）指数。例如，考虑到

$$I_i = \sum_{j=1}^{J} \omega_{ij} e_j$$

则 $I_i$ 只是终点指标的线性组合；此外，如果

$$\boldsymbol{\omega}_i = \left( \frac{1}{J}, \frac{1}{J}, \cdots, \frac{1}{J} \right)'$$

则 $I_i$ 是所有终点的平均值。

## 4.3.2  $\boldsymbol{\omega}_i$ 的选择

对于式（4.1）中给出的治疗指数函数，其中一个重要问题是如何选择权重 $\boldsymbol{\omega}_i$。可能有很多方法可以用来指定权重（例如基于与单个研究终点相关的变异性），而我们建议根据单个研究终点观察到的 $p$ 值来选择权重。在临床试验中，对于试验治疗的安全性和有效性，$p$ 值是由单个终点提供的实质性证据的水平指标。具体来说，表示为：

$$\theta_j, \quad j=1, \cdots, J$$

将其作为由终点 $e_j$ 评估的治疗效果。在不失一般性的情况下，$\theta_j$ 通过以下假设进行检验：

$$H_{0j} : \theta_j \leqslant \delta_j \text{ vs } H_{aj} : \theta_j > \delta_j \tag{4.2}$$

其中 $\delta_j$（$j=1, \cdots, J$）为预先指定的界值。在一些恰当的假设下，我们可以基于样本 $e_j$ 计算出每个 $H_{0j}$ 的 $p$ 值，并且权重 $\boldsymbol{\omega}_i$ 可以基于下式构造：

$$\boldsymbol{p} = (p_1, p_2, \cdots, p_J)'$$

也就是说：

$$\omega_{ij} = \omega_{ij}(\boldsymbol{p}) \tag{4.3}$$

因为每个 $p$ 值代表基于相应终点的疗效的重要性，所以上式具有合理性。因此，可以利用所有可用的信息来构建有效的治疗指数。注意 $\omega_{ij}(\cdot)$ 应该构造成 $\omega_{ij}$ 的高值与 $p_j$ 的低值相关。例如，

$$\omega_{ij} = \frac{1}{p_j} \Big/ \sum_{j=1}^{J} \frac{1}{p_j}$$

### 4.3.3　$f_i(\,\cdot\,)$ 的确定

另一个重要的问题是如何选择效用函数 $f_i(\,\cdot\,)$ 来构建治疗指数。在实践中，$f_i(\,\cdot\,)$ 可以是线性的或非线性的，也可以有更复杂的形式。为了简化，在这里考虑 $f_i(\,\cdot\,)$ 是一个线性函数。因此，式（4.1）可简化为

$$I_i = \sum_{j=1}^{J} \omega_{ij} e_j = \sum_{j=1}^{J} \omega_{ij}(\boldsymbol{p}) e_j, \quad i=1,\cdots,K \tag{4.4}$$

### 4.3.4　对 $e$ 的分布的假设

为了研究在式（4.1）中描述的治疗指数的统计学特性，需要指定 $e$ 的分布。为了简化，假设 $e$ 服从多元正态分布 $N(\theta,\Sigma)$，其中

$$\theta = (\theta_1,\cdots,\theta_J)'$$

和

$$\Sigma = (\sigma_{jj'}^2)_{J \times J'}$$

其中

$$\sigma_{jj'}^2 = \sigma_j^2,\ j'=j\ 且\ \sigma_{jj'}^2 = \rho_{jj'}\sigma_j\sigma_{j'},\ j' \neq j$$

## 4.4　治疗指数的统计学评价

### 4.4.1　评估标准

虽然 $e_j$ 可以有不同的数据类型，但为了不失一般性且便于解释，在这里假设它们是相同的类型。一方面，当 $e_j$ 可以反映疾病（药物）状态时，研究 $I_i$ 的可预测性；另一方面，当 $I_i$ 已知时，也关注 $e_j$ 的可预测性。特别感兴趣的是以下两个条件概率：

$$p_{1ij} = \mathrm{Pr}(I_i|e_j), \quad i=1,\cdots,K\ \&\ j=1,\cdots,J \tag{4.5}$$

和

$$p_{2ij} = \mathrm{Pr}(e_j|I_i), \quad i=1,\cdots,K\ \&\ j=1,\cdots,J \tag{4.6}$$

直观地说，当 $e_j$ 已知时，期望 $p_{1ij}$ 相对较大，因为 $I_i$ 是 $e_j$ 的函数，特别是给 $e_j$ 分配了相对较高的权重时；另一方面，即使 $I_i$ 可预测，$p_{2ij}$ 也可能很小，因为 $I_i$ 中包含的信息可能归因于另一个终点 $e_{j'}$，而不是其他 $e_j$。

在接下来的内容中，基于前文提到的以下假设对式（4.5）和（4.6）进行推导，即：①预设权重 $\boldsymbol{\omega}_i$ 基于 $p$ 值构建；②$e$ 的分布和函数 $f_i(\,\cdot\,)$ 同上一节。

## 4.4.2　$\Pr(I_i|e_j)$ 和 $\Pr(e_j|I_i)$ 的推导

假设从人群中独立随机选择 $n$ 个受试者进行临床试验。对于每个基线终点 $e_j$ 和假设 $H_{0j}$，构建出基于 $n$ 个受试者观察结果的检验统计量 $\hat{e}_j$，并计算相应的 $p$ 值 $p_j$。对于一些预先指定的临界值 $c_j$，已知 $\delta_j$、显著性水平 $a$ 和方差 $\hat{e}_j$，则 $e_j$ 已知且等于 $\hat{e}_j > c_j$。式 (4.4) 中治疗指数的估计值可以据此构造为：

$$\hat{I}_i = \boldsymbol{\omega}'_i \hat{e} = \sum_{j=1}^{J} \omega_{ij} \hat{e}_j, \quad i = 1, \cdots, K \tag{4.7}$$

其中

$$\boldsymbol{\omega}_i = (\omega_{i1}, \omega_{i2}, \cdots, \omega_{iJ})'$$

并且

$$\omega_{ij} = \omega_{ij}(\boldsymbol{p})$$

其可根据 $p$ 值计算出来，其中

$$\boldsymbol{p} = (p_1, p_2, \cdots, p_J)'$$

并且

$$\hat{e} = (\hat{e}_1, \hat{e}_2, \cdots, \hat{e}_J)'$$

对于某些预先指定的阈值 $d_i$，如果 $\hat{I}_i > d_i$，则 $\hat{I}_i$ 已知。因此，式 (4.5) 和式 (4.6) 变成：

$$p_{1ij} = \Pr(\hat{I}_i > d_i | \hat{e}_j > c_j), \quad i = 1, \cdots, K \ \& \ j = 1, \cdots, J \tag{4.8}$$

和

$$p_{2ij} = \Pr(\hat{e}_j > c_j | \hat{I}_i > d_i), \quad i = 1, \cdots, K \ \& \ j = 1, \cdots, J. \tag{4.9}$$

为了不失一般性，假设 $\hat{e}$ 是样本均值的向量，则基于 $e$ 的正态性假设，$\hat{e}$ 服从多元正态分布 $N(\boldsymbol{\theta}, \Sigma/n)$。此外，$\hat{I}_i$ 服从正态分布 $N(\varphi_i, \eta_i^2/n)$，其中

$$\varphi_i = \omega'_i \boldsymbol{\theta} = \sum_{j=1}^{J} \omega_{ij} \theta_j$$

并且

$$\eta_i^2 = \omega'_i \Sigma \boldsymbol{\omega}_i$$

此外，$(\hat{e}_j, \hat{I}_i)'$ 共同服从一个双正态分布 $N(\boldsymbol{\mu}, \Gamma/n)$，其中

$$\boldsymbol{\mu} = (\theta_j, \varphi_i)'$$

并且

$$\Gamma = \begin{pmatrix} \sigma_j^2 & \mathbf{1}_j' \Sigma \boldsymbol{\omega}_i \\ \mathbf{1}_j' \Sigma \boldsymbol{\omega}_i & \eta_i^2 \end{pmatrix} = \begin{pmatrix} \sigma_j^2 & \rho_{ji}^* \sigma_j \eta_i \\ \rho_{ji}^* \sigma_j \eta_i & \eta_i^2 \end{pmatrix}$$

其中 $\mathbf{1}_j$ 是 0 的 $J$ 维向量，除了第 $j$ 项（第 $j$ 项等于 1），因此有：

$$\rho_{ji}^* = \mathbf{1}_j' \Sigma \boldsymbol{\omega}_i / (\sigma_j \eta_i) = \sum_{j'=1}^{J} \omega_{ij'} \sigma_{jj'}^2 / (\sigma_j \eta_i) = \sum_{j'=1}^{J} \omega_{ij'} \rho_{jj'} \sigma_j \sigma_{j'} / (\sigma_j \eta_i)$$

$$= \frac{1}{\eta_i} \sum_{j'=1}^{J} \omega_{ij'} \rho_{jj'} \sigma_{j'}$$

因此，条件概率的计算式（4.8）和（4.9）变为：

$$p_{1ij} = \frac{\Pr(\hat{I}_i > d_i, \hat{e}_j > c_j)}{\Pr(\hat{e}_j > c_j)}$$

$$= \frac{1 - \Phi\left(\frac{\sqrt{n}(c_j - \theta_j)}{\sigma_j}\right) - \Phi\left(\frac{\sqrt{n}(d_i - \varphi_i)}{\eta_i}\right) + \Psi\left(\frac{\sqrt{n}(c_j - \theta_j)}{\sigma_j}, \frac{\sqrt{n}(d_i - \varphi_i)}{\eta_i}, \rho_{ji}^*\right)}{1 - \Phi\left(\frac{\sqrt{n}(c_j - \theta_j)}{\sigma_j}\right)} \quad (4.10)$$

和

$$p_{2ij} = \frac{\Pr(\hat{I}_i > d_i, \hat{e}_j > c_j)}{\Pr(\hat{I}_i > d_i)}$$

$$= \frac{1 - \Phi\left(\frac{\sqrt{n}(c_j - \theta_j)}{\sigma_j}\right) - \Phi\left(\frac{\sqrt{n}(d_i - \varphi_i)}{\eta_i}\right) + \Psi\left(\frac{\sqrt{n}(c_j - \theta_j)}{\sigma_j}, \frac{\sqrt{n}(d_i - \varphi_i)}{\eta_i}, \rho_{ji}^*\right)}{1 - \Phi\left(\frac{\sqrt{n}(d_i - \varphi_i)}{\eta_i}\right)} \quad (4.11)$$

而且

$$\frac{p_{2ij}}{p_{1ij}} = \frac{\Pr(\hat{e}_j > c_j)}{\Pr(\hat{I}_i > d_i)} = \frac{1 - \Phi\left(\frac{\sqrt{n}(c_j - \theta_j)}{\sigma_j}\right)}{1 - \Phi\left(\frac{\sqrt{n}(d_i - \varphi_i)}{\eta_i}\right)} \quad (4.12)$$

其中 $\Phi(x)$ 和 $\Psi(x, y, \rho)$ 分别表示标准单变量正态分布和二元正态分布的累积分布函数。需要注意，条件概率（4.10）和（4.11）都取决于参数 $\boldsymbol{\theta}$ 和 $\Sigma$、样本量 $n$、基线终点数 $J$、预先指定的权重 $\boldsymbol{\omega}_i$ 以及预先指定的界值 $c_j$ 和 $d_i$，这进一步取决于假设检验界值 $\delta_j$ 和预先指定的第一类错误率等。直观地说，没有一个简单的公式可以直接推导出（4.10）和（4.11）。虽然像泰勒展开这样的方法可以用来近似（4.10）和（4.11），但它仍然相当复杂。然而，注意到 $\Phi(x)$ 单调递增，基于式（4.12）有：

$$\frac{p_{2ij}}{p_{1ij}} < 1 \Leftrightarrow \frac{c_j - \theta_j}{\sigma_j} > \frac{d_i - \varphi_i}{\eta_i} \quad (4.13)$$

此外，我们常规假设：

$$c_j = \delta_j + z_a \frac{\sigma_j}{\sqrt{n}}$$

并且 $d_i$ 是 $c_j s$ 的线性组合，即：

$$d_i = \sum_{j=1}^{J} \omega_{ij} c_j = \sum_{j=1}^{J} \omega_{ij} \delta_j + \frac{z_a}{\sqrt{n}} \sum_{j=1}^{J} \omega_{ij} \delta_j, \quad i = 1, \cdots, K \tag{4.14}$$

则式（4.13）可以进一步表示为：

$$\frac{p_{2ij}}{p_{1ij}} < 1 \Leftrightarrow \frac{c_j - \theta_j}{\sigma_j} > \frac{d_i - \varphi_i}{\eta_i}$$
$$\Leftrightarrow \left(1 - \frac{\sigma_j}{\eta_i} \omega_{ij}\right)\left(\Delta\theta - \frac{z_a}{\sqrt{n}} \sigma_j\right) < \frac{\sigma_j}{\eta_i}\left(\Delta\theta_i^{(-j)} - \frac{z_a}{\sqrt{n}} \sigma_i^{(-j)}\right) \tag{4.15}$$

其中

$$\Delta\theta_j = \theta_j - \delta_j$$
$$\boldsymbol{\Delta\theta} = (\Delta\theta_1, \Delta\theta_2, \cdots, \Delta\theta_J)'$$
$$\Delta\theta_i^{(-j)} = \boldsymbol{\omega}_i^{(-j)'} \boldsymbol{\Delta\theta} = \sum_{j' \neq j}^{J} \omega_{ij'} \Delta\theta_{j'}$$
$$\sigma_i^{(-j)} = \sum_{j' \neq j}^{J} \omega_{ij'} \sigma_{j'}$$

$\boldsymbol{\omega}_i^{(-j)}$ 等于 $\boldsymbol{\omega}_i$，除了第 $i$ 项等于 0。为了进一步探索式（4.15），假设 $J=2$，$K=1$，并集中于 $j=1$ 且不失一般性。则式（4.15）中的最后一个不等式可以简化为：

$$\left(1 - \frac{\sigma_1}{\eta} \omega_1\right)\left(\Delta\theta_1 - \frac{z_a}{\sqrt{n}} \sigma_1\right) < \frac{\sigma_1}{\eta} \omega_2 \left(\Delta\theta_2 - \frac{z_a}{\sqrt{n}} \sigma_2\right) \tag{4.16}$$

其中 $\omega_1$ 和 $\omega_2$ 分别是两个终点的权重，$\omega_1 + \omega_2 = 1$，且有：

$$\eta = \sqrt{\omega_1^2 \sigma_1^2 + 2\rho\omega_1\omega_2\sigma_1\sigma_2 + \omega_2^2\sigma_2^2}$$

$\rho$ 是这两个终点的相关系数。显然，式（4.16）取决于终点的变异性及其相关性、两个终点潜在的效应量、权重以及样本量。表 4.4 说明了式（4.16）的几个特殊场景。

从表 4.4 中可以明显看到，当 $\rho = 1$、$\sigma_1 = \frac{1}{\tau} \sigma_2$ 时，$p_{1ij}$ 是否大于 $p_{2ij}$ 只取决于潜在的效应量 $\Delta\theta_1$ 是否小于 $\frac{1}{\tau} \Delta\theta_2$，而无论权重如何。对于其他情况，$p_{1ij}$ 和 $p_{2ij}$ 之间的关系因权重、变异性和相关性、潜在效应量以及样本量的不同组合而变化。

**表 4.4　不同参数设置下的不等式（4.16）**

| 参数 | 不等式（4.16） |
|---|---|
| | $\left(1-\dfrac{\sigma_1}{\sqrt{\omega_1^2\sigma_1^2+2\rho\omega_1\omega_2\sigma_1\sigma_2+\omega_2^2\sigma_2^2}}\,\omega_1\right)\left(\Delta\theta_1-\dfrac{z_a}{\sqrt{n}}\,\sigma_1\right)<$ $\dfrac{\sigma_1}{\sqrt{\omega_1^2\sigma_1^2+2\rho\omega_1\omega_2\sigma_1\sigma_2+\omega_2^2\sigma_2^2}}\,\omega_2\left(\Delta\theta_2-\dfrac{z_a}{\sqrt{n}}\,\sigma_2\right)$ |
| $\omega_1=\omega_2=1/2$ | $\left(1-\dfrac{\sigma_1}{\sqrt{\sigma_1^2+2\rho\sigma_1\sigma_2+\sigma_2^2}}\right)\left(\Delta\theta_1-\dfrac{z_a}{\sqrt{n}}\,\sigma_1\right)<\dfrac{\sigma_1}{\sqrt{\sigma_1^2+2\rho\sigma_1\sigma_2+\sigma_2^2}}\left(\Delta\theta_2-\dfrac{z_a}{\sqrt{n}}\,\sigma_2\right)$ |
| $\rho=0$ | $\left(1-\dfrac{\omega_1\sigma_1}{\sqrt{\omega_1^2\sigma_1^2+\omega_2^2\sigma_2^2}}\right)\left(\Delta\theta_1-\dfrac{z_a}{\sqrt{n}}\,\sigma_1\right)<\dfrac{\omega_2\sigma_1}{\sqrt{\omega_1^2\sigma_1^2+\omega_2^2\sigma_2^2}}\left(\Delta\theta_2-\dfrac{z_a}{\sqrt{n}}\,\sigma_2\right)$ |
| $\rho=1$ | $\left(1-\dfrac{\omega_1\sigma_1}{\omega_1\sigma_1+\omega_2\sigma_2}\right)\left(\Delta\theta_1-\dfrac{z_a}{\sqrt{n}}\,\sigma_1\right)<\dfrac{\omega_2\sigma_1}{\omega_1\sigma_1+\omega_2\sigma_2}\left(\Delta\theta_2-\dfrac{z_a}{\sqrt{n}}\,\sigma_2\right)$ |
| $\sigma_1=\sigma_2$ | $\left(1-\dfrac{\omega_1}{\sqrt{\omega_1^2+2\rho\omega_1\omega_2+\omega_2^2}}\right)\left(\Delta\theta_1-\dfrac{z_a}{\sqrt{n}}\,\sigma_1\right)<\dfrac{\omega_2}{\sqrt{\omega_1^2+2\rho\omega_1\omega_2+\omega_2^2}}\left(\Delta\theta_2-\dfrac{z_a}{\sqrt{n}}\,\sigma_1\right)$ |
| $\omega_1=\omega_2=1/2$ $\rho=0$ | $\left(1-\dfrac{\sigma_1}{\sqrt{\sigma_1^2+\sigma_2^2}}\right)\left(\Delta\theta_1-\dfrac{z_a}{\sqrt{n}}\,\sigma_1\right)<\dfrac{\sigma_1}{\sqrt{\sigma_1^2+\sigma_2^2}}\left(\Delta\theta_2-\dfrac{z_a}{\sqrt{n}}\,\sigma_2\right)$ |
| $\omega_1=\omega_2=1/2$ $\rho=1$ | $\left(1-\dfrac{\sigma_1}{\sigma_1+\sigma_2}\right)\left(\Delta\theta_1-\dfrac{z_a}{\sqrt{n}}\,\sigma_1\right)<\dfrac{\sigma_1}{\sigma_1+\sigma_2}\left(\Delta\theta_2-\dfrac{z_a}{\sqrt{n}}\,\sigma_2\right)$ |
| $\omega_1=\omega_2=1/2$ $\sigma_1=\sigma_2$ | $\left(1-\dfrac{1}{\sqrt{2+2\rho}}\right)\Delta\theta_1-\dfrac{1}{\sqrt{2+2\rho}}\Delta\theta_2<\left(1-\dfrac{2}{\sqrt{2+2\rho}}\right)\dfrac{z_a}{\sqrt{n}}\,\sigma_1$ |
| $\rho=0$，$\sigma_1=\sigma_2$ | $\Delta\theta_1<\dfrac{\sqrt{\omega_1^2+\omega_2^2}+\omega_1}{\omega_2}\Delta\theta_2-\dfrac{\sqrt{\omega_1^2+\omega_2^2}+\omega_1-\omega_2}{\omega_2}\dfrac{z_a}{\sqrt{n}}\,\sigma_1$ |
| $\omega_1=\omega_2=1/2$ $\rho=0$，$\sigma_1=\sigma_2$ | $\Delta\theta_1<(\sqrt{2}+1)\Delta\theta_2-\dfrac{\sqrt{2}\,z_a}{\sqrt{n}}\,\sigma_1$ |
| $\omega_1=1/3$，$\omega_2=2/3$ $\rho=0$，$\sigma_1=\sigma_2$ | $\Delta\theta_1<\dfrac{\sqrt{5}+1}{2}\Delta\theta_2-\dfrac{\sqrt{5}-1}{2}\dfrac{z_a}{\sqrt{n}}\,\sigma_1$ |
| $\rho=1$，$\sigma_1=\dfrac{1}{\tau}\sigma_2$ | $\Delta\theta_1<\dfrac{1}{\tau}\Delta\theta_2$ |

## 4.4.3　讨论

在本节中，为了简化，我们假设不同的单个终点具有相同的数据类型（即连续型终点）。然而，在实践中，临床试验可以有不同数据类型的不同终点，如肿瘤临床试验。在这种情况下，治疗指数的开发要困难得多，因为在没有一些合理假设的情况下，不容易找出不同数据类型（例如连续型、二分类或时间-事件终点）终点的联合分布。

为了说明在临床试验中使用已开发的治疗指数的思想，我们考虑了数据转换，这可以使所有的终点都是连续型数据，从而克服上述困难。在这种情况下，可以假定终点的联合分布近似多元正态，以评估所开发的治疗指数。具体来说，对于连续型终点，我们考虑了对数据进行标准化，即减去平均值，再除以标准差。对于二分类终点，将其看成反应变量，并用合理的自变量（来自临床医生）拟合回归模型（如 logistic 模型、概率模型或对数-对数模型等），然后标准化所估计的成功概率。对于时间-事件终点，可以减去中位数后除以中位数的标准差，或者减去平均值后再除以平均值的标准差。然后将转化后的终点作为替代终点，构建治疗指数。

在下面的内容中，我们将采用一个基于实际的数值模拟实验来说明上述思想。

## 4.5 数值模拟实验示例

在本节中，将基于患者模拟数据，演示如何结合一个二分类终点和一个生存终点开发治疗指数，该数据模拟最近的一项肿瘤试验。

### 4.5.1 模拟患者数据

为了便于说明，我们使用最近一项肿瘤试验中报道的参数，模拟了包含二分类终点和生存终点的 PD-L1 阳性肿瘤患者的数据（Motzer 等，2019）。

为了不失去一般性并简化，考虑一项 $n=300$ 例患者的单臂研究。假设所选二分类终点的潜在成功概率约为 $p_b=0.55$，所选时间-事件终点的中位 PFS 约为 $t_s=13.8$ 个月。二分类终点表示为 $e_1$，生存终点表示为 $e_2$，因此 $\boldsymbol{e}=(e_1,e_2)'$。生成患者数据的程序总结如下。

步骤 1. 从双正态分布（binormal distribution）中生成一个二维随机向量 $\mathbf{X}=(X_1,X_2)'$，该分布表示为：

$$N(\mu_0,(\sigma_{jj'}^2)_{2\times2})$$

其中

$$\mu_0=\left(\log\frac{p_b}{1-p_b},\log(t_s)\right)'$$

且

$$\sigma_{jj}^2=1,\quad \sigma_{12}^2=0.5,\quad j=1,2$$

步骤 2. 从双正态分布中生成一个随机误差向量 $\varepsilon=(\varepsilon_1,\varepsilon_2)'$，该分布表示为：

$$N\left(\begin{pmatrix}0\\0\end{pmatrix},\ 0.2\begin{pmatrix}1&0\\0&1\end{pmatrix}\right)$$

步骤 3. 计算

$$e_1^*=\frac{\exp(X_1+\varepsilon_1)}{1+\exp(X_1+\varepsilon_1)}$$

并从伯努利分布中生成二分类终点 $e_1$，其成功概率为 $e_1^*$。

步骤 4. 计算 $e_2^*=\exp(X_2+\varepsilon_2)$，并生成删失变量 $e_C$，其中

$$\log(e_c) \sim N(0.7 * \log(t_s), 1)$$

令

$$T^* = \min(e_2^*, e_c)$$
$$T = \max(T^* + t_s - \operatorname{median}(T^*), 0)$$

且

$$C = 1\{e_2^* < e_c\}$$

生存终点为 $e_2 = \{T, C\}$。

对于生成的患者数据，$e_1$ 的平均值约为 0.53，接近 $p_b$；$e_2$ 的中位数等于 $t_s$，删失率约为 29.3%。此外，二分类变量潜在的成功概率 $e_1^*$ 和生存终点 $e_2$ 之间的相关性约为 0.14，可以通过在上述程序中修改 $\sigma_{12}^2$ 来进行调整。假设同时得到了随机变量 $X_1$，其可以作为拟合 $e_1$ 回归模型的解释变量。由此，生成了一个由二分类终点 $e_1$、生存终点 $e_2$ 和连续变量 $X_1$ 组成的数据集，连续变量 $X_1$ 用作拟合 logistic 回归模型的解释变量。

## 4.5.2　数据转换、近似正态和解释

用解释变量 $X_1$ 拟合 logistic 回归模型，则有：

$$\log \frac{p_b}{1 - p_b} = a + b X_1 \tag{4.17}$$

其中 $p_b$ 为 $e_1$ 的潜在成功概率，成功概率拟合值的样本均值为 0.53，样本标准差为 0.50，其标准化形式记为 $\tilde{e}_1$。

对于生存数据，中位数比平均数更常用。然而，中位数的方差较难处理（Rider，1960），所以中位数可能不是数据标准化的一个好选择。因此，采用均值对生存终点 $e_2$ 进行标准化。$e_2$ 的均值和标准差分别为 15.39 和 5.43，其标准化形式记为 $\tilde{e}_2$。

然后假设这两个标准化终点 $\tilde{e}_1$ 和 $\tilde{e}_2$ 近似服从双正态分布，其均值为零，方差为 1，并根据标准化观察结果估计它们的相关性（在模拟的患者数据中约为 0.17）。

需要注意，当有两个终点服从（或近似）联合正态假设时，两个条件概率（4.8）和（4.9），以及 $p_{1ij} > p_{2ij}$ 等价于概率（4.16）成立。为了说明式（4.16）的一个实例，假设 $\delta_1 = 0.39$，$\delta_2 = 13.8$。已知 $\theta_1 = 0.53$，$\theta_2 = 15.39$，因此，$\Delta\theta_1 = \theta_1 - \delta_1 = 0.14$，$\Delta\theta_2 = \theta_2 - \delta_2 = 1.59$。此外 $\sigma_1 = 0.50$，$\sigma_2 = 5.43$，$n = 300$，$\rho = 0.17$，给定 $\alpha = 0.025$ 时 $z_\alpha = 1.96$。式（4.16）可以表示为：

$$\frac{\sigma_1 \omega_1 + \varepsilon \sigma_2 \omega_2}{\sqrt{\sigma_1^2 \omega_1^2 + 2\rho\sigma_1\sigma_2\omega_1\omega_2 + \sigma_2^2 \omega_2^2}} > 1 \tag{4.18}$$

其中当 $\Delta\theta_1 - \dfrac{z_\alpha}{\sqrt{n}}\sigma_1 > 0$ 时，$\varepsilon = \left(\Delta\theta_2 - \dfrac{z_\alpha}{\sqrt{n}}\sigma_2\right) \Big/ \left(\Delta\theta_1 - \dfrac{z_\alpha}{\sqrt{n}}\sigma_1\right)$。一方面，如果假设权重相等，即 $\omega_1 = \omega_2 = 1/2$，式（4.18）的左侧为 10.78 且式（4.18）成立。另一方面，回想一下（4.2）中的假设检验，两个备择假设 $H_{a1}: \theta_1 > \delta_1$ 和 $H_{a2}: \theta_2 > \delta_2$ 的 $p$ 值是 $p_1/p_2 = 3.38/2.03$；如果

令 $\omega_j = \dfrac{1}{p_j} / \displaystyle\sum_{j=1}^{J} \dfrac{1}{p_j}$，则 $\omega_1 = 0.37$，$\omega_2 = 0.63$。式（4.18）的左侧为 10.96，式（4.18）再次成立。因此，这个假设的例子支持了 $p_{1ij} > p_{2ij}$ 的客观判断，即当一个原始终点 $e_j$ 已知时治疗指数 $I_i$ 已知的条件概率，大于当治疗指数 $I_i$ 已知时一个原始终点 $e_j$ 已知的概率。

## 4.6　结语

在临床试验中，终点的选择总是一个问题，特别是当有多个可用终点时。基于可用终点可以衍生出许多终点（包括单个终点、共同主要终点和复合终点）。在实践中，哪个终点可以最好地反映疾病状态或疗效，用于评估试验治疗的安全性和有效性，仍是一个问题，因为有些终点可能实现，有些则不能。而治疗指数的概念能够结合并充分利用从单个和衍生的终点中收集到的信息。在本章中，为了简化和解释，做出了以下假设：①不同终点具有同一数据类型；②效用函数为线性；③基于观察到的单个终点的 $p$ 值选择权重。结果表明，开发的治疗指数在假阳性和假阴性率方面的表现优于单个终点或共同主要终点。

如第 4.2 节所述，对于不同终点具有不同数据类型的情况（如连续型、二分类或时间-事件型终点），为了计算（4.5）和（4.6）的条件分布，必须要获得基线终点和治疗指标的联合分布。然而，这即使可能获得，也非常困难。为了克服这些困难，建议考虑适当的数据转换得到近似正态分布，以便利用本章得出的理论结果。在第 4.4 节中说明了数据转化思想的应用。

注意在文献中有一些研究不同终点联合分布的结果。例如，对于研究两个二分类终点 $e_{b1}, e_{b2}$ 的联合分布，其中成功概率为

$$p_{bk} = \mathrm{Pr}(e_{bk} = 1), \quad k = 1, 2$$

和

$$p_{b12} = \mathrm{Pr}(e_{b1} = 1, e_{b2} = 1)$$

它们的相关系数为（Leisch 等，1998）：

$$\gamma_{b12} = \frac{p_{b12} - p_{b1} p_{b2}}{\sqrt{p_{b1}(1 - p_{b1}) p_{b2}(1 - p_{b2})}}$$

当有两个以上的二分类终点时，它们的联合分布和成对相关性也可以类似地得到扩展。此外，多元伯努利分布的边际分布和条件分布仍然是伯努利分布（Dai 等，2013）。然而，基于二分类终点构建的治疗指数的分布可能非常复杂。但有一个简单的例外是，当该指数是具有相同成功概率的相互独立的二分类终点之和时，其服从二项分布。另一方面，对于时间-事件终点，联合分布和相关结构可能比二分类终点更复杂。虽然有一些方法可用来估计删失情况下双变量失效时间的相关性，如正态连接方法（normal copula approach，NCE）和迭代多重计算（iterative multiple imputation，IMI）方法（Schemper 等，2013），但获得生存终点的联合分布仍然十分困难，除了因为生存终点和指数的联合分布和条件分布较为复杂外，还通常需要较强的模型假设。

# 5

## 界值选择策略

## 5.1 引言

为了批准计划上市的生物类似药，申办方必须提供能证明高度相似性的所有证据，并表明生物类似药（试验药物）与原研药（对照药物）之间在安全性、纯度和效力方面没有有临床意义的差异（FDA，2015）。FDA 建议采用逐步法证明试验药物和对照药物之间的生物相似性。逐步法包括：对涉及功能和结构特征的关键质量属性进行的相似性评估，这些属性涉及生物类似药生产过程研究，以及与生物类似药的药理活性、免疫原性和临床研究的安全性及有效性相关的药代动力学和药效学（PK/PD）研究。为了评估 PK/PD 和包括免疫原性研究在内的临床研究之间的相似性，推荐采用 Schuirmann（1987）提出的两个单边检验（TOST）程序 [two one-sided tests（TOST）procedure]。Schuirmann 的 TOST 程序首先是在 α 的显著性水平上做非劣效性检验（单侧）；若确定为非劣效，则在 α 的显著性水平上做非优效性检验（另一侧）。Schuirmann 提出的 TOST 程序的检验水准是 α（Chow 和 Shao，2002）。请注意在许多情况下，在 α 的显著性水平上，Schuirmann 提出的程序理论上等同于用于检验相似性的 $(1-2\alpha) \times 100\%$ 置信区间方法。

在试验药物和对照药物之间的相似性检验中，相似性界值的选择至关重要。在比较临床研究（comparative clinical study）中，基于先前研究和（或）历史数据进行临床判断和统计原理方面的科学论证对于选择适当的相似界值极其重要，这也将支持所提出的生物类似药与对照药物之间在所选研究终点方面不具有临床意义的差异。2000 年，人用药品技术要求国际协调理事会（ICH）发布了"关于临床试验中对照组选择、相关设计和实施问题的指南"，以协助申办方选择适当的非劣效界值（ICH，2000）。如 ICH E10 指南所述，为新试验选择非劣效界值时，是基于过去研究中试验条件与本试验相近的安慰剂对照试验。ICH E10 也指出，非劣效性检验的选择应该适当保守，并反映出基于选择证据的不确定性。在 2016 年，FDA 还发布了《非劣效性临床试验指南草案》（FDA，2016）。在实践中，根据 2016 年 FDA 指南，非劣效界值通常基于荟萃分析获得，该荟萃分析通常结合了一些以前研究的临床数据。在实践中，FDA 接受申办方提出的界值范围很大。在这种情况下，通常要求申办方提供科学依据，包括临床判断和统计原理。

本章其余的部分内容如下。在下一节中，简要介绍了从荟萃分析中获得非劣效（相似）界值。在第 5.3 节中，提出了一种基于风险收益分析的策略，以促进申办方与 FDA 在界值选择的最终决策时进行沟通。具有连续终点的风险评估详见第 5.4 节。通过对各种场景的理论和模拟实验来评估所提策略的性能见第 5.5 节。第 5.6 节中给出了一个例子来说明所提出的临床策略。本章最后一节为结语。

## 5.2 相似界值选择

在生物类似药研发项目中，开展临床研究比较的目的是评估药品之间的临床意义是否具有差异，这通过证明两种药品之间的差异足够小（这决定了界值）来证明。由于不需要确定生物类似药的疗效，因此生物类似药比较研究选择最合理的终点来评估临床意义上的差异。对于相似界值的选择，通常考虑结合很多先前研究数据的荟萃分析，下文将对此进行简要描述。此外，还概述了 FDA 目前基于历史数据确定相似界值的思路。

需要注意的是，在生物类似药比较临床研究中，尽管相似性界值（similarity margin）的确定与非劣效界值的确定有很多共同点，但仍存在不同。在本章中，在不失一般性的情况下，我们将重点介绍在对称相似界值假设下单侧相似界值（对应于非劣效性试验中的非劣效界值）的确定。

非劣效性试验的研究目的是通过拒绝原假设 $H_0 : \mu_T - \mu_P \leqslant 0$ 来证明试验药物效果 $T$ 优于安慰剂效应 $P$，其中 $\mu_T$ 和 $\mu_P$ 分别是试验药物和安慰剂的平均反应值。在固定界值方法中，界值 $\delta$ 根据阳性对照的效应量（effect size，ES）进行预先定义，这是根据阳性对照与安慰剂进行比较的历史试验来进行估计的。在固定界值方法下，我们通过拒绝原假设 $H_0 : \mu_T - \mu_P \leqslant 0$ 和拒绝假设 $K_0 : \mu_T - \mu_C \leqslant \delta$ 来得出非劣效性，其中 $\mu_C$ 是在非劣效性试验中对照组的反应均值。

必须选择一个界值 $\delta$，使得拒绝 $K_0 : \mu_T - \mu_C \leqslant \delta$ 时则拒绝 $H_0 : \mu_T - \mu_P \leqslant 0$。例如，在恒定假设下，可以选择 $\delta$ 为 $\hat{\mu}_{CP} - z_a \sigma_{CP}$，即阳性对照与安慰剂治疗效果的 $100(1-2\alpha)\%$ 置信区间下限。这里 $\hat{\mu}_{CP} = \hat{\mu}_C - \hat{\mu}_P$，$\sigma_{CP}$ 为标准误，$z_a$ 是标准正态分布 $100(1-\alpha)\%$ 的百分位数。

确定非劣效界值的常用方法是使用可获得的对照疗法的历史信息来估计治疗效果。当存在许多历史试验时，通常用荟萃分析评估对照组与安慰剂的治疗效果。一旦估计出该效果，则设置界值以确保试验组和对照组之间的差异大于 $\delta$ 时，可排除试验药物有效性低于安慰剂的可能性。

请注意，当评价终点是临床指标时，可能会从非劣效性评价开始。然而，对于该界值是否适合用来确定临床上的差异仍具有争议。当临床评价终点是像 PD 标志物这样的替代终点时，则可能会从该终点的非劣效性开始。该界值是否适合作为相似界值取决于其与临床终点的关系。申办方的提案与 FDA 的建议之间的差异可能是出于科学性和可行性方面的考虑。

## 5.3 建议的相似界值确定策略

在实践中，申办方和 FDA 提出的相似界值可能不同。相似界值通常基于先前研究或历史数据得出，然而该界值可能并未经过统计、临床或者监管部门的普遍认可。虽然一些申办方可能会接受 FDA 的提议，但另外一些申办方可能主张范围更大的界值，以尽量保证在相同检验效能下，减少实现研究目标所需的样本量。在本节中，我们将重点介绍 Nie

等（2020）提出的策略，根据风险收益评估来选择适当的相似界值。

## 5.3.1　确定相似界值的 5 个步骤

Nie 等（2020）提出的相似界值选择策略可以总结为以下步骤：

步骤 1. 申办方收集和确定 FDA 可接受的历史研究，用以确定相似界值。

步骤 2. 通过整合历史研究的荟萃分析确定相似界值；并依据荟萃分析的结果和检验效能计算出样本量来评价相似性。

步骤 3. 同时，FDA 基于临床判断、统计依据和监管可行性来提出相似界值。

步骤 4. 假设 FDA 提出的界值正确，然后进行风险评估来评价申办方所提出的界值。

步骤 5. 风险评估由 FDA 审查小组进行审查，并与申办方沟通，以便就最终相似界值达成一致。

## 5.3.2　风险评估标准

在本节中，我们将重点介绍 Nie 等（2020）所提策略的第四个步骤。该策略根据几个标准量化了不同界值的风险。这将有助于申办方根据 FDA 允许的最大风险调整界值。关于相似性检验的不同方面，考虑了 4 个标准。下一节根据连续型终点（例如正态性假设）给出了数值推导过程。设 $\epsilon$ 为所提出的生物类似药与其对照药物的真正区别，例如 $\epsilon = \mu_B - \mu_R$，其中 $\mu_B$ 和 $\mu_R$ 分别是生物类似药和对照药物的治疗效果。同时假设 $\epsilon$ 的正值代表生物类似药在所选检验效能终点上比对照药物更有效。令 $\delta_{\text{Sponsor}}$ 和 $\delta_{\text{FDA}}$ 分别代表申办方提出的界值和 FDA 推荐的界值。在本章中，我们假设：

$$0 < |\epsilon| < \delta_{\text{FDA}} < \delta_{\text{Sponsor}}$$

**标准 1. 样本量比（sample size ratio，SSR）**　当固定相似性检验效能时，样本量是关于相似界值的减函数，即相似界值越小，所需的样本量就越大。在临床试验研究中，大样本量意味着申办方需要更多的成本。临床研究的目标是使申办方提出的界值向 FDA 推荐的界值靠近，样本量适当增加，但需要保持期望的检验效能。设 $n_{\text{FDA}}$ 为在 $\delta_{\text{FDA}}$ 下保持检验效能为 $1-\beta$ 所需的样本量，$n_{\text{Sponsor}}$ 与其类似，则样本量比为：

$$\text{SSR} = \frac{n_{\text{FDA}}}{n_{\text{Sponsor}}}$$

样本量差（sample size difference，SSD）为：

$$\text{SSD} = n_{\text{FDA}} - n_{\text{Sponsor}} = (SSR - 1) \cdot n_{\text{Sponsor}}$$

SSD 是在假设 $\delta_{\text{FDA}}$ 为真实界值的前提下，使用更大的界值（即 $\delta_{\text{Sponsor}}$）时丢失的信息量。通过绘制 SSR 曲线，我们可以选择一个阈值 $\text{SSR}_M$，作为确定界值的参考，例如 105%、110%、115% 和 120%，分别对应基于 $n_{\text{Sponsor}}$ 的 5%、10%、15% 和 20% 的损失。

**标准 2. 检验效能的相对差（relative difference in power，RED）**　当确定相似性检验的样本量时，检验效能是关于相似界值的增函数，即界值越大，检验效能越大。令 $\text{Power}_{\text{Sponsor}}$ 和 $\text{Power}_{\text{FDA}}$ 分别代表 $\delta_{\text{Sponsor}}$ 和 $\delta_{\text{FDA}}$ 下的检验效能。

因为 $\delta_{FDA} < \delta_{Sponsor}$，故 $Power_{FDA} < Power_{Sponsor}$。这是由于在较大的界值 $\delta_{Sponsor}$ 下，备择假设的范围更广，并且较宽的界值具有较小的第二类错误。虽然我们通过使用更宽的界值增加了一些检验效能（较小的第二类错误率），但在拒绝原假设时，也减少了结果的可信程度（也可以说是准确性）。RED 定义如下：

$$RED = Power_{Sponsor} - Power_{FDA}$$

RED 是通过牺牲准确性（即通过使用更宽的界值）来获得检验效能的增加。为了缩小 $\delta_{FDA}$ 和 $\delta_{Sponsor}$ 之间的差距，需要尽量减少 RED。因此，可以在 $Power_{FDA}$ 和 $Power_{Sponsor}$ 之间设置一个阈值距离 $RED_M$，例如 0.05、0.10、0.15 和 0.20，作为使用更宽的界值来获取更大检验效能的最大增量限值。

**标准 3. 检验效能相对比/相对风险（relative risk，RR）** 上一节中描述的检验效能是得出生物相似性的概率。鉴于 FDA 和申办方的样本量相同，$Power_{FDA} < Power_{Sponsor}$，即在 $\delta_{Sponsor}$ 下得出生物相似性结论的概率大于在 $\delta_{FDA}$ 下得出的概率。这意味着，在所有在申办方提出界值下得出的具有生物相似性的生物类似药中，只有一部分是 FDA 推荐界值下的生物类似药。根据 FDA 的界值，其余的生物类似药被申办方错误宣称。若使用更宽的阈值，则会被视为一种风险因素。将 RR 定义为具有实际生物相似性的药物在 $\delta_{FDA}$ 下未被确认为生物类似药的概率，其算式如下：

$$RR = 1 - \frac{Power_{FDA}}{Power_{Sponsor}} = \frac{Power_{Sponsor} - Power_{FDA}}{Power_{Sponsor}}$$

根据 FDA 推荐的界值，RR 用来衡量使用申办方界值得出生物类似药具有生物相似性结论的错误风险。此外，在所有基于申办方界值得出的生物类似药中，有 $100 \times RR$ 例在 FDA 推荐的界值下可能不会通过审批。因此，RR 是使用申办方提出界值时的风险大小。更宽的界值会导致更大的风险。因此，我们可以通过确保风险小于 FDA 认为可接受的最大风险 $RR_M$（如 0.15）来选择一个合适的界值。设 $\delta_M$ 为界值，它对应 $RR_M$。在下一节中，我们将基于连续型终点推导出 $\delta_M$ 的渐近解析形式。

**标准 4. 第一类错误膨胀（type Ⅰ error inflation，TERI）** 假设较小的界值是真正的差异，TERI 是指在一项旨在排除较宽界值的研究中，基于较宽的界值否定原假设的概率（即在"FDA"原假设下的第一类错误率）。这将大于 5%，其膨胀程度与相关信息有关。膨胀也是关于相似界值的增函数。较大的界值导致更大的膨胀，即较大的第一类错误率。我们可以设置 TERI 的阈值，以选择允许的最大界值。

## 5.4 使用连续型终点进行风险评估

本节将推导出上一节中提出的 4 个标准的解析形式和渐近形式。在不失一般性的情况下，我们只考虑具有连续性终点的生物类似药。对于具有分类终点的生物类似药，以下所有计算都可以以类似的方式推导出来。

设 $\delta > 0$ 为相似界值，相似性检验的原假设为：

$$H_0 : |\epsilon| \geq \delta$$

拒绝原假设意味着生物类似药和对照药物之间存在相似性。为了简单起见,我们假设生物类似药组和对照组的样本均服从正态分布,平均值分别为 $\mu_B$ 和 $\mu_R$,未知方差 $\sigma^2$ 相同,这意味着生物类似药与对照药物的受试者内方差相同。

$$x_1^B, x_2^B, \cdots, x_{n_B}^B \sim N(\mu_B, \sigma_B^2), \quad x_1^R, x_2^R, \cdots, x_{n_R}^R \sim N(\mu_R, \sigma_R^2)$$

其中 $n_B$ 和 $n_R$ 是生物类似药组和对照组的样本量。令

$$\hat{\mu}_{BR} = \hat{\mu}_B - \hat{\mu}_R$$

$\hat{\mu}_{BR}$ 是生物类似药相对于对照药物的估计治疗效果,标准误为:

$$\hat{\sigma}_{BR} = \hat{\sigma}\sqrt{1/n_B + 1/n_R}$$

其中

$$\hat{\mu}_B = \frac{1}{n_B}\sum_{i=1}^{n_B} x_i^B$$

$$\hat{\mu}_R = \frac{1}{n_R}\sum_{i=1}^{n_R} x_i^R$$

并且

$$\hat{\sigma}^2 = \frac{1}{n_B + n_R - 2}\left\{\sum_{i=1}^{n_B}(x_i^B - \hat{\mu}_B)^2 + \sum_{i=1}^{n_R}(x_i^R - \hat{\mu}_R)^2\right\}$$

请注意,$\hat{\sigma}_{BR}$ 取决于样本量(以及某些情况下的治疗效果)。

具有统计学显著性水平 $\alpha$ 的检验 $H_0$ 的拒绝域为:

$$R = \left\{\frac{\hat{\mu}_{BR} + \delta}{\hat{\sigma}_{BR}} > t_{\alpha, n_B + n_R - 2}\right\} \bigcap \left\{\frac{\hat{\mu}_{BR} - \delta}{\hat{\sigma}_{BR}} < -t_{\alpha, n_B + n_R - 2}\right\}$$

因此,研究的检验效能是:

$$\text{Power} = P\left(\frac{\hat{\mu}_{BR} + \delta}{\hat{\sigma}_{BR}} > t_{\alpha, n_B + n_R - 2} \text{ 和 } \frac{\hat{\mu}_{BR} - \delta}{\hat{\sigma}_{BR}} < -t_{\alpha, n_B + n_R - 2}\right)$$

$$\approx 1 - T_{n_B + n_R - 2}\left(t_{\alpha, n_B + n_R - 2} \mid \frac{\delta - \epsilon}{\sigma\sqrt{\frac{1}{n_B} + \frac{1}{n_R}}}\right)$$

$$- T_{n_B + n_R - 2}\left(t_{\alpha, n_B + n_R - 2} \mid \frac{\delta + \epsilon}{\sigma\sqrt{1/n_B + 1/n_R}}\right)$$

其中 $T_k(\cdot \mid \theta)$ 是自由度为 $k$、非中心参数为 $\theta$ 以及在 $H_a$ 下 $-\delta < \epsilon < \delta$ 的非中心 $t$ 分布的累积分布函数。

**样本量比(SSR)** 假设 $n_B = \kappa_{n_R}$,实现检验效能为 $1 - \beta$ 所需的样本量 $n_R$ 可以通过将检验效能设置为 $1 - \beta$ 来获得。由于检验效能大于

$$1 - 2T_{n_B + n_R - 2}\left(t_{\alpha, n_B + n_R - 2} \mid \frac{\delta - |\epsilon|}{\sigma\sqrt{1/n_B + 1/n_R}}\right)$$

则样本量 $n_R$ 的保守近似值可通过求解以下等式得到：

$$T_{(1+\kappa)n_R-2}\left(t_{\alpha,(1+\kappa)n_R-2}\,\Big|\,\frac{\sqrt{n_R}(\delta-|\epsilon|)}{\sigma\sqrt{1+1/\kappa}}\right)=\frac{\beta}{2}$$

如果样本量 $n_R$ 足够大，

$$t_{\alpha,(1+\kappa)n_R-2}\approx z_\alpha,\text{ 且 } T_{(1+\kappa)n_R-2}(t\,|\,\theta)\approx\Phi(t-\theta)$$

则

$$\frac{\beta}{2}=T_{(1+\kappa)n_R-2}\left(t_{\alpha,(1+\kappa)n_R-2}\,\Big|\,\frac{\sqrt{n_R}(\delta-|\epsilon|)}{\sigma\sqrt{1+1/\kappa}}\right)\approx\Phi\left(z_\alpha-\frac{\sqrt{n_R}(\delta-|\epsilon|)}{\sigma\sqrt{1+1/\kappa}}\right)$$

因此，通过求解以下等式可以获得实现检验效能为 $1-\beta$ 所需的样本量：

$$z_\alpha-\frac{\sqrt{n_R}(\delta-|\epsilon|)}{\sigma\sqrt{1+1/\kappa}}=z_{1-\beta/2}=-z_{\beta/2}$$

就此推导出：

$$n_R=\frac{(z_\alpha+z_{\beta/2})^2\sigma^2(1+1/\kappa)}{(\delta-|\epsilon|)^2}$$

因此，

$$n_R^{\text{FDA}}=\frac{(z_\alpha+z_{\beta/2})^2\sigma^2(1+1/\kappa)}{(\delta_{\text{FDA}}-|\epsilon|)^2}$$

$$n_R^{\text{Sponsor}}=\frac{(z_\alpha+z_{\beta/2})^2\sigma^2(1+1/\kappa)}{(\delta_{\text{Sponsor}}-|\epsilon|)^2}$$

设

$$\delta_{\text{Sponsor}}=\lambda\delta_{\text{FDA}}$$

我们得到

$$\text{SSR}=\frac{n_{\text{FDA}}}{n_{\text{Sponsor}}}=\frac{(1+\kappa)n_R^{\text{FDA}}}{(1+\kappa)n_R^{\text{Sponsor}}}=\left(\frac{\lambda\delta_{\text{FDA}}-|\epsilon|}{\delta_{\text{FDA}}-|\epsilon|}\right)^2$$

和

$$\lambda_M=\sqrt{\text{SSR}_M}+\frac{|\epsilon|}{\delta}(1-\sqrt{\text{SSR}_M})$$

**检验效能的相对差（RED）** 令

$$B(\epsilon,\delta,n_R,\sigma,\kappa)=T_{(1+\kappa)n_R-2}\left(t_{\alpha,(1+\kappa)n_R-2}\,\Big|\,\frac{\sqrt{n_R}(\delta+\epsilon)}{\sigma\sqrt{1+1/\kappa}}\right)$$

基于上述计算，我们可以直接得到

$$\text{RED} = \text{Power}_{\text{Sponsor}} - \text{Power}_{\text{FDA}}$$

$$\approx B(\epsilon, \delta_{\text{FDA}}, n_R, \sigma, \kappa) - B(\epsilon, \lambda\delta_{\text{FDA}}, n_R, \sigma, \kappa)$$

$$+ B(-\epsilon, \delta_{\text{FDA}}, n_R, \sigma, \kappa) - B(-\epsilon, \lambda\delta_{\text{FDA}}, n_R, \sigma, \kappa)$$

当 $n_R$ 足够大时，令

$$\widetilde{\Phi}(\epsilon, \delta, n_R, \sigma, \kappa) = \Phi\left( z_a - \frac{\sqrt{n_R}\,(\delta_{\text{FDA}} + \epsilon)}{\sigma\,\sqrt{1 + 1/\kappa}} \right)$$

通过上一节中使用过的相同的近似法，可得到：

$$\text{RED} \approx \left[ \Phi\left( z_a - \frac{\sqrt{n_R}\,(\delta_{\text{FDA}} + \epsilon)}{\sigma\,\sqrt{1 + 1/\kappa}} \right) - \Phi\left( z_a - \frac{\sqrt{n_R}\,(\lambda\delta_{\text{FDA}} + \epsilon)}{\sigma\,\sqrt{1 + 1/\kappa}} \right) \right]$$

$$+ \left[ \Phi\left( z_a - \frac{\sqrt{n_R}\,(\delta_{\text{FDA}} - \epsilon)}{\sigma\,\sqrt{1 + 1/\kappa}} \right) - \Phi\left( z_a - \frac{\sqrt{n_R}\,(\lambda\delta_{\text{FDA}} - \epsilon)}{\sigma\,\sqrt{1 + 1/\kappa}} \right) \right]$$

$$\approx \widetilde{\Phi}(\epsilon, \delta_{\text{FDA}}, n_R, \sigma, \kappa) - \widetilde{\Phi}(\epsilon, \lambda\delta_{\text{FDA}}, n_R, \sigma, \kappa)$$

$$+ \widetilde{\Phi}(-\epsilon, \delta_{\text{FDA}}, n_R, \sigma, \kappa) - \widetilde{\Phi}(-\epsilon, \lambda\delta_{\text{FDA}}, n_R, \sigma, \kappa)$$

**检验效能相对比/相对风险（RR）**　令 $S_{\text{FDA}} = \{$ 当 $\delta = \delta_{\text{FDA}}$ 时拒绝 $H_0 \}$ 和 $S_{\text{Sponsor}} = \{$ 当 $\delta = \delta_{\text{Sponsor}}$ 时拒绝 $H_0 \}$。因 $\delta_{\text{FDA}} < \delta_{\text{Sponsor}}$，$|\epsilon| \leqslant \delta_{\text{FDA}}$ 导致 $|\epsilon| \leqslant \delta_{\text{Sponsor}}$。因此，在 $\delta_{\text{FDA}}$ 下拒绝 $H_0$ 导致在 $\delta_{\text{Sponsor}}$ 下拒绝 $H_0$，就意味着 $S_{\text{FDA}} \subseteq S_{\text{Sponsor}}$ 且 $S_{\text{FDA}} \bigcap S_{\text{Sponsor}} = S_{\text{FDA}}$。设 $p_s$ 为在基于 $\delta_{\text{Sponsor}}$ 得出生物相似性的条件下，基于 $\delta_{\text{FDA}}$ 得出生物相似性结论的概率。根据 $\delta_{\text{FDA}}$ 和 $\delta_{\text{Sponsor}}$ 之间的关系，得出：

$$p_s = \Pr(\text{基于 } \delta_{\text{FDA}} \text{ 得出生物相似性结论} \mid \text{基于 } \delta_{\text{Sponsor}} \text{ 得出生物相似性结论})$$

$$= \frac{\Pr(\text{当 } \delta = \delta_{\text{FDA}} \text{ 时拒绝 } H_0)}{\Pr(\text{当 } \delta = \delta_{\text{Sponsor}} \text{ 时拒绝 } H_0)} = \frac{\text{Power}_{\text{FDA}}}{\text{Power}_{\text{Sponsor}}}$$

$$\approx \frac{1 - B(\epsilon, \delta_{\text{FDA}}, n_R, \sigma, \kappa) - B(-\epsilon, \delta_{\text{FDA}}, n_R, \sigma, \kappa)}{1 - B(\epsilon, \delta_{\text{Sponsor}}, n_R, \sigma, \kappa) - B(-\epsilon, \delta_{\text{Sponsor}}, n_R, \sigma, \kappa)}$$

因此，根据标准 3 中 RR 的定义，得出：

$$\text{RR} = 1 - p_s \approx \frac{\text{RED}}{1 - B(\epsilon, \lambda\delta_{\text{FDA}}, n_R, \sigma, \kappa) - B(-\epsilon, \lambda\delta_{\text{FDA}}, n_R, \sigma, \kappa)}$$

对于较大的 $n_R$，得出：

$$\text{RR} \approx \frac{\text{RED}}{1 - \widetilde{\Phi}(\epsilon, \lambda\delta_{\text{FDA}}, n_R, \sigma, \kappa) - \widetilde{\Phi}(-\epsilon, \lambda\delta_{\text{FDA}}, n_R, \sigma, \kappa)}$$

**第一类错误膨胀（TERI）**　假设较小界值为真正的差异，即 $\epsilon = \pm\delta_{\text{FDA}}$ 且 $\delta_{\text{FDA}} < \delta_{\text{Sponsor}}$，TERI 计算方法如下：

$$\text{第一类错误} \mid \epsilon = \pm\delta_{\text{FDA}}$$

$$= P\left( \frac{\hat{\mu}_{BR} + \delta_{\text{Sponsor}}}{\hat{\sigma}_{BR}} > t_{a, n_B + n_R - 2} \text{ 且} \right.$$

$$\left. \frac{\hat{\mu}_{BR} - \delta_{\text{Sponsor}}}{\hat{\sigma}_{BR}} < -t_{a, n_B + n_R - 2} \mid \epsilon = \pm\delta_{\text{FDA}} \right)$$

$$= 1 - T_{n_B + n_R - 2}\left( t_{a,n_B + n_R - 2} \mid \frac{\delta_{\text{Sponsor}} + \delta_{\text{FDA}}}{\sigma\ \sqrt{1/n_B + 1/n_R}} \right)$$

$$- T_{n_B + n_R - 2}\left( t_{a,n_B + n_R - 2} \mid \frac{\delta_{\text{Sponsor}} - \delta_{\text{FDA}}}{\sigma\ \sqrt{1/n_B + 1/n_R}} \right)$$

$$= 1 - B(\delta_{\text{FDA}}, \lambda\delta_{\text{FDA}}, n_R, \sigma, \kappa) - B(-\delta_{\text{FDA}}, \lambda\delta_{\text{FDA}}, n_R, \sigma, \kappa)$$

对于大样本，可得到：

$$\text{膨胀} \approx 1 - \alpha - \Phi\left( z_a - \frac{\sqrt{n_R}(\lambda + 1)}{\sigma\ \sqrt{1 + 1/\kappa}} \cdot \delta_{\text{FDA}} \right) - \Phi\left( z_a - \frac{\sqrt{n_R}(\lambda - 1)}{\sigma\ \sqrt{1 + 1/\kappa}} \cdot \delta_{\text{FDA}} \right)$$

## 5.5    模拟实验

在本节中，对所有 4 个标准进行了模拟实验，并绘制了风险曲线。基于这些结果，讨论了针对不同场景选择合理阈值的建议。本节还探讨了小样本量下大样本近似的有效性。在本节中，第一类错误率和第二类错误率分别固定为 0.05 和 0.2。

**样本量比（SSR）**    对于 SSR，可以表示如下：

$$\sqrt{\text{SSR}} = \frac{\delta_{\text{FDA}}}{\delta_{\text{FDA}} - |\epsilon|}\lambda - \frac{|\epsilon|}{\delta_{\text{FDA}} - |\epsilon|}$$

由于 $\sqrt{\text{SSR}}$ 是一个 $\lambda$ 的线性函数，其以 $\frac{\delta_{\text{FDA}}}{\delta_{\text{FDA}} - |\epsilon|}$ 为斜率，以 $-\frac{|\epsilon|}{\delta_{\text{FDA}} - |\epsilon|}$ 为截距，因此，为了进一步研究 SSR 和 $\lambda$ 的关系，我们考虑用 $\sqrt{\text{SSR}}$ 替代 SSR。$\sqrt{\text{SSR}}$ 增长的幅度基于 $\frac{\delta_{\text{FDA}}}{\delta_{\text{FDA}} - |\epsilon|}$。例如，如果 $\delta_{\text{Sponsor}}$ 比 $\delta_{\text{FDA}}$ 宽 10%，则 $\sqrt{\text{SSR}}$ 增长的幅度基于 $\frac{0.1\delta_{\text{FDA}}}{\delta_{\text{FDA}} - |\epsilon|}$。所以 $\delta_{\text{FDA}} - |\epsilon|$ 的值越小，线就越陡。换句话说，如果 $\delta_{\text{FDA}}$ 设置得更接近 $|\epsilon|$，当 $\delta_{\text{Sponsor}}$ 向 $\delta_{\text{FDA}}$ 移动时，申办方的样本量就增加得更多。我们可以从图 5.1 中观察到这一点（图 5.1）。

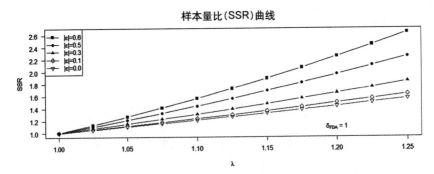

**图 5.1**    SSR 与 $\lambda$ 的关系图

基于当前 $\delta_{\text{Sponsor}}$，以 $\text{SSR}_{\text{cur}}$ 作为样本。为了安全起见，我们建议使用 $\delta_{\text{new}}$，它对应 $\text{SSR}_{\text{cur}} - \Delta$，其中 $\Delta$ 的范围可以是 0.2～0.3。这将使 $\delta_{\text{FDA}}$ 和 $\delta_{\text{Sponsor}}$ 之间的差距更小。但这不是一个普遍的选择。应根据具体情况选择不同的阈值。我们还绘制了 SSD 曲线（图 5.2）。

它遵循与 SSR 曲线相同的模式。

　　**检验效能的相对差（RED）**　由于在推导 RED 的渐近形式时使用大样本近似法，所以我们首先研究当样本量较小时该近似的有效性。从 4 个图中可以看出（图 5.3），当单臂的样本量为 15 时，近似值仍接近原始值。当样本量为 30 时，两个曲线看起来彼此相同。$t$ 分布的正态近似条件是自由度大于 30。在这种情况下，$n_B + n_R - 2 > 30$，这在实际中并不难满足。为简单起见，我们将在以下讨论中使用渐近形式，而不是原始形式。样本量比较图中使用的其余参数设置如下：$\varepsilon = -0.5$，$\delta_{FDA} = 1.0$，$\delta = 1$，$\kappa = 1$。由于 RED 是关于 $\varepsilon$ 左右对称的，因此我们仅在 $\varepsilon < 0$ 时制图（图 5.3）。

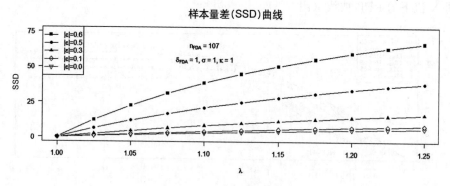

**图 5.2**　SSD 与 $\lambda$ 的关系图

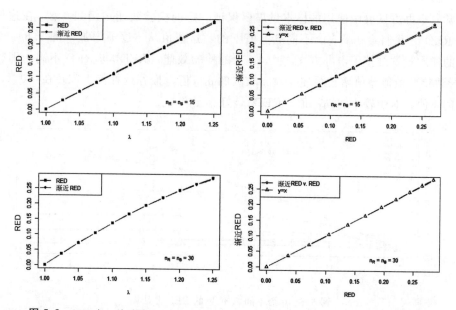

**图 5.3**　RED 与 $\lambda$ 关系图以及渐近 RED 与 $\lambda$ 关系图（$\epsilon < 0$，$\delta_{FDA} = 1.0$，$\sigma = 1$，$\kappa = 1$）.

　　接下来，为了消除 RED 中的一些参数，我们根据 ES $\Delta = -\epsilon / \sigma$ 和 $\Delta_{FDA} = \delta_{FDA} / \sigma$ 将其重写，且令 $N = \sqrt{\dfrac{n_R}{1 + 1/\kappa}}$ 为样本量因子，于是

$$RED \approx \Phi[z_{\alpha} - N(\Delta_{FDA} + \Delta)] - \Phi[z_{\alpha} - N(\lambda\Delta_{FDA} + \Delta)]$$
$$+ \Phi[z_{\alpha} - N(\Delta_{FDA} - \Delta)] - \Phi[z_{\alpha} - N(\lambda\Delta_{FDA} - \Delta)]$$

我们绘制了 6 个不同 $ES_{FDA}$ 值的 RED 曲线，分别对应从 ES＝0.5 开始增加 0％、5％、10％、15％、20％和 25％的情形（图 5.4）。较大的 $ES_{FDA}$ 导致曲线更陡，即 $\lambda$ 值越小，RED 值增加越快。对于较大的 $ES_{FDA}$，缩小相同的 $\delta_{FDA}$ 部分将导致 RED 值减少更多。因此，在当前参数设置下，对于较大的 $ES_{FDA}$，我们建议选择使 RED 在（0.20，0.40）范围内的界值（$\lambda$ 的值）；对于较小的 $ES_{FDA}$，RED 小于 0.20 为佳。当 $\lambda \rightarrow \infty$ 时，RED 收敛于 $\Phi[z_{\alpha} - N(\Delta_{FDA} + \Delta)] + \Phi[z_{\alpha} - N(\Delta_{FDA} - \Delta)]$；大样本量会导致更快的收敛。我们还绘制了 6 个不同 $N$ 值下的 RED 曲线（图 5.5）。

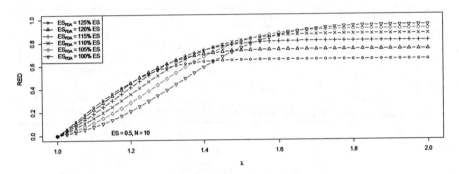

**图 5.4** 6 个不同 $ES_{FDA}$ 取值下的 RED 曲线图

通常，申办方试验中使用的样本量需要保证一定的检验效能，例如 0.8。在这种情况下使用 $RED^{\beta}$。我们绘制了 5 个不同 $\delta_{FDA}$ 值下的，这些值从 $\varepsilon$ 逐渐增加（图 5.6）。每个 $\lambda$ 值对应的样本量均维持了申办方文本中 $1 - \beta$ 的检验效能。$RED^{\beta}$ 与 RED 不同，即较大的 $\delta_{FDA}$ 值导致检验效能差值增长缓慢。对于较大的 $\delta_{FDA}$ 值，推荐选择使 $RED^{\beta}$ 在（0.1，0.2）范围内的 $\lambda$ 值；对于较小的 $\delta_{FDA}$ 值，$RED^{\beta}$ 最好小于 0.3。

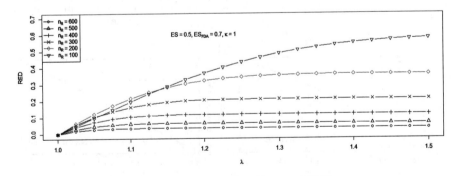

**图 5.5** 6 个不同 $N$ 值下的 RED 曲线图

**检验效能相对比值/相对风险（RR）** 上一节中 RR 的定义基于非中心 $t$ 分布及其百分位数的大样本近似的多个步骤。我们首先检查样本量较小时大样本近似的有效性。从以下 4 个图中可以看出（图 5.7），即使样本量小至 15（单臂），原始 RR 和渐近 RR 看起来也相同。因此，我们在随后的决策中仅使用渐近表达式。样本量比较图中使用的其余参数设置如下：$\varepsilon = -0.5$，$\delta_{FDA} = 1.0$，$\sigma = 1$，$\kappa = 1$。

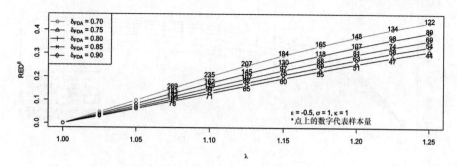

**图 5.6**　5 个不同 $\delta_{FDA}$ 值下的 $RED^\beta$ 曲线图

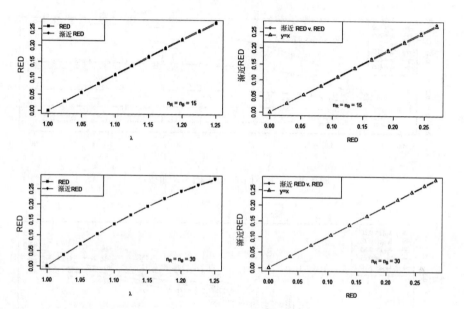

**图 5.7**　RED 与 $\lambda$ 关系图以及渐近 RED 与 RED 关系图（$\epsilon = -0.5$，$\delta_{FDA} = 1.0$，$\sigma = 1$，$\kappa = 1$）

RR 和 RED 之间的关系可以描述如下：

$$RR \approx \frac{RED}{1 - \Phi\left[z_a - N\left(\lambda\Delta_{FDA} + \Delta\right)\right] - \Phi\left[z_a - N\left(\lambda\Delta_{FDA} - \Delta\right)\right]}$$

根据 RR 的表达式，我们可以看到 RR 是 RED 的规范化版本。但与 RED 不同的是，RR 在风险方面有明确的定义，即应用申办方的界值错误地得出生物类似药具有生物相似性的概率。所以推荐使用较小的 RR 值。我们根据 RED 的表达式重写了 RR，并根据 6 个不同的 $ES_{FDA}$ 值绘制了 6 条曲线，$ES_{FDA}$ 值与 RED 图中的相同。从下图中可以看出，较大的 $ES_{FDA}$ 导致更小的风险。当 $\lambda \to \infty$ 时，RR 收敛于 RED；大样本量因子会使收敛速度更快。我们还绘制了 6 个不同样本量 $n_R$ 下的 RED 曲线。正如我们所看到的，更大的样本量会导致更低的风险（图 5.8 和图 5.9）。

对于使检验效能维持在 $1 - \beta$ 的样本量，以下 5 条曲线的形状与 $RED^\beta$ 曲线基本相同。这是因为 $RR^\beta$ 近似于与 $\dfrac{RED^\beta}{1-\beta}$ 成正比。选择 $\lambda$ 时，$RR^\beta$ 的阈值可以设置为 $RED^\beta$ 的阈值除以 $1 - \beta$（图 5.10）。

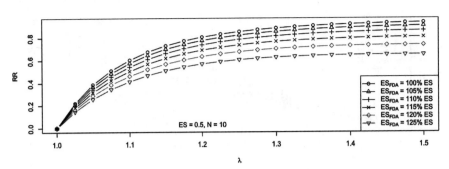

**图 5.8** 6 个不同 $\mathrm{ES_{FDA}}$ 值的 RR 曲线图

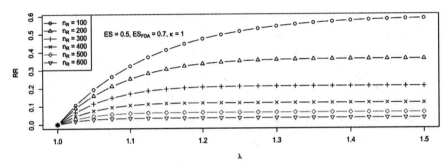

**图 5.9** 6 个不同 $N$ 值下的 RR 曲线图

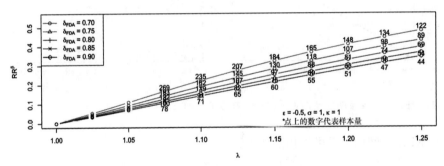

**图 5.10** 5 个不同 $\delta_\mathrm{FDA}$ 值下的 $\mathrm{RR}^\beta$ 曲线图

  **风险和样本量** 基于 $\mathrm{RR}^\beta$ 的表达式，RR 是关于 $\lambda$ 的增函数，因此，也即关于 $\delta_\mathrm{Sponsor}$ 的增函数。此外，$n_R^\mathrm{Sponsor}$ 是关于 $\delta_\mathrm{Sponsor}$ 的减函数。最小化风险是基于样本量的增加，这导致申办方的临床试验成本增加。在最小化风险时，应同时考虑样本量。在缩小 $\delta_\mathrm{FDA}$ 和 $\delta_\mathrm{Sponsor}$ 之间的差距时，应该在风险和样本量之间做出权衡。为了更好地理解，我们在样本图上绘制了风险曲线和样本量曲线（图 5.11）。参数值为 $\varepsilon=-0.5$，$\delta_\mathrm{FDA}=0.7$，$\sigma=1$，$\kappa=1$，$\alpha=0.05$，以及 $\beta=0.2$。

  从图 5.11 可以看出，在使检验效能保持 0.8 的前提下选择样本量时，风险随着 $\delta_\mathrm{Sponsor}$ 远离 $\delta_\mathrm{FDA}$ 而增加（可以从 $\lambda$ 增加所致的变化看出），同时，使检验效能保持 0.8 的样本量下降。为了保持低风险，要求大样本量是合理的。对于这种情况，我们可以选择 $\lambda=1.075$。它导致约 30% 的风险，但只需要 FDA 推荐界值下所需样本量的一半。接下来，我们直接绘制了样本量与风险的关系图（图 5.12）。这种关系几乎是线性的，斜率为负值。

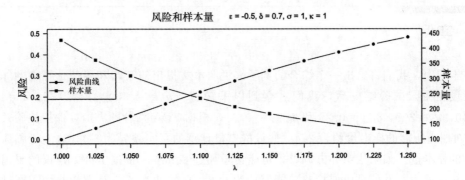

**图 5.11** 不同 $\lambda$ 值下的风险曲线和样本量曲线图

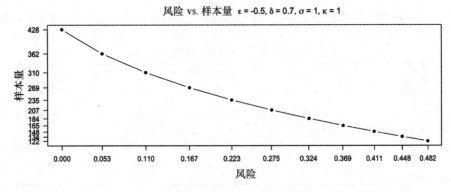

**图 5.12** 样本量与风险关系图

**第一类错误膨胀（TERI）** 在这里，我们绘制了当 $\delta_{\text{Sponsor}}$ 远离 $\delta_{\text{FDA}}$ 时 TERI 的曲线图。参数值为 $\varepsilon=-0.5$，$\delta_{\text{FDA}}=0.7$，$\sigma=1$，$\kappa=1$，$\alpha=0.05$，以及 $\beta=0.2$。图中使用的样本量为 $n_R^{\text{Sponsor}}$（见图 5.13），即检验效能保持为 0.8。这里只使用了 TERI 的渐近表达式。第一类错误率也可以视为一个风险因素。这里的目标是减小更宽的界值所引起的膨胀。在这种情况下，大约 50% 的膨胀是可以接受的，因为这里的第一类错误是 0.05。因此，我们可以选择 $\lambda=1.15$，$\delta_{\text{Sponsor}}=0.805$。

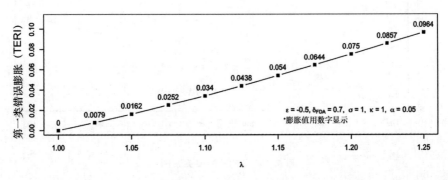

**图 5.13** TERI 与 $\lambda$ 关系图

## 5.6 实例

在本节中，我们将给出一个综合的例子来说明本文提出的策略和界值选择中的 4 个标准。假设在临床试验结束后，我们观察到以下设置：$\mu_B = 2.55$，$\mu_R = 2.75$，$\sigma = 1.35$，$n_B = 140$，$n_R = 200$，$\delta_{FDA} = 0.25$ 和 $\delta_{Sponsor} = 0.35$。根据 FDA 推荐的界值，保持检验效能为 0.8 时对照组所需的样本量约为 274（假设样本量计算的真实差异为零），这大于临床试验中采用的样本量。如果让申办方调整，可能会增加过多成本。根据申办方建议的界值，对照组的样本量为 200 就足以使检验效能保持为 0.8。显然，为了使双方受益，需要做出一些妥协。

**样本量比（SSR）** 此处的 SSR 为 9，样本量太大，申办方无法实施。根据 SSR 曲线图（图 5.14），我们可以选择 SSR 在 3 和 4 之间。因此，$\delta_{Sponsor} = 1.15 \times 0.25 = 0.2875$。

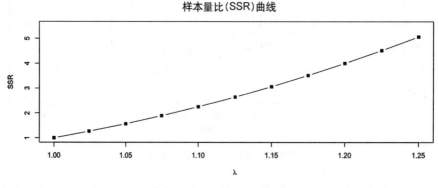

图 5.14　样本量比与 $\lambda$ 关系图

**检验效能的相对差（RED）** 基于 RED 曲线图，我们可以看到，在这种情况下，即使对于较大的 $\lambda$ 值，检验效能差异也不大。所以 $\delta_{Sponsor}$ 不需要过多地接近 $\delta_{FDA}$，因此，$\lambda$ 在 1.15 到 1.20 之间的任何值都是可以接受的（图 5.15）。

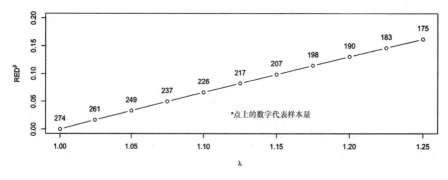

图 5.15　$RED^{\beta}$ 与 $\lambda$ 关系图

**检验效能相对比/相对风险（RR）** 经过规范化后，风险比前两个标准更容易理解，认为它在评估错误得出相似性的概率方面有明确的意义。图 5.16 绘制了不同 $\lambda$ 对应的 $RR^{\beta}$。从图 5.16 中可以看出，只要大于 40% 都可能风险太大。所以 40% 是我们能容忍的最大风险，$\lambda$ 值是 $1.125$ 且 $\delta_{\text{Sponsor}} = 0.281$。

**第一类错误膨胀（TERI）**  图 5.17 绘制了 TERI 与 $\lambda$ 的关系。由于这里的显著性水平是 $0.05$，在膨胀后我们希望显著性水平不要超过 $0.1$。因此，允许的最大膨胀率为 $0.5$，$\lambda = 1.15$ 且 $\delta_{\text{Sponsor}} = 0.2875$。

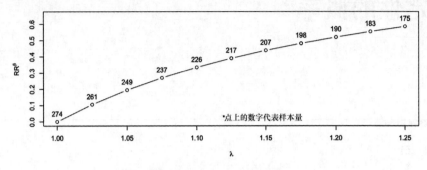

**图 5.16**  $RR^{\beta}$ 与 $\lambda$ 关系图

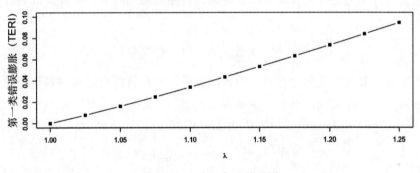

**图 5.17**  TERI 与 $\lambda$ 关系图

## 5.7  结语

采用 4 个标准进行风险评估，这一策略不仅可以缩小申办方提出的界值与 FDA 推荐界值之间的差距，还可以通过考虑临床判断、统计原理和监管可行性来选择适当的界值。在本章中，为了简单起见，我们重点关注了连续型终点。Nie 等（2020）所提出的采用这四个标准的策略可以应用于其他数据类型，如离散型终点（例如二分类应答）和时间-事件数据。假设申办方提出的界值是真实的，则除了评估申办方建议界值的风险外，我们还可以评估 FDA 推荐界值的风险。

# 6

# 不确定性的概率

## 6.1 引言

对于新药的批准，申办方必须提供有关试验治疗的安全性和有效性的实质性证据。在实践中，典型的方法是进行充分的、以安慰剂为对照的临床研究，并检验以下假设（point hypotheses）：

$$H_0: \text{无效} \quad \text{vs} \quad H_a: \text{有效} \tag{6.1}$$

拒绝"无效"的原假设即支持"有效"的备择假设。大多数研究者解释说，拒绝原假设即证明了"有效"的备择假设。然而，应该指出的是，"支持有效性"并不意味着"证明有效性"。另外，Chow 和 Huang（2019a）指出，假设（6.1）应该为：

$$H_0: \text{无效} \quad \text{vs} \quad H_a: \text{非无效} \tag{6.2}$$

从 $H_a$ 可以看出，在（6.1）和（6.2）中，有效的概念和非无效的概念并不相同。非无效并不意味着有效。因此，传统评价临床药物的方法只能证明非无效，不能证明有效。在实践中，我们通常在 $\alpha=5\%$ 的显著性水平上检验原假设。然而，许多研究人员更倾向于在 $\alpha=1\%$ 的显著性水平上检验原假设。如果观察到的 $p$ 值落在 1%到 5%之间，我们则认为试验结果不能让人信服。在安慰剂对照研究中，从概念上讲，非无效性包括了不确定性和有效性（参见图 6.1）。

如图 6.1 所示，设 $\theta$ 为真正的治疗效果（未知），且（$\theta_L$，$\theta_U$）为 $\theta$ 对应的（$1-\alpha$）× $100\%$ 置信区间。则假设（6.1）可以重写为：

$$H_0: \theta \leqslant \theta_L \quad \text{vs} \quad H_a: \theta > \theta_U \tag{6.3}$$

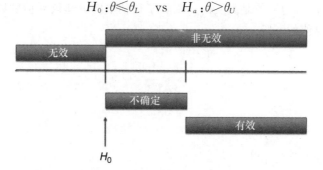

**图 6.1** 有效和非无效在安慰剂对照研究中的关系

同样，假设（6.2）可以重写为：

$$H_0:\theta\leqslant\theta_L \quad vs \quad H_a:\theta>\theta_L \tag{6.4}$$

假设（6.3）类似于癌症研究中 Simon 两阶段最优设计的假设（Simon，1989）。在第一阶段，Simon 建议检验反应率是否已经超过了预先指定的不良反应率。如果是，则继续检验反应率是否已经达到了预先指定的理想反应率。请注意，Simon 的假设检验实际上是一个区间假设检验。另一方面，假设（6.4）是比较试验治疗与安慰剂的一个典型的非劣效性单边检验。因此，拒绝劣效性可得出非劣效性的结论，它包括等效性（不确定性结论所在的区间，即 $\theta_L<\theta\leqslant\theta_U$）和优效性（即有效性）。对于给定的样本量，传统的临床评估方法只能证明，当拒绝原假设时，药物非无效。为了证明药物真的有效，我们需要进行另一种检验来排除不确定性的可能（即减少不确定性的可能性）。

然而，在实践中，我们通常在 $\alpha=5\%$ 的显著性水平上检验等效的点假设。拒绝原假设会得出存在治疗效果的结论。然后选择一个足够的样本量，以期望的检验效能（如 80%）来确定观察到的治疗效果是否有临床意义，从而证明其有效性。对于无治疗效果的点假设检验，许多研究者更倾向于在 $\alpha=1\%$ 而不是 $\alpha=5\%$ 的显著性水平上检验原假设，以解释不确定性的可能性。换句话说，如果观察到的 $p$ 值落在 1% 到 5% 之间，则认为试验结果是不确定的。需要注意的是，无治疗效果的点假设检验的概念与区间假设检验（6.1）和非劣效性单边假设检验（6.2）有很大的不同。然而，在实践中，点假设检验、区间假设检验和非劣效性单边假设检验已经被混合起来，用于药物研发。

在本章中，我们将研究两组平行设计下 $p$ 值的抽样分布，以及不确定性的概率，以澄清临床评价所研究药物有效和非无效之间的概念。此外，针对所提出的两阶段适应性试验设计，给出了检验有效性的统计学方法，以及排除不确定性所需要的样本量。

## 6.2 $p$ 值的抽样分布

假设我们观察到一个独立同分布的样本 $X_n=\{X_1,X_2,\cdots,X_n\}$，目的是检验假设（6.3），即 $H_0:\theta\leqslant\theta_L$ 与 $H_a:\theta>\theta_U$，其中 $\theta$ 为治疗效果且 $\theta_L<\theta_U$。在这种情况下，可以根据样本 $X$ 得到一个检验统计量 $X_n$，即：

$$T=T(X_n)$$

用 $H_0$ 下 $T$ 的累积函数表示 $F_0$，$p$ 值为 $P$。因此，$P=1-F_0(T)$。可以验证，在 $H_0$ 下，$P$ 遵循 0 和 1 之间的均匀分布（Wasserstein 和 Lazar，2016）。

假设 $T$ 的真实累积分布函数为 $F$，$P$ 的分布为：

$$F(p)=\Pr(P\leqslant p)=\Pr(F_0(T)\geqslant 1-p)=1-F(F_0^{-1}(1-p)) \tag{6.5}$$

然而，尽管可能得到零分布 $F_0$，但真实的分布 $F$ 很难得到。相反，我们可以考虑 $P$ 的渐近分布。假设检验统计量 $T$ 为样本均值/比例：

$$\overline{X}=\frac{1}{n}\sum_{i=1}^{n}X_i$$

则

$$\sqrt{n}[T-\theta] \xrightarrow{d} N(0,\sigma^2)$$

其中 $\sigma^2$ 是 $X_i$ 的总体方差，$d$ 表示在分布上的收敛。请注意，在 $H_0$ 下 $\theta=\theta_L$，因此，$P$ 的累积分布函数 (6.5) 等于

$$F(p)=1-\Phi\left(z_p-\frac{\theta-\theta_L}{\sigma/\sqrt{n}}\right) \tag{6.6}$$

其中，$\Phi(\cdot)$ 为标准正态分布的累积分布函数，且

$$z_p=\Phi^{-1}(1-p)$$

然而，基于式 (6.6) 计算出 $P$ 的平均值、方差和密度函数并不简单。

在实践中，我们可以考虑用增量法（delta method）来近似估计 $P$ 的分布。将 $H_0$ 下 $T$ 的密度函数表示为 $f_0$，并假设其是连续的。在这种情况下，有：

$$\sqrt{n}\left[P-\left(1-F_0(\theta)\right)\right] \xrightarrow{d} N\left(0,\sigma^2 f_0^2(\theta)\right) \tag{6.7}$$

也就是说基于 delta 方法有：

$$P \xrightarrow{d} N\left(1-F_0(\theta),\frac{\sigma^2 f_0^2(\theta)}{n}\right)$$

请注意，根据中心极限定理，$F_0(\theta)$ 和 $f_0(\theta)$ 可以分别近似为：

$$\Phi\left(\frac{\theta-\theta_L}{\sigma/\sqrt{n}}\right)$$

和

$$\frac{1}{\sigma/\sqrt{n}}\phi\left(\frac{\theta-\theta_L}{\sigma/\sqrt{n}}\right)$$

其中 $\phi(\cdot)$ 为标准正态分布的密度分布函数。因此，$P$ 渐近遵循正态分布 $N(\theta_P,\sigma_P^2)$，其中均值为：

$$\theta_P=1-\Phi\left(\frac{\theta-\theta_L}{\sigma/\sqrt{n}}\right)$$

方差为：

$$\sigma_P^2=\phi^2\left(\frac{\theta-\theta_L}{\sigma/\sqrt{n}}\right)$$

为更好地理解，图 6.2 显示了 $p$ 值的渐近均值和方差与 $n$、$\theta-\theta_L$ 和 $\sigma$ 之间的一些关系。

注意，当给定 $\theta-\theta_L>0$ 时，随着 $n$ 趋于无穷大，$\theta_P$ 和 $\sigma_P^2$ 收敛到 0。换句话说，在给定 $\theta-\theta_L>0$ 的情况下，总是可以拒绝具有足够大样本量的原假设。此外，在给定 $\theta-\theta_L>0$

的情况下，更大的 $\theta - \theta_L$ 和（或）更小的 $\sigma$ 会导致更小的 $\theta_P$ 和 $\sigma_P^2$。从图 6.2 中我们还可以看到，对于某些小样本量 $n$，即使真正的效应 $\theta$ 大于 $\theta_U$，并且相应地大于 $\theta_L$，但在某些情况下，$p$ 值的渐近均值仍可能在 1% 到 5% 之间或更大。因此，尽管重要的效应量实际上大于 $\theta_U$，但基于小规模的随机样本（这在罕见病中很常见）的 $p$ 值仍可能在 1% 到 5% 之间，甚至更大。幸运的是，这可以通过增加样本量来规避。例如，假设 $\theta_U \in (\theta_L, \theta_L + 0.5)$，并考虑图 6.2 的左上部分，其中 $\sigma = 1$ 和 $\theta = \theta_L + 0.5$。尽管 $\theta > \theta_U$，但随着样本量从 6 增加到 25，$p$ 值的渐近均值从 0.110 减少到 0.006。更具体地说，当样本量在 11 到 22 之间变化时，$p$ 值的渐近均值在 0.048 到 0.010 之间变化。因此，如果我们能够设置样本量大于 11，就可以降低得出差异不显著结论的可能性。此外，如果我们能将样本量增加到大于 22，就可以排除不确定的可能性。

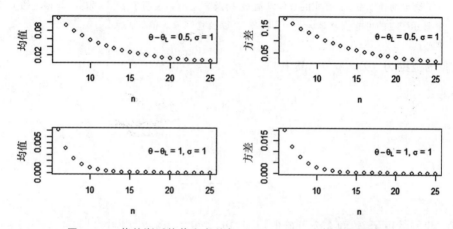

**图 6.2**　$p$ 值的渐近均值和方差与 $n$、$\theta - \theta_L$ 和 $\sigma$ 之间关系的说明

然而，在实践中，我们可能无法在相对较短的时间内抽取足够的随机样本，特别是对于罕见病的临床试验。为了克服这一问题，我们提出在两阶段适应性试验设计下检验假设 (6.3)。在第一阶段，我们在有限样本量 $n_1$ 的基础上，通过放宽常规的显著性水平 $\alpha_1$（例如我们可以选择 $\alpha_1 = 10\%$）检验 $\theta > \theta_L$。在第二阶段，我们得到另一个大小为 $n_2$ 的样本，并通过排除（或控制）在 $\alpha_2$ 的显著性水平上发生不确定性的概率，检验 $\theta > \theta_U$。该两阶段适应性试验设计能够在 $\alpha$ 水平上控制总体第一类错误率（参见 Chang, 2007）。

## 6.3　不确定性概率的评价

如上所述，$\theta$ 所在的区域 $\theta_L < \theta \leqslant \theta_U$ 被认为是无法下结论的区间。假设我们拒绝了 $\theta \leqslant \theta_L$ 并接受了 $\theta > \theta_L$。如上所述，为了解释不确定性的可能性，许多研究者倾向于在 $\alpha = 1\%$ 而不是 $\alpha = 5\%$ 的显著性水平上检验原假设 $\theta \leqslant \theta_L$。这样做虽然从直觉上感到很有意义，但这在检验假设 (6.3) 时可能是不准确的，因为能否下结论还取决于 $\theta_U$ 的值。不同的 $\theta_U$ 可能会导致不同的结果。我们将在图 6.3 中说明这一点。

假设总体均值和方差分别为 $\theta_L$ 和 $\sigma^2$。给定一个具有检验统计量 $T = \overline{X}$ 的样本 $\chi_n$，在正态分布或近似正态分布假设以及假设 (6.4) 下，$p$ 值介于 $\alpha = 5\%$ 和 $\alpha_* = 1\%$ 之间，关

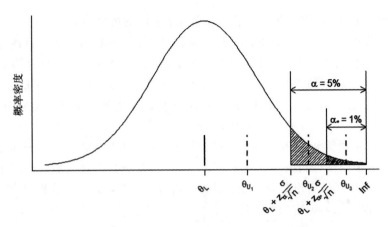

**图 6.3**  基于给定的样本量 $n$、真实的总体均值 $\theta_L$ 以及方差 $\sigma^2$，说明了 $p$ 值 $\alpha$ 和 $\alpha_*$ 与相应的关键效应量的关系。并显示了 $\theta$ 的可能值，即 $\theta_{U_1}$、$\theta_{U_2}$ 和 $\theta_{U_3}$，以及它们与 $p$ 值的关系。

键效应量的范围为 $(\theta_\alpha, \theta_{\alpha_*})$，其中

$$\theta_\alpha = \theta_L + z_\alpha \frac{\sigma}{\sqrt{n}}$$

且

$$\theta_{\alpha_*} = \theta_L + z_{\alpha_*} \frac{\sigma}{\sqrt{n}}$$

在这里，我们考虑了 $\theta_U$ 的 3 个可能值，即 $\{\theta_{U_1}, \theta_{U_2}, \theta_{U_3}\}$，其中

$$\theta_L < \theta_{U_1} < \theta_\alpha < \theta_{U_2} < \theta_{\alpha_*} < \theta_{U_3}$$

如图 6.3 所示。如果 $\theta_U = \theta_{U_1}$，由于 $\theta_{U_1} < \theta_\alpha$，5％ 的 $p$ 值可能就足以排除不确定性，证明有效性；如果 $\theta_U = \theta_{U_2} \in (\theta_\alpha, \theta_{\alpha_*})$，5％ 的 $p$ 值就会导致不确定性，而 $\alpha_* = 1\%$ 的 $p$ 值可能导致无法下结论或证明有效性；如果 $\theta_\alpha = \theta_{U_3}$，由于 $\theta_{\alpha_*} < \theta_{U_3}$，则 $\alpha_* = 1\%$ 的 $p$ 值依然不能证明有效性。此外，考虑上边界是

$$\theta_L + \frac{1}{2}(\theta_U - \theta_L)$$

而不是 $\theta_U$ 的情况，则上述讨论的结论可能完全不同。因此，我们需要依赖 $\theta_U$ 来确定不确定性的概率，而不是凭直觉使用 1％ 到 5％ 的显著性水平。

对于显著性水平 $\alpha_1$，给定一个样本

$$X_{n_1} = \{X_{11}, X_{12}, \cdots, X_{1n_1}\}$$

和一个检验统计量 $T_1 = T(\chi_{n_1})$，如果下式成立，我们可以得出"非无效"的结论：

$$T_1 > \theta_L + z_{\alpha_1} \frac{\sigma}{\sqrt{n_1}}$$

并且如果下式成立，我们可以得出"有效"的结论：

$$T_1 > \theta_U + z_{a_1} \frac{\sigma}{\sqrt{n_1}}$$

对于下面的区间，即

$$T_1 \in \left( \theta_L + z_{a_1} \frac{\sigma}{\sqrt{n_1}}, \theta_U + z_{a_1} \frac{\sigma}{\sqrt{n_1}} \right)$$

它被认为是不确定性区间。我们将不确定性概率表示为 $P_I$ 并将其定义为条件概率，即检验统计量 $T_1$ 满足下式时

$$T_1 > \theta_L + z_{a_1} \frac{\sigma}{\sqrt{n_1}}$$

其落入以下区间的概率：

$$\left( \theta_L + z_{a_1} \frac{\sigma}{\sqrt{n_1}}, \theta_U + z_{a_1} \frac{\sigma}{\sqrt{n_1}} \right)$$

也就是说

$$P_I = \Pr\left( T_1 \in \left( \theta_L + z_{a_1} \frac{\sigma}{\sqrt{n_1}}, \theta_U + z_{a_1} \frac{\sigma}{\sqrt{n_1}} \right) \Big| T_1 > \theta_L + z_{a_1} \frac{\sigma}{\sqrt{n_1}} \right)$$

$$= \left( \Phi\left( \frac{\theta_U - \theta}{\sigma / \sqrt{n_1}} + z_{a_1} \right) - \Phi\left( \frac{\theta_L - \theta}{\sigma / \sqrt{n_1}} + z_{a_1} \right) \right) \Big/ \left( 1 - \Phi\left( \frac{\theta_L - \theta}{\sigma / \sqrt{n_1}} + z_{a_1} \right) \right) \quad (6.8)$$

对于假设（6.3）中原假设的下界值，即 $\theta = \theta_L$，式（6.8）变为：

$$P_I = \left( \Phi\left( \frac{\theta_U - \theta_L}{\sigma / \sqrt{n_1}} + z_{a_1} \right) - (1 - \alpha_1) \right) \big/ \alpha_1 \quad (6.9)$$

对于假设（6.3）中原假设的上界值，即 $\theta = \theta_U$，式（6.8）变为：

$$P_I = \left( (1 - \alpha_1) - \Phi\left( -\frac{\theta_U - \theta_L}{\sigma / \sqrt{n_1}} + z_{a_1} \right) \right) \Big/ \left( 1 - \Phi\left( -\frac{\theta_U - \theta_L}{\sigma / \sqrt{n_1}} + z_{a_1} \right) \right) \quad (6.10)$$

　　不确定性概率的一些例子见表 6.1 和图 6.4。如表 6.1 和图 6.4 所示，如果真实的 $\theta$ 属于 $(\theta_L, \theta_U)$，则 $P_I$ 较大；如果真实的 $\theta > \theta_U$，则 $P_I$ 随着 $\theta$ 的增加而单调地减小。此外，对于给定的 $\theta > \theta_U$，$P_I$ 随着样本量 $n_1$ 的增加而减小。当给定 $\theta > \theta_U$ 时，$P_I$ 随着 $\theta_U$ 接近 $\theta$ 而增加。同时，对于给定的 $\theta > \theta_U$，$P_I$ 随着显著性水平 $\alpha_1$ 的减少而增加，这意味着如果我们选择 $\alpha_1$［即假设（6.4）中接受非无效性假设的显著性水平］，将很难将不确定性和有效性分开。换句话说，在两阶段设计的第一阶段，我们应该从温和到中等的显著性水平开始。

　　为估计 $P_I$，我们获得另一个样本

$$X_{n_2} = \{ X_{21}, X_{22}, \cdots, X_{2n_2} \}$$

并用下式替换式（6.8）中的 $\theta$：

$$T_2 = T(\chi_{n_2})$$

**表 6.1** 不确定性概率与 $\theta$ 的真实值、样本量 $n$、$\theta_U$ 可能值以及显著性水平 $\alpha_1$ 之间的关系

| $\theta_L=0$，$\theta_U=0.5$，$\sigma=1$，$\alpha_1=0.05$，$n_1=20$ | | | | | | | | | |
|---|---|---|---|---|---|---|---|---|---|
| $\theta$ | $-0.1$ | 0.1 | 0.3 | 0.5 | 0.7 | 0.9 | 1.1 | 1.3 | 1.5 | 1.7 |
| $P_I$ | 1.000 | 0.997 | 0.985 | 0.931 | 0.757 | 0.438 | 0.149 | 0.026 | 0.002 | 0 |

| $\theta_L=0$，$\theta_U=0.5$，$\theta=1$，$\sigma=1$，$\alpha_1=0.05$ | | | | | | | | | |
|---|---|---|---|---|---|---|---|---|---|
| $n_1$ | 5 | 10 | 15 | 20 | 25 | 30 | 35 | 40 | 45 | 50 |
| $P_I$ | 0.586 | 0.493 | 0.377 | 0.275 | 0.196 | 0.137 | 0.095 | 0.065 | 0.044 | 0.029 |

| $\theta_L=0$，$\theta=1$，$\sigma=1$，$\alpha_1=0.05$，$n_1=20$ | | | | | | | | | |
|---|---|---|---|---|---|---|---|---|---|
| $\theta_U$ | 0.05 | 0.15 | 0.25 | 0.35 | 0.45 | 0.55 | 0.65 | 0.75 | 0.85 | 0.95 |
| $P_I$ | 0.002 | 0.013 | 0.041 | 0.101 | 0.206 | 0.355 | 0.531 | 0.700 | 0.835 | 0.922 |

| $\theta_L=0$，$\theta_U=0.5$，$\theta=1$，$\sigma=1$，$n_1=20$ | | | | | | | | | |
|---|---|---|---|---|---|---|---|---|---|
| $\alpha_1$ | 0.005 | 0.020 | 0.035 | 0.050 | 0.065 | 0.080 | 0.095 | 0.110 | 0.125 | 0.140 |
| $P_I$ | 0.622 | 0.423 | 0.333 | 0.275 | 0.234 | 0.202 | 0.177 | 0.156 | 0.138 | 0.124 |

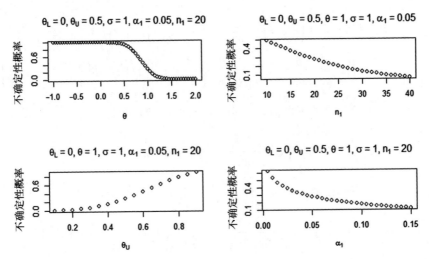

**图 6.4** 不确定性概率与 $\theta$ 的真实值、样本量 $n$、$\theta_U$ 可能值以及显著性水平 $\alpha_1$ 之间的关系

则用于估计 $P_I$ 值的算式为：

$$\hat{P}_I=\left(\Phi\left(\frac{\theta_U-T_2}{\sigma/\sqrt{n_1}}+z_{\alpha_1}\right)-\Phi\left(\frac{\theta_L-T_2}{\sigma/\sqrt{n_1}}+z_{\alpha_1}\right)\right)\Bigg/\left(1-\Phi\left(\frac{\theta_L-T_2}{\sigma/\sqrt{n_1}}+z_{\alpha_1}\right)\right) \tag{6.11}$$

如果 $\hat{P}_I$ 足够小，我们将拒绝（6.3）中的原假设，并接受其有效。

请注意，在假设检验中确定界值至关重要，而且可能相当复杂。在这种情况下，我们可以考虑进行假设检验的 bootstrap 方法（见 Efron 和 Tibshirani，1994）。具体来说，我们采用有放回的抽样方法创建了 $B$ 个模拟样本：

$$\{X_{n_2}^1,X_{n_2}^2,\cdots,X_{n_2}^B\},$$

其中

$$X_{n_2}^b = \{X_{21}^b, X_{22}^b, \cdots, X_{2n_2}^b\}, \quad b = 1, \cdots, B$$

然后，我们计算了 $T_2$ 和 $P_I$ 的一组 bootstrap 估计值，即：

$$\{T_2^1, T_2^2, \cdots, T_2^B\} \text{ 和} \{\hat{P}_I^1, \hat{P}_I^2, \cdots, \hat{P}_I^B\}$$

我们认为如果下式成立，则具有有效性：

$$\frac{1}{B} \sum_{b=1}^{B} \amalg \{\hat{P}_I^b < \hat{P}_I\} \leqslant \alpha_2$$

其中 $\amalg\{\cdot\}$ 是示性函数。

# 6.4　两阶段适应性试验设计

如前所述，由于罕见病患者规模小，临床试验无法获得足够的患者，以及如何满足相同的监管审评和审批标准，可能是罕见病药物开发面临的最大障碍和挑战。在本节中，为了解决这些难题，我们提出了两阶段适应性试验设计，即在罕见病药物开发的第一阶段证明"非无效性"，然后在第二阶段证明"有效性"。下文简要概述了所提出的两阶段适应性试验设计。

**阶段 1**　基于先前/预试验或文献综述，构建一个 $\theta$ 的 $(1-\alpha) \times 100\%$ 置信区间。然后，基于在第一阶段可获得的受试者 $n_1$，在 $\alpha_1$ 的水平上检验非劣效性假设（检验是否无效）（$\alpha_1$ 是一个预先指定的显著性水平）。具体来说，我们构造了以下检验统计量：

$$T_1 = T(\chi_{n_1}) = \frac{1}{n_1} \sum_{i=1}^{n_1} X_{1i}$$

其中对 $n_1$ 个研究对象的观测值如下：

$$X_{n_1} = \{X_{11}, X_{12}, \cdots, X_{1n_1}\}$$

将对应的 $p$ 值表示为 $P_1$，它等于或小于

$$1 - \Phi\left(\frac{T_1 - \theta_L}{\sigma / \sqrt{n_1}}\right)$$

在原假设参数空间中，并且如果满足下式则拒绝无效性的原假设：

$$P_1 \leqslant \alpha_1 \left(\text{或 } T_1 \geqslant \theta_L + z_{\alpha_1} \frac{\sigma}{\sqrt{n_1}}\right)$$

若不能拒绝无效性的原假设，则因无效而停止试验。否则，进入下一阶段。

**阶段 2**　在第二阶段招募额外 $n_2$ 名受试者。在这个阶段，可以进行样本量的重新估计，以实现理想的统计可靠性（如 80%）来确定试验治疗的有效性。在第二阶段，进行的统计检验应确保不确定性概率在 $\alpha_2$ 水平下的可接受范围内，$\alpha_2$ 是一个预先指定的显著性

水平。具体地说，将额外的样本表示为：

$$X_{n_2} = \{X_{21}, X_{22}, \cdots, X_{2n_2}\}$$

检验统计量为：

$$T_2 = T(X_{n_2}) = \frac{1}{n_2} \sum_{i=1}^{n_2} X_{2i}$$

并且基于式（6.11）计算不确定性概率 $\hat{P}$。将 $B$ 个 bootstrap 模拟样本、检验统计量和不确定性概率分别表示为：

$$\{X_{n_2}^1, X_{n_2}^2, \cdots, X_{n_2}^B\}$$
$$\{T_2^1, T_2^2, \cdots, T_2^B\}$$

和

$$\{\hat{P}_I^1, \hat{P}_I^2, \cdots, \hat{P}_I^B\}$$

设

$$P_2 = \frac{1}{B} \sum_{b=1}^{B} \mathbb{I}\{\hat{P}_I^b < \hat{P}_I\}$$

如果 $P_2 \leqslant \alpha_2$，则我们认为其有效。

在提出的两阶段适应性试验设计下，可以证明总体的第一类错误率是 $\alpha_1$ 和 $\alpha_2$ 的函数。因此，通过选择适当的 $\alpha_1$，我们可能会减少证明"非无效性"所需的样本量。然而，有人建议，研究方案中应明确规定 $\alpha_1$ 和 $\alpha_2$ 的选择，不鼓励研究后调整参数。

对于罕见病药品的审评和审批，我们建议首先在预先指定的显著性水平 $\alpha_1$ 上使用有限的信息来证明非无效性，然后收集额外的信息，在所提出的两阶段适应性试验设计下，基于预先指定的显著性水平 $\alpha_2$，排除不确定性，从而证明其有效。

请注意，所提出的两阶段试验设计的思想是，首先在第一阶段预先指定的显著性水平 $\alpha_1$ 上证明非无效性，然后排除不确定性，并在预先指定的显著性水平 $\alpha_2$ 上证明有效性。在两阶段适应性试验设计下，若使用基于 $p$ 值的检验统计量，如采用个体 $p$ 值法（method of individual $p$-value，MIP）、$p$ 值之和法（method of sum of $p$-value，MSP）或 $p$ 值之积法（method of product of $p$-value，MPP）（Chang，2007），总体第一类错误率是 $\alpha_1$ 和 $\alpha_2$ 的函数。

为了便于说明，请考虑第 2 章第 2.4 节中描述的 MIP，即第 $k$ 个阶段的检验统计量有

$$T_k = P_k, \quad k = 1, \cdots, K$$

在两阶段适应性试验设计下（即 $K = 2$），我们有：

$$\alpha = \alpha_1 + \alpha_2(\beta_1 - \alpha_1) \tag{6.12}$$

其中

$$\begin{cases} 有效停止 & 如果\ T_k \leqslant \alpha_k \\ 无效停止 & 如果\ T_k > \beta_k \\ 继续适应性设计试验 & 如果\ \alpha_k < T_k \leqslant \beta_k \end{cases}$$

因此，需选择适当的 $\alpha_1$ 和 $\alpha_2$，以使总体第一类错误率控制在显著性水平 $\alpha$ 上。根据基于 MIP 的式（6.12），我们在表 6.2 中列出了 $\alpha_1$、$\beta_1$ 和 $\alpha_2$ 的一些可能的组合（Chow 和 Chang，2011）。

从表 6.2 中可以看出，如果是 $\alpha_1$ 和 $\beta_1$ 分别选择为 0.005 和 0.30，则 $\alpha_2$ 为 0.1525 可以使总体第一类错误控制在 5% 的显著性水平上。

表 6.2　采用 MIP，以单侧 $\alpha=0.05$ 作为停止边界

| | $\alpha_1$ | 0.000 | 0.005 | 0.010 | 0.015 | 0.020 |
|---|---|---|---|---|---|---|
| $\beta_1$ | | | | | | |
| 0.10 | $\alpha_2$ | 0.5000 | 0.4737 | 0.4444 | 0.4118 | 0.3750 |
| 0.15 | | 0.3333 | 0.3103 | 0.2857 | 0.2593 | 0.2308 |
| 0.20 | | 0.2500 | 0.2308 | 0.2105 | 0.1892 | 0.1667 |
| 0.30 | | 0.1667 | 0.1525 | 0.1379 | 0.1228 | 0.1071 |
| 0.40 | | 0.1250 | 0.1139 | 0.1026 | 0.0909 | 0.0789 |
| 0.50 | | 0.1000 | 0.0909 | 0.0816 | 0.0722 | 0.0625 |
| 0.75 | | 0.0667 | 0.0604 | 0.0541 | 0.0476 | 0.0411 |
| 1.00 | | 0.0500 | 0.0452 | 0.0404 | 0.0355 | 0.0306 |

## 6.5　在罕见病药物开发中的应用

在罕见病药物开发中，一个主要挑战可能是患者数量太少（患者无法进行临床试验），进而无法提供关于正在研究的试验药物安全性和有效性的实质证据（FDA，2015b）。由于可用的患者数量较少，主要障碍之一是如何满足与新药开发相同的监管审批标准。为了克服这些困难，所提出的两阶段适应性试验设计在第一阶段证明非无效性，然后在第二阶段控制不确定性概率，这一方法可能有用。

为了说明在罕见病药物开发中应用两阶段适应性试验设计，我们以 Lyell 病的细胞治疗为例，该病在欧洲的发病率估计为每 100 万居民中有 2 例（Miller et al.，2018）。它是一种急性疾病，在欧洲的病死率约为 22%。疗效评估的主要终点是第 7 天完全治愈率，当前治疗的反应率为 $\theta_c=0.5$。由于治疗费用很高，所以计划采用单臂 I/II 期试验研究新的细胞治疗的效果。假设新治疗方法的反应率为 $\theta_t=0.6$，考虑显著性水平 $\alpha=5\%$，$1-\beta=80\%$。采用传统方法进行右侧检验所需的样本量约为：

$$N_0 = \bar{\theta}(1-\bar{\theta})(z_\alpha+z_\beta)^2/(\theta_t-\theta_c)^2 = 153$$

其中

$$\bar{\theta} = (\theta_c+\theta_t)/2 = 0.55$$

给定 $N$ 的 $(1-\alpha)\times 100\%$ 置信区间为

$$(\theta_L, \theta_U) = (0.53, 0.67)$$

考虑所提出的两阶段适应性设计。在第一阶段，我们检验了：

$$H_0 : \theta_t \leqslant \theta_L = 0.53 \quad \text{vs} \quad H_0 : \theta_t > \theta_L$$

在第二阶段，备择假设是：

$$H_a : \theta_t > \theta_U = 0.67$$

给定一个 $(\alpha_1, \beta_1, \alpha_2)$，我们想计算第一阶段的样本量 $n_1$ 和第二阶段的样本量 $n_2$，从而使总体第一类错误率保持为 $\alpha$ 且预先指定的检验效能保持为 $(1-\beta)$。类似于 Simon 的两阶段最优设计的思想，我们将反应率为 $\theta$ 时拒绝备择假设的概率定义为：

$$\Pr(T_1 \leqslant c_1 \mid \theta, n_1) + \int_{T_1 > c_1}^{\infty} f_{T_1}(t \mid \theta, n_1) \Pr(T_2 \in (c_{21}, c_{22}) \mid T_1 = t, \theta, n_2) \mathrm{d}t \tag{6.13}$$

$$= \Pr(T_1 \leqslant c_1 \mid \theta, n_1) + E_{T_1 > c_1}[\Pr(T_2 \in (c_{21}, c_{22}) \mid T_1, \theta, n_2)]$$

假设在第一阶段的疗效检验没有早期停止，则 $\alpha_1 = 0$。考虑：

$$c_1 = \theta_L + z_{\beta_1} \sqrt{\frac{\theta_L(1-\theta_L)}{n_1}}$$

$$c_{21} = -\infty$$

$$c_{22} = \theta_L + z_{a_2} \sqrt{\frac{\theta_L(1-\theta_L)}{n_2}}$$

则式 (6.13) 变成：

$$\Pr(T_1 \leqslant c_1 \mid \theta, n_1) + \Pr(T_1 > c_1 \mid \theta, n_1) \Pr(T_2 \leqslant c_{22} \mid \theta, n_2) \tag{6.14}$$

在原假设的界值下，即 $\theta = \theta_L$，式 (6.14) 等于

$$1 - \beta_1 + \beta_1(1 - \alpha_2) = (1 - \alpha)$$

它控制了第一类错误率。在备择假设的界值下，即 $\theta = \theta_L$，式 (6.14) 变成

$$\Phi\left(\frac{\theta_L - \theta_U}{\sigma_U / \sqrt{n_1}} + z_{\beta_1}\frac{\sigma_L}{\sigma_U}\right) + \left(1 - \Phi\left(\frac{\theta_L - \theta_U}{\sigma_U / \sqrt{n_1}} + z_{\beta_1}\frac{\sigma_L}{\sigma_U}\right)\right)\Phi\left(\frac{\theta_L - \theta_U}{\sigma_U / \sqrt{n_2}} + z_{a_2}\frac{\sigma_L}{\sigma_U}\right) \tag{6.15}$$

其中

$$\sigma_L = \sqrt{\theta_L(1-\theta_L)}, \quad \sigma_U = \sqrt{\theta_U(1-\theta_U)}$$

为了不失一般性，假定 $n_2 = \lambda n_1$；因此，总样本量为：

$$N = (1+\lambda)n_1$$

在备择假设成立的前提下，我们想计算出 $n_1$ 的最小值，使得式 (6.15) 不大于 $\beta$。在原假

设成立的前提下，给定几种满足上述约束的 $(\alpha_1,\ \beta_1,\ \alpha_2)$ 组合，表 6.3 列出了 $(\lambda,\ n_1,\ N)$ 的一些可能组合和总样本量 $EN$ 的期望值。

从表 6.3 中可以看出，对于不同的组合 $(\alpha_1,\ \beta_1,\ \alpha_2)$，我们可以在一个合理的范围内选择 $\lambda$ 的值，这样所提出的两阶段适应性设计比传统设计需要的总样本量更小。第一阶段需要的样本量很小，且在原假设下需要的总样本量期望值更小。

从表 6.3 中可以看出，在 1 左右选择 $\lambda$ 的值将使样本量较小。此外，研究所需样本量与 $(\alpha_1,\ \beta_1,\ \alpha_2)$ 组合之间的关系也很有意义。图 6.5 绘制了对于不同的 $\beta_1$ 值和 4 个可能的 $\lambda$ 值，保持预先指定的第一类错误率和检验效能所需的样本量 $n_1$ 和 $N$，并与 $N_0$ 进行比较。对于所有的场景，两阶段适应性设计所需样本量都比传统设计更少。

表 6.3　能够维持 80% 检验效能的一些 $(\lambda,\ n_1,\ N)$ 可能组合

| $\lambda$ | 0.2 | 0.25 | 0.33 | 0.5 | 1 | 2 | 3 | 4 | 5 |
|---|---|---|---|---|---|---|---|---|---|
| | | | | $\alpha_1=0$，$\beta_1=0.15$，$\alpha_2=0.33$ | | | | | |
| $n_1$ | 119 | 103 | 88 | 72 | 56 | 49 | 48 | 48 | 48 |
| $N$ | 143 | 129 | 117 | 108 | 112 | 147 | 192 | 240 | 288 |
| $EN$ | 139 | 125 | 113 | 103 | 104 | 132 | 170 | 211 | 252 |
| | | | | $\alpha_1=0$，$\beta_1=0.2$，$\alpha_2=0.25$ | | | | | |
| $n_1$ | 150 | 128 | 103 | 77 | 54 | 42 | 39 | 38 | 38 |
| $N$ | 180 | 160 | 137 | 116 | 108 | 126 | 156 | 190 | 228 |
| $EN$ | 174 | 154 | 130 | 108 | 97 | 109 | 133 | 160 | 190 |
| | | | | $\alpha_1=0$，$\beta_1=0.25$，$\alpha_2=0.2$ | | | | | |
| $n_1$ | 150 | 150 | 119 | 85 | 54 | 39 | 34 | 32 | 31 |
| $N$ | 180 | 188 | 158 | 128 | 108 | 117 | 136 | 160 | 186 |
| $EN$ | 172 | 178 | 148 | 117 | 94 | 98 | 110 | 128 | 147 |

注：$\theta_L=0.53$，$\theta_U=0.67$，$\alpha=0.05$，$\beta=0.2$。$EN$ 是在原假设下对总样本量的期望值。传统设计下要求样本量 $N_0=153$。

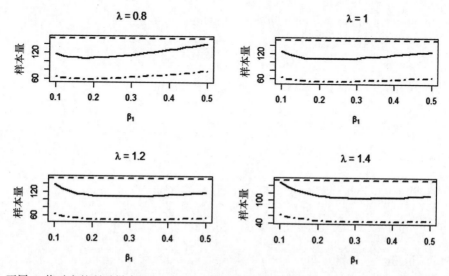

图 6.5　不同 $\beta_1$ 值对应的所需样本量 $n_1$ 和 $N$，同时保持预先指定的第一类错误率和检验效能。实线为总样本量 $N$，虚点线为第一阶段样本量 $n_1$，虚线为传统的样本量 $N_0$，即 153。$\theta_L=0.53$，$\theta_U=0.67$，$\alpha=0.05$，$\beta=0.2$，$\alpha_1=0$。考虑了 4 种可能的 $\lambda$ 值，如 $\{0.8,\ 1,\ 1.2,\ 1.4\}$

## 6.6 结语

在本章中，我们介绍了罕见病药物开发中证明"非无效"而非"有效"的概念。传统新药开发中证明有效性的概念与证明"非无效"的概念截然不同。证明"非无效"的概念是建立在检验被研究的试验治疗非劣效性的基础上的，即我们对劣效（即无效）的原假设与非劣效（即非无效）的备择假设进行检验，后者包含等效（即不确定性）和优效（即有效性）的概念。

正如 FDA 罕见病药物开发指南草案所指出的，主要障碍和挑战之一是如何在较少的罕见病患者群体中，基于有限的可用患者数量，满足相同的监管审查/批准标准。FDA 鼓励在罕见病药物开发中采用创新的思维、试验设计和数据分析/解释的统计方法。为此，本章提出了一种两阶段适应性试验设计。在两阶段适应性试验设计中，我们首先在第一阶段中预先指定的显著性水平（$\alpha_1$）上证明所研究的试验药物"非无效"。一旦证明了"非无效"，我们就会在第二阶段中检验不确定性概率是否被控制在预先指定的显著性水平（$\alpha_2$）上。如果不确定性概率在预先指定的可接受范围内（即它是受控的），那么我们就宣称所研究的试验药物的有效性已经得到证明。在针对罕见病药物开发所提出的两阶段适应性试验设计中，若能够在第一阶段和第二阶段分别选择合适的 $\alpha_1$ 和 $\alpha_2$，则这种设计很有帮助。在这种情况下，我们将能够使总体第一类错误率控制在显著性水平 $\alpha$ 上。

# 7

# 样本量的概率监测程序

## 7.1 引言

在临床研究中，检验效能分析是计算样本量的一个典型方法，它将第二类错误率控制在一个预先指定的水平上。检验效能分析是通过选择一个合适的样本量，从而在确实存在有临床意义的差异时，能够在预先指定的显著性水平上以期望的概率正确检测出这样的差异。然而，在实践中，当预期的临床试验中发病率极低时，检验效能分析不可行。这是因为检验效能分析需要一个较大的样本量来检测一个相对较小的差异。例如，如果发病率为3/10 000，则可能需要100 000的样本量来在预先指定的显著性水平上检测每10 000个样本中1个有临床意义的差异。此外，检验效能分析用于罕见病临床试验的样本量计算可能不可行。在罕见病临床试验中，由于患者群体规模小，可获得的患者有限。例如，假设一个双臂平行对照罕见病临床试验，对照组的反应率为5％，新治疗的反应率要高出2％。考虑显著性水平为5％，目标检验效能为90％。假设两组的样本量相等，界值为0的右侧检验基于检验效能分析所需的总样本量约为4822，这对于罕见病药物研发是不现实的。因此，在这些情况下，需要其他具有一定统计可靠性的样本量确定程序。

如Chow、Shao等（2017）所述，我们也可以考虑采用在预先指定的显著性水平（或置信水平）上控制第一类错误率的精度分析。在上述假设的例子中，根据检验效能分析，反应率差值的置信区间的宽度约为1.12％。我们可以增加置信区间的宽度来减少所需的样本量。例如，如果我们将宽度翻倍，所需的样本量就会减少到约1208，也就是基于检验效能分析的样本量的1/4。然而，这个减少后的样本量在罕见病临床试验中仍然不可行。

此外，还可以考虑将重现性分析用于样本量计算。在实践中的某些情况下，进行第二次临床试验来评估第一次试验的临床结果是否具有重现性可能具有重要意义（Shao和Chow，2002）。第二次试验所需的样本量根据第一次试验获得的参数估计值来计算。需要注意的是，用于计算样本量的重现性分析方法控制了效应量以及与观察到的效应量相关的变异。

本章提出了一种基于概率监测程序的创新性样本量确定方法。其概念是选择一个适当的样本量来控制跨越安全性和（或）有效性边界的概率。对于罕见病药物的临床研发，如果采用多阶段适应性试验设计，则可以采用适应性概率监测程序。

在下一节中，将简要描述和比较用于样本量计算的传统检验效能分析、精度分析和重现性分析。第7.3节概述了样本量计算的概率监测程序。第7.4节给出了一个关于罕见病临床试验的例子。第 7.5 节进行了小结。

---

## 7.2 传统的样本量计算方法

在不失一般性的情况下，为了简化和便于说明，考虑使用基于连续型终点的非劣效性假设比较试验治疗和阳性对照：

$$H_0 : \mu_1 - \mu_2 \leqslant \delta \quad \text{vs} \quad H_a : \mu_1 - \mu_2 > \delta \tag{7.1}$$

其中 $\mu_1$ 和 $\mu_2$ 分别为试验治疗和阳性对照两个平行组研究终点的平均值，$\delta$ 为非劣效界值，假定它为负值。用 $n_1$ 和 $n_2$ 表示两组的样本量大小，其比率为 $\kappa = \dfrac{n_1}{n_2}$。

### 7.2.1 样本量计算程序

在临床试验中，通常会在假设（7.1）下进行研究前的检验效能分析来计算样本量。在实践中，检验效能分析并不是进行样本量计算的唯一方法（Chow，Shao 等，2017）。除了检验效能分析外，精度分析和重现性分析可能是临床试验中最常用的样本量计算替代方法。下面将简要地描述这些方法。

**检验效能分析** 在假设（7.1）下，基于检验效能分析的样本量计算公式为（Chow，Shao 等，2017）：

$$n_1 = \kappa n_2 \text{ 和 } n_2 = \left( \frac{\sigma_1^2}{\kappa} + \sigma_2^2 \right) \left( \frac{z_a + z_\beta}{\mu_1 - \mu_2 - \delta} \right)^2 \tag{7.2}$$

其中 $\sigma_1^2$ 和 $\sigma_2^2$ 分别为两组的方差，$\alpha$ 和 $\beta$ 分别为第一类和第二类错误率，$z_a = \Phi^{-1}(1 - \alpha)$，$\Phi(\cdot)$ 是标准正态分布的累积分布函数。

**精度分析** 对于精度分析，$\mu_1 - \mu_2$ 的 $(1 - \alpha) \times 100\%$ 置信区间宽度为：

$$\omega = z_a \sqrt{\frac{\sigma_1^2}{n_1} + \frac{\sigma_2^2}{n_2}} \tag{7.3}$$

因此，通过样本量计算的精度分析方法可以得到：

$$n_1 = \kappa n_2 \text{ 和 } n_2 = \left( \frac{\sigma_1^2}{\kappa} + \sigma_2^2 \right) \left( \frac{z_a}{\omega} \right)^2 \tag{7.4}$$

**重现性分析** 基于之前的试验或预试验中的样本量 $n_1$ 和 $n_2$，假设估计的平均值为 $\hat{\mu}_1$ 和 $\hat{\mu}_2$，估计的标准差为 $\hat{\sigma}_1$ 和 $\hat{\sigma}_2$。预期试验的检验效能为：

$$p(\theta) = 1 - \Phi\left( \frac{\mu_1 - \mu_2 - \delta}{\sigma'} + z_a \right) \tag{7.5}$$

其中 $\theta = (\mu_1, \mu_2, \delta, \sigma)$，$\sigma' = \sqrt{\dfrac{\sigma_1^2}{\kappa n_2} + \dfrac{\sigma_2^2}{n_2}}$。用估计值 $\hat{\mu}_1$、$\hat{\mu}_2$、$\hat{\sigma}'$ 和 $\hat{\delta}$ 替换 $\mu_1$、$\mu_2$、$\sigma'$ 和 $\delta$，我们得到了以下重现性概率，即经验检验效能（Shao 和 Chow，2002）：

$$\hat{P} = p(\hat{\theta}) = 1 - \Phi\left(\frac{\hat{\mu}_1 - \hat{\mu}_2 - \hat{\delta}}{\hat{\sigma}'} + z_\alpha\right) \tag{7.6}$$

假设 $P_0$ 是期望的重现性概率。因此，实现 $P_0$ 所需的样本量可通过以下公式获得：

$$n_1^* = \kappa n_2^* \text{ 和 } n_2^* = \left(\frac{\hat{\sigma}_1^2}{\kappa} + \hat{\sigma}_2^2\right)\left(\frac{z_\alpha + z_{1-P_0}}{\hat{\mu}_1 - \hat{\mu}_2 - \hat{\delta}}\right)^2 \tag{7.7}$$

需要注意的是，用于计算样本量的重现性分析方法控制了与观察到的 $\hat{\mu}_1 - \hat{\mu}_2$ 相关的 $\mu_1 - \mu_2$ 及其变异度。

## 7.2.2　比较

为了便于比较且不失一般性，我们假设 $\sigma_1 = \sigma_2 = \sigma$，$\kappa = 1$。表 7.1 列出了在非劣效性检验中应用 3 种方法计算样本量的公式。

表 7.1　连续型终点非劣效性检验的样本量计算公式

| 方法 | 样本量计算公式（$n_2$） | 备注 |
|---|---|---|
| 检验效能分析 | $\dfrac{2(z_\alpha + z_\beta)^2 \sigma^2}{(\mu_1 - \mu_2 - \delta)^2}$ | 控制第二类错误率（$\beta$） |
| 精度分析 | $\dfrac{2z_\alpha^2 \sigma^2}{\omega^2}$ | 控制第一类错误率（$\alpha$） |
| 重现性分析 | $\dfrac{2(z_\alpha + z_{1-P_0})^2 \hat{\sigma}^2}{(\hat{\mu}_1 - \hat{\mu}_2 - \hat{\delta})^2}$ | 控制 $\mu_1 - \mu_2$ 和 $\sigma$ |

注：我们假设 $\sigma_1 = \sigma_2 = \sigma$，$\kappa = 1$，$n_1 = \kappa n_2 = n_2$。

从表 7.1 可以看出，通过检验效能分析和精度分析计算出的样本量具有相同的 $2\sigma^2$，而它们在以下因子上却有所不同：

$$\left(\frac{z_\alpha + z_\beta}{\mu_1 - \mu_2 - \delta}\right)^2 \text{ 或 } \left(\frac{z_\alpha}{\omega}\right)^2$$

因此，检验效能分析和精度分析的差异取决于第一类错误率 $\alpha$、期望检验效能 $1 - \beta$（或第二类错误率 $\beta$）、$\mu_1 - \mu_2$ 的差值、界值 $\delta$ 以及指定的置信区间宽度 $\omega$。假设 $\mu_1 - \mu_2 - \delta > 0$，则如果

$$\omega = \frac{z_\alpha}{z_\alpha + z_\beta}(\mu_1 - \mu_2 - \delta)$$

检验效能分析和精度分析将得出相同的样本量。

如果

$$\omega > \frac{z_\alpha}{z_\alpha + z_\beta}(\mu_1 - \mu_2 - \delta)$$

则检验效能分析将给出比精度分析更大的样本量。

而如果

$$\omega < \frac{z_\alpha}{z_\alpha + z_\beta}(\mu_1 - \mu_2 - \delta)$$

则检验效能分析将给出比精度分析更小的样本量。

另一方面，重现性分析表现出与检验效能分析相同的模式，只是检验效能分析中的 $\mu_1$、$\mu_2$、$\sigma$、$\delta$ 和 $z_\beta$ 分别被 $\hat{\mu}_1$、$\hat{\mu}_2$、$\hat{\sigma}$、$\hat{\delta}$ 和 $z_{1-P_0}$ 所替代，用于重现性分析。因此，检验效能分析与重现性分析的差异取决于预先指定的平均值（$\mu_1$，$\mu_2$）、方差（$\sigma^2$）、非劣效界值（$\delta$）及与其相对应的从预试验中得出的估计值 $\hat{\mu}_1$、$\hat{\mu}_2$、$\hat{\sigma}$、$\hat{\delta}$，以及预先指定的检验效能 $1-\beta$ 和期望的重现性概率 $P_0$。假设

$$P_0 = 1 - \beta, \quad \mu_1 - \mu_2 - \delta > 0$$

且

$$\hat{\mu}_1 - \hat{\mu}_2 - \hat{\delta} > 0$$

则如果

$$\frac{\sigma}{\mu_1 - \mu_2 - \delta} = \frac{\hat{\sigma}}{\hat{\mu}_1 - \hat{\mu}_2 - \hat{\delta}}$$

那么检验效能分析和重现性分析将得出相同的样本量。

如果

$$\frac{\sigma}{\mu_1 - \mu_2 - \delta} > \frac{\hat{\sigma}}{\hat{\mu}_1 - \hat{\mu}_2 - \hat{\delta}}$$

则检验效能分析将给出比重现性分析更大的样本量。

如果

$$\frac{\sigma}{\mu_1 - \mu_2 - \delta} < \frac{\hat{\sigma}}{\hat{\mu}_1 - \hat{\mu}_2 - \hat{\delta}}$$

则检验效能分析将给出比重现性分析更小的样本量。

下面关注的是下式成立的概率：

$$\frac{\sigma}{\mu_1 - \mu_2 - \delta} > \frac{\hat{\sigma}}{\hat{\mu}_1 - \hat{\mu}_2 - \hat{\delta}}$$

这取决于 $\mu_1$、$\mu_2$、$\sigma$、$\delta$ 和下式的分布情况：

$$\frac{\hat{\sigma}}{\hat{\mu}_1 - \hat{\mu}_2 - \hat{\delta}}$$

这进一步取决于 $\hat{\mu}_1$、$\hat{\mu}_2$、$\hat{\sigma}$、$\hat{\delta}$ 的估计值以及数据的分布。我们可以通过模拟分析或近似数值推导这个概率，但由于它超出了本章的范围，我们不会在这里进一步讨论。

因此，如果 $\omega$ 等于

$$\frac{z_\alpha}{z_\alpha + z_\beta} \text{和}(\mu_1 - \mu_2 - \delta) \text{ 的乘积}$$

且基于预试验的估计值

$$\frac{\hat{\sigma}}{\hat{\mu}_1 - \hat{\mu}_2 - \hat{\delta}}$$

等同于

$$\frac{\sigma}{\mu_1 - \mu_2 - \delta}$$

给定 $\mu_1 - \mu_2 - \delta$ 及其估计值 $\hat{\mu}_1 - \hat{\mu}_2 - \hat{\delta}$ 为正值，且期望的重现性概率等于期望的检验效能，则三种方法将会得出相同的样本量。这种情况很少发生；然而，这三种方法仍然有一些共同的属性。例如，所需的样本量随着方差 $\sigma^2$（以及它的估计值 $\hat{\sigma}^2$）的减少而减少，和（或）随着预先指定的第一类错误率 $\alpha$ 的增加而减少。如果分别基于检验效能分析和重现性分析的期望检验效能水平 $1 - \beta$ 和（或）重现性概率 $P_0$ 减小，则所需的样本量也会减少。此外，当分别对应三种方法的 $\mu_1 - \mu_2 - \delta$、$\omega$ 和 $\hat{\mu}_1 - \hat{\mu}_2 - \hat{\delta}$ 增加时，所需的样本量也会减少。图 7.1 比较了在某些任意情形下，采用这三种方法计算的样本量。

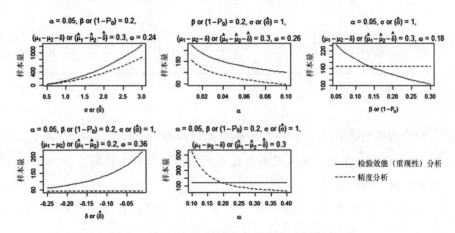

**图 7.1**　采用上述三种方法的样本量计算情况比较

此外，对于检验效能分析（和重现性分析），为确保在其他参数固定的情况下所需的样本量不变，研究 $\sigma$ 和 $\delta$ 之间的关系是很有意义的。通过简单的代数运算，我们有：

$$\sigma = \frac{\sqrt{n_2}}{\sqrt{2}(z_\alpha + z_\beta)}(\mu_1 - \mu_2 - \delta)$$

和（或）

$$\hat{\sigma} = \frac{\sqrt{n_2}}{\sqrt{2}(z_\alpha + z_{1-P_0})}(\hat{\mu}_1 - \hat{\mu}_2 - \hat{\delta}) \tag{7.8}$$

因此，在其他量固定的情况下，$\sigma(\hat{\sigma})$ 与 $\delta(\hat{\delta})$ 呈负线性相关。

### 7.2.3　讨论

除了连续型终点外，我们还在表 7.2 中提供了基于二分类终点的非劣效性假设的样本量计算公式，用于比较试验治疗和阳性对照。其假设如下：

$$H_0: p_1 - p_2 \leq \delta \quad \text{vs} \quad H_a: p_1 - p_2 > \delta, \tag{7.9}$$

其中 $p_1$ 和 $p_2$ 分别为试验治疗组和阳性对照组的发生率。请注意，对于二分类应答，与观察到的差异相关联的变异性取决于 $p_1$ 和 $p_2$，并且当 $p_1 = p_2 = 0.5$ 时达到其最大值

$$0.25\left(1 + \frac{1}{\kappa}\right)$$

变异性随着 $p_1$ 和 $p_2$ 远离 0.5 而变小。

**表 7.2    二分类终点非劣效性检验的样本量计算公式**

| 方法 | 样本量计算公式（$n_2$） | 备注 |
|---|---|---|
| 检验效能分析 | $\left(\dfrac{p_1(1-p_1)}{\kappa} + p_2(1-p_2)\right)\left(\dfrac{z_\alpha + z_\beta}{p_1 - p_2 - \delta}\right)^2$ | 控制第二类错误率（$\beta$） |
| 精度分析 | $\left(\dfrac{p_1(1-p_1)}{\kappa} + p_2(1-p_2)\right)\left(\dfrac{z_\alpha}{\omega}\right)^2$ | 控制第一类错误（$\alpha$） |
| 重现性分析 | $\left(\dfrac{\hat{p}_1(1-\hat{p}_1)}{\kappa} + \hat{p}_2(1-\hat{p}_2)\right)\left(\dfrac{z_\alpha + z_{1-P_0}}{\hat{p}_1 - \hat{p}_2 - \hat{\delta}}\right)^2$ | 控制与观察到的 $\hat{p}_1 - \hat{p}_2$ 相关的 $p_1 - p_2$ 及其变异度 |

注：1. $n_1 = \kappa n_2$。2. $\omega$ 是 $p_1 - p_2$ 的 $(1-\alpha) \times 100\%$ 置信区间的宽度。$\hat{p}_1$、$\hat{p}_2$ 和 $\hat{\delta}$ 是第一次试验中估计的发生率和估计的界值。3. $P_0$ 是期望的重现性概率。

此外，我们还通过在表 7.3 中列出一些可能的（和合理的）（$\alpha$，$\beta$，$p_1$，$p_2$，$\delta$，$\omega$，$\hat{p}_1$，$\hat{p}_2$，$\hat{\delta}$，$P_0$）组合，比较了采用检验效能分析、精度分析和重现性分析计算出的样本量。为了便于说明，我们设 $\hat{p}_1 = p_1$、$\hat{p}_2 = p_2$、$\hat{\delta} = \delta$、$P_0 = 1 - \beta$，则采用重现性分析计算出的样本量与采用检验效能分析计算出的样本量相同。因此，在简化并不失一般性的情况下，我们不区分检验效能分析和重现性分析的结果。

请注意，从表 7.3 中可以看出，两组是平衡的，即 $\kappa = 1$。$n_{\text{pow}}$、$n_{\text{pre}}$ 和 $n_{\text{rep}}$ 分别为采用检验效能分析、精度分析和重现性分析计算出的样本量。在这种情况下，我们为了简化，不区分检验效能分析和重现性分析。空白项表示该项的值与前一行中的值相同。

从表 7.3 中我们可以看到，除了一种情况外，所有情况都需要超过 1000 的样本量，这在罕见病临床试验中通常是不可行的。

**表 7.3    基于不同的 $\alpha$、$\beta$、$p_1$、$p_2$、$\delta$、$\omega$、$\hat{p}_1$、$\hat{p}_2$、$\hat{\delta}$ 和 $P_0$，采用检验效能分析、精度分析和重现性分析计算样本量的比较**

| $\alpha$ | $\beta(1-P_0)$ | $p_1(\hat{p}_1)$ | $p_2(\hat{p}_2)$ | $\delta(\hat{\delta})$ | $\omega$ | $n_{\text{pow}}(n_{\text{rep}})$ | $n_{\text{pre}}$ |
|---|---|---|---|---|---|---|---|
| **0.05** | 0.10 | 0.07 | 0.05 | 0 | 1% | 4 822 | 6 094 |
| | | | | | 2% | | 1 524 |
| | | | | | 2.5% | | 976 |
| | | | | $-0.5\%$ | | 3 086 | |
| | | | | $-1.5\%$ | | 1 574 | |

（续表）

| $\alpha$ | $\beta(1-P_0)$ | $p_1(\hat{p}_1)$ | $p_2(\hat{p}_2)$ | $\delta(\hat{\delta})$ | $\omega$ | $n_{pow}(n_{rep})$ | $n_{pre}$ |
|---|---|---|---|---|---|---|---|
| | 0.20 | | | 0 | | 3 482 | |
| | | | | −0.5% | | 2 228 | |
| | | | | −1.5% | | 1 138 | |
| **0.025** | 0.10 | | | 0 | 1% | 5 916 | 8 652 |
| | | | | | 2% | | 2 164 |
| | | | | | 2.5% | | 1 384 |
| | | | | −0.5% | | 3 786 | |
| | | | | −1.5% | | 1 932 | |
| | 0.20 | | | 0 | | 4 420 | |
| | | | | −0.5% | | 2 828 | |
| | | | | −1.5% | | 1 444 | |
| **0.05** | 0.10 | 0.08 | | 0 | 1% | 2 306 | 6 554 |
| | | | | | 2% | | 1 638 |
| | | | | | 2.5% | | 1 048 |
| | | | | −0.5% | | 1 694 | |
| | | | | −1.5% | | 1 024 | |
| | | 0.07 | 0.06 | 0 | 1% | 20 810 | 6 574 |
| | | | | | 2% | | 1 644 |
| | | | | | 2.5% | | 1 052 |
| | | | | −0.25% | | 13 318 | |
| | | | | −0.75% | | 6 796 | |

## 7.3　概率监测程序

从表 7.3 可以看出，由于可获得的患者数量较少，对于发病率极低或罕见病药物研发的临床试验，无论是检验效能分析、精度分析还是重现性分析，都不可行。因此，我们希望提出创新的方法，如基于概率陈述的方法（Chow 等，2017）来进行样本量计算，同时保持一定的统计可靠性。为此，Huang 和 Chow（2019）提出了一种概率监测程序。

概率监测程序的概念是根据临床、预算和其他考量因素，预先指定整个临床研究的总样本量，然后对一系列累积的子样本进行连续的概率监测，从而使跨越安全性和（或）有效性边界的概率等统计值保持统计可靠性。

此外，概率监测程序也有两种版本：一种是非适应性的，另一种是适应性的。为了更好地理解，我们通过以下假设检验描述两个版本的概率监测程序和安全性/有效性边界的选择。

考虑以下两种情况的样本量计算：①发病率极低的Ⅱ期临床试验；②罕见病临床试验。考虑以下非劣效性假设：

$$H_0 : p \geqslant p_0 \quad \text{vs} \quad H_a : p < p_0 \tag{7.10}$$

其中 $p_0$ 是一个预先指定的有临床意义的发病率阈值。如前所述，基于上述三种方法中的任何一种（即检验效能分析、精度分析和重现性分析）计算样本量均不可行。因此，Huang 和 Chow（2019）提出了一种针对预先指定样本量的概率监测程序，以保持一定的统计可靠性。我们将在下文分别描述监测程序的非适应性版本和适应性版本。

## 7.3.1 非适应性概率监测程序

非适应性概率监测程序包括 3 个步骤：

**步骤 1** 根据临床、经济和其他考量因素，选择适当的总样本量 $n$，并指定概率监测程序。例如，假设总样本量 $n=800$，并且监测程序由一系列 $Q=4$、样本量为 $n_1, n_2, \cdots, n_Q$ 的累积子样本 $\{s_1, s_2, \cdots, s_Q\}$ 组成，其中 $s_1 \subset s_2 \subset \cdots \subset s_Q$，$n_1 = 200$，$n_2 = 400$，$n_3 = 600$，且 $n_Q = n = 800$。

**步骤 2** 指定概率［有效性和（或）安全性］边界 $P_b$，例如 $P_b = 0.05$。

**步骤 3** 对于一个给定的顺序子样本 $s_q$，用 $r_q$ 表示事件数。计算概率 $P_q = B(r_q; n_q, p_0)$，其中 $B$ 表示累积的二项分布。如果 $P_q$ 小于边界 $P_b$（或者 $r_q$ 小于由 $n_q$、$p_0$ 和 $P_b$ 确定的预先指定的阈值），研究将继续进行，并且研究成功的把握较大；否则越过边界，研究很可能失败。重复监测程序，直到研究完成。

Huang 和 Chow（2019）在表 7.4 中用一个假设的例子演示了非适应性概率监测程序。在这个假设的例子中，为简单起见，我们假设总样本量 $n=800$，监测程序由一系列 $Q=8$ 的累积子样本组成。对于给定的真实 $p_0$ 和预先指定的边界 $P_b$，我们计算出未越过边界的最大可能概率及其对应的事件数，以及越过边界的最小可能概率及其对应的事件数。

**表 7.4** 非适应性概率监测程序

| $q$ | $n_q$ | $p_0=0.05$ $P_b=0.05$ | | | | $p_0=0.05$ $P_b=0.05$ | | | | $p_0=0.01$ $P_b=0.05$ | | | |
| --- | --- | --- | --- | --- | --- | --- | --- | --- | --- | --- | --- | --- | --- |
| | | $P_q^*$ | $r_q^*$ | $P_q^{**}$ | $r_q^{**}$ | $P_q^*$ | $r_q^*$ | $P_q^{**}$ | $r_q^{**}$ | $P_q^*$ | $r_q^*$ | $P_q^{**}$ | $r_q^{**}$ |
| 1 | 100 | 0.037 | 1 | 0.118 | 2 | | | | | | | | |
| 2 | 200 | 0.026 | 4 | 0.062 | 5 | 0.018 | 0 | 0.089 | 1 | | | | |
| 3 | 300 | 0.034 | 8 | 0.065 | 9 | 0.017 | 1 | 0.060 | 2 | 0.049 | 0 | 0.198 | 1 |
| 4 | 400 | 0.036 | 12 | 0.061 | 13 | 0.041 | 3 | 0.097 | 4 | 0.018 | 0 | 0.090 | 1 |
| 5 | 500 | 0.034 | 16 | 0.056 | 17 | 0.028 | 4 | 0.065 | 5 | 0.040 | 1 | 0.123 | 2 |
| 6 | 600 | 0.032 | 20 | 0.050 | 21 | 0.044 | 6 | 0.087 | 7 | 0.017 | 1 | 0.061 | 2 |
| 7 | 700 | 0.045 | 25 | 0.066 | 26 | 0.030 | 7 | 0.060 | 8 | 0.029 | 2 | 0.081 | 3 |
| 8 | 800 | 0.039 | 29 | 0.057 | 30 | 0.042 | 9 | 0.075 | 10 | 0.042 | 3 | 0.098 | 4 |

表 7.4 说明了非适应性概率监测程序。假设总样本量 $n=800$，监测程序由一系列 $Q=8$ 的累积子样本组成。$P_q^*$ 是子样本 $s_q$ 没有越过边界 $P_b$ 的可能累积概率的最大值，而 $r_q^*$ 是相应的事件数。$P_q^{**}$ 是子样本 $s_q$ 越过边界 $P_b$ 的可能累积概率的最小值，而 $r_q^{**}$ 是相应的事件数。空白项表示不适用。

最好的情况是，在每个单独的监测 $q$ 下，$P_q$ 永远不要跨过 $P_b$。但是，应该指出的是对于某些个别监测 $q$，$P_q$ 跨过 $P_b$ 并不意味着研究失败，仅高度暗示有失败的可能性，因为在研究结束之前，后续的子样本可能没有额外的事件。例如，在表 7.4 中有 $p_0 = 0.05$，$P_b = 0.05$，假设事件数为 $r_q = 6$，$q = 4$。则有 $P_q = 0.311$，它基本上跨过了边界 $P_b$ 并且高度暗示了失败的可能性。然而，仍然有可能随后不再发生任何事件，最终以 $r_8 = 6$ 和 $P_8 = B(r_8; n, p_0) = 0.004$ 告终，这个结果否认了失败的结论。

然而，考虑到 $r_q$ 的高观察值以及相应的对于个别监测 $q$ 的 $P_q$ 高值，继续进行研究具有高风险，因为研究很有可能失败，会导致时间和资源的浪费。然而，非适应性概率监测程序不能因无效而尽早停止研究，否则可能会导致检验效能的损失。因此，有必要提出一种适应性版本的概率监测程序。

## 7.3.2　适应性概率监测程序

适应性概率监测程序与非适应性版本的不同之处在于：①不同于固定概率 $p_0$，我们根据从之前的子样本 $s_{q-1}$ 中估计的发生率更新每个子样本 $s_q$ 的概率。②在某些停止标准下［即 $P_q$ 跨过了无效性/安全性和（或）有效性的边界］，可以提前停止研究。请注意，为了保持总体第一类错误率，并避免由于潜在的早期停止而损失检验效能，在每次监测后都可能需要更新边界。一方面，为了控制总体第一类错误率，可以根据检验统计量 $p$ 值的思想如单个 $p$ 值法（MIP）、$p$ 值总和法（MSP）或 $p$ 值乘积法（MPP）（Chow 和 Chang，2011）来选择有效性边界；另一方面，为了避免潜在的检验效能损失，我们应该在监测的早期阶段避免选择过于严格的无效性边界。

因此，适应性概率监测程序与非适应性概率监测程序具有相同的第一步，其余两步如下：

**步骤 2a**　确定无效性/安全性概率边界 $P_{fq}$ 和（或）有效性边界 $P_{eq}$，$q = 1, \cdots, Q$。

**步骤 3a**　对于一个给定顺序的子样本 $s_q$，$r_q$ 表示事件数。计算概率 $P_q = B(r_q; n_q, p_q)$，其中 $p_q$ 基于从 $s_q$ 观察到的发生率进行估计。其中一个合理的估计值是：

$$p_q = \min\left( p_0, \hat{p}_{q-1} + z_\varphi \sqrt{\frac{\hat{p}_{q-1}(1 - \hat{p}_{q-1})}{n_{q-1}}} \right)$$

其中

$$\hat{p}_{q-1} = \frac{r_{q-1}}{n_{q-1}}, \quad p_1 = p_0$$

且 $\varphi$ 是一个预先指定的值，即 $\varphi = 0.025$。如果 $P_q < P_{eq}$，该研究因有效而终止；如果 $P_q \geqslant P_{fq}$，该研究因无效而终止；否则，研究将继续进行。重复步骤 3a，直到研究提前停止或监测程序完成。

Huang 和 Chow（2019）在表 7.5 中用一个假设的例子演示了适应性概率监测程序。为简单起见，我们只考虑由于无效性/安全性而提前终止研究的情况，即我们只指定了无效性/安全性边界，并且为了不失一般性，对每个 $q$ 设置了相同的无效性/安全性边界 $P_{fq} = P_f$。请注意，由于没有因有效而早期终止研究，总体第一类错误率将不会膨胀。与非适应性概率监测相同，我们假设总样本量 $n = 800$，监测程序包含假设例子中一系列 $Q = 8$ 的累积子样本。此外，我们假设 $\varphi = 0.025$，并且每个子样本 $s_q$ 观察到的事件数 $r_q$ 为允许继续研究的最大值。

表 7.5 适应性概率监测程序

| | | $p_0 = 0.05$ $P_f = 0.15$ | | | $p_0 = 0.05$ $P_f = 0.10$ | | | $p_0 = 0.10$ $P_f = 0.10$ | | |
|---|---|---|---|---|---|---|---|---|---|---|
| $q$ | $n_q$ | $P_q^m$ | $r_q^m$ | $p_q$ | $P_q^m$ | $r_q^m$ | $p_q$ | $P_q^m$ | $r_q^m$ | $p_q$ |
| 1 | 100 | 0.118 | 2 | 0.05 | 0.037 | 1 | 0.05 | 0.058 | 5 | 0.10 |
| 2 | 200 | 0.084 | 5 | 0.047 | 0.064 | 2 | 0.030 | 0.064 | 12 | 0.093 |
| 3 | 300 | 0.170 | 10 | 0.047 | 0.073 | 3 | 0.024 | 0.099 | 21 | 0.093 |
| 4 | 400 | 0.150 | 15 | 0.05 | 0.072 | 4 | 0.021 | 0.085 | 31 | 0.099 |
| 5 | 500 | 0.179 | 21 | 0.05 | 0.070 | 5 | 0.020 | 0.075 | 40 | 0.10 |
| 6 | 600 | 0.151 | 24 | 0.05 | 0.068 | 6 | 0.019 | 0.096 | 50 | 0.10 |
| 7 | 700 | 0.170 | 29 | 0.05 | 0.066 | 7 | 0.018 | 0.091 | 59 | 0.10 |
| 8 | 800 | 0.187 | 34 | 0.05 | 0.064 | 8 | 0.017 | 0.085 | 68 | 0.10 |

表 7.5 说明了适应性概率监测程序。假设总样本量 $n = 800$，监测程序由一系列 $Q = 8$ 的累积子样本组成。$P_q^m$ 是子样本 $s_q$ 小于无效边界 $P_f$ 的可能累积概率的最大值，而 $r_q^m$ 为对应的最大事件数。假设对于每个子样本 $s_q$ 观察到的事件数 $r_q$ 是 $r_q^m$，则：

$$p_q = \min\left(p_0, \hat{p}_{q-1} + z_\varphi \sqrt{\frac{\hat{p}_{q-1}(1 - \hat{p}_{q-1})}{n_{q-1}}}\right), \quad \hat{p}_{q-1} = \frac{r_{q-1}^m}{n_{q-1}}, \quad \varphi = 0.025$$

且

$$p_1 = p_0$$

## 7.4 实例

为了说明在罕见病临床研究中应用所提出的非适应性和适应性概率监测程序，我们以评价先天性异常胎儿的治疗方法为例，该病的发病率为 1/10 000（Lilford 等，1995）。考虑对于较为晚期的原发性胆汁性肝硬化患者，建议使用一种新药作为常规药物熊脱氧胆酸的替代品进行治疗。假设此阶段原发性胆汁性肝硬化患者的 5 年死亡率 $p_0 = 30\%$。由于患病率非常低，计划进行一项单臂试验来研究该药物的效果，期望将死亡率从 30% 降低到 26%，即 $\Delta p = 4\%$。考虑显著性水平 $\alpha = 5\%$ 和检验效能 $1 - \beta = 90\%$，$(1-\alpha) \times 100\%$ 的置信区间的宽度 $\omega = 2\%$；基于检验效能分析和精度分析，检验假设（7.9）所需的样本量分别为

$$n_{\text{pow}} = p_0(1 - p_0)(z_\alpha + z_\beta)^2 / \Delta p^2 = 1124$$

和

$$n_{\text{pre}} = p_0(1-p_0)(z_a/\omega)^2 = 1420$$

显然，这种规模的研究需要长期从非常多的地区招募患者，特别是对于患病率低的地区，研究很难组织且很可能失败。

此时，我们可以考虑所提出的概率监测程序，基于有限且可获得的样本量实现推论，以实现一些统计可靠性。假设最大可接受的样本量为 $n=600$。我们可以考虑每累积 100 多个样本为 1 个监测程序，因此监测程序由一系列 $Q=6$ 的累积子样本 $\{s_1, s_2, \cdots, S_Q\}$ 组成，其大小如下：

$$n_1, n_2, \cdots, n_Q$$

其中

$$s_1 \subset s_2 \subset \cdots \subset s_Q$$

且

$$n_1 = 100, n_2 = 200, \cdots, n_Q = 600$$

对于非适应性监测程序，将边界指定为 $P_b=0.01$ 或 $0.005$，列出在每个阶段小于边界 $P_b$ 的可能累积概率的最大值 $P_q^m$ 以及相应的事件数 $r_q^m$。对于适应性监测程序，我们考虑了每个阶段由于无效性/安全性而提前终止的相同边界 $P_f=0.05$ 或 $0.10$ 的情况，假设每个子样本 $s_q$ 所观察到的事件数 $r_q^a$ 是允许研究继续进行的最大值的 0.8 倍，$P_q^a$ 表示相应的累积概率，发生率的估计值计算如下：

$$p_q = \min\left(p_0, \hat{p}_{q-1} + z_\varphi \sqrt{\frac{\hat{p}_{q-1}(1-\hat{p}_{q-1})}{n_{q-1}}}\right), \text{其中} \quad \hat{p}_{q-1} = \frac{r_{q-1}^m/2}{n_{q-1}}, \quad \varphi = 0.025$$

且

$$p_1 = p_0$$

详见表 7.6。

表 7.6 说明了应用于真实数据的非适应性和适应性概率监测程序。对于非适应性监测，$P_q^*$ 是对于子样本 $s_q$ 没有跨过边界 $P_b$ 的可能累积概率的最大值，$r_q^*$ 是相应的事件数。对于适应性监测，我们假设观察到的事件数 $r_q^a$ 是在每个阶段 $q$ 中累积概率小于无效性边界 $P_f$ 的最大可能事件数的 0.8 倍，$P_q^a$ 表示相应的累积概率，发生率的估计值计算如下：

$$p_q = \min\left(p_0, \hat{p}_{q-1} + z_\varphi \sqrt{\frac{\hat{p}_{q-1}(1-\hat{p}_{q-1})}{n_{q-1}}}\right), \quad \text{其中} \hat{p}_{q-1} = \frac{r_q^a}{n_{q-1}}, \varphi = 0.025$$

且

$$p_1 = p_0$$

表 7.6 非适应性概率监测和适应性概率监测的比较

| | | 非适应性监测 | | | | 适应性监测 | | | | | |
| | | $p_0 = 0.3$ $P_b = 0.01$ | | $p_0 = 0.3$ $P_b = 0.005$ | | $p_0 = 0.3$ $P_f = 0.05$ | | | $p_0 = 0.3$ $P_f = 0.10$ | | |
| $q$ | $n_q$ | $P_q^*$ | $r_q^*$ | $P_q^*$ | $r_q^*$ | $P_q^a$ | $r_q^a$ | $p_q$ | $P_q^a$ | $r_q^a$ | $p_q$ |
|---|---|---|---|---|---|---|---|---|---|---|---|
| 1 | 100 | 0.009 | 19 | 0.004 | 18 | 0.005 | 18 | 0.3 | 0.008 | 19 | 0.3 |
| 2 | 200 | 0.007 | 44 | 0.004 | 43 | 0.001 | 32 | 0.255 | 0.003 | 36 | 0.267 |
| 3 | 300 | 0.009 | 71 | 0.004 | 69 | 0.001 | 41 | 0.211 | 0.001 | 48 | 0.233 |
| 4 | 400 | 0.009 | 99 | 0.005 | 96 | 0.001 | 46 | 0.176 | 0.001 | 56 | 0.201 |
| 5 | 500 | 0.008 | 125 | 0.004 | 123 | 0.001 | 48 | 0.146 | 0.001 | 60 | 0.174 |
| 6 | 600 | 0.008 | 153 | 0.004 | 150 | 0.001 | 48 | 0.122 | 0.001 | 62 | 0.148 |

## 7.5 结语

检验效能分析常用于确定临床研究所需的样本量。如 Chow 等（2017）所述，这并不是临床研究中样本量计算的唯一方法。如本章所示，在临床实践中还有其他计算样本量的方法。这些方法包括精度分析、重现性分析和概率陈述。检验效能分析的基本思想是基于控制第二类错误率来确定样本量，从而在预先指定的置信水平检测出有临床意义的效应并达到所需的检验效能，而精度分析是基于控制第一类错误率来确定样本量。基于重现性分析进行的样本量计算是同时控制界值和变异性。

虽然上述三种传统方法在临床研究中常用于样本量计算，但是在一些临床研究中可能不可行，特别是发生率极低的临床试验和患病率极低的罕见病临床试验。在本章中，我们介绍了 Huang 和 Chow（2019）提出的用于确定罕见病临床研究中样本量的概率监测程序。实际上，Huang 和 Chow（2019）提出了两种版本的概率监测程序：一种是非适应性版本，另一种是适应性版本。概率监测程序的非适应性版本简单但不灵活，因为它不能提前终止试验，这可能会导致时间和资源的浪费。另一方面，适应性版本灵活但复杂，因为它需要在监测的每个阶段更新预期的临床效果，并允许基于安全性/无效性和（或）有效性提前终止研究，这节省了时间和资源。

需要注意的是，所提出的用于确定样本量的非适应性或适应性概率监测程序可以应用于复杂的创新设计（CID），如单病例随机对照试验设计（Zhou，2019）、适应性试验设计和主方案（平台试验设计），这些内容将在第 10 章和第 11 章分别进一步讨论。

# 8

# 真实世界数据和真实世界证据

## 8.1 引言

真实世界数据（real-world data，RWD）是指从各种来源常规收集的与患者健康状况和（或）提供的卫生保健有关的数据。RWD 的来源包括但不限于电子健康记录（electronic health record，EHR）、行政理赔和登记注册、个人数字健康应用程序、公共卫生数据库和新兴的来源。表 8.1 列出了一些常见的 RWD 来源。

在这些数据源中，EHR 数据源可能是 RWD 最重要的数据来源。EHR 数据通常包括来自随机和非随机临床试验（结构化或非结构化）的数据和患者体验数据。新兴的来源包括根据特定目的主动获取的数据，以及关于患者生理、生物、健康、行为或其所处环境的尚未得到实质性评估或验证的信息。因此，新兴的数据来源可能涉及基因组学、代谢组学和蛋白质组学。正如《21 世纪治愈法案》所指出的，真实世界证据（real-world evidence，RWE）通常是指来自除随机临床试验以外的药物使用或者潜在受益或风险的数据。然而，RWD 可能包含从随机或非随机的临床研究中获得的数据。因此，RWE 是通过应用研究方法从 RWD 获得的证据。在监管应用方面，RWE 可以进一步被定义为来源于 RWD 分析的关于医疗产品的使用和潜在受益或风险的临床证据［例如实质性证据（substantial evidence，SE）］。这些证据可用于在真实世界环境中研究健康状况，以及衡量治疗的有效性、安全性和临床受益/风险。此外，这一证据提供了传统的随机对照试验（randomized controlled trial，RCT）可能无法在自然环境或相关人群中获得的有价值的见解。

随着 RWD/RWE 的可用性不断增加，一个常被问到的问题是如何将 RWD/RWE 更好地整合到药物研发和监管审评中，特别是对于罕见病的药物研发。正如美国国会于 2016 年 12 月通过的《21 世纪治愈法案》以及随后的《处方药使用者费用法案》（PDUFA Ⅵ）所述，FDA 应该建立一个评估 RWE 潜在用途的流程，用于以下两项工作：①支持根据第 505(c) 条对已批准药物的新适应证的批准；②满足批准后的研究要求（21CCA，2016；PDUFA VI，2018）。这个流程应基于最近 FDA 关于 RWD/RWE 的指南（FDA，2019）中描述的框架。沿着这条线，对于申办方而言，如何在药物研发中将 RWE 纳入证据的生成（即用于监管审评和审批的 SE）具有重要意义。出于这个目的，RWE 需要匹配目前药品批准中作为监管标准 SE。

本章的其余部分内容如下。第 8.2 节比较了 RWE 和 SE（监管标准）之间的基本差异。第 8.3 节讨论了如何在药品的监管审评和审批中将 RWE 纳入 SE，还包括在监管过程中对 RWD 完整性和有效性的统计学考虑。第 8.4 节评估了用于支持药品上市申报审评和审批的 RWE 的统计方法。第 8.5 节给出了一个模拟研究的细节。本章的最后一部分是结语。

**表 8.1　RWD 来源举例**

| 数据来源 | 举例 |
|---|---|
| 电子健康记录（EHRs） | ● 诊断、症状和治疗<br>● 诊断性检测结果（影像、基因检测、医疗设备数据等）<br>● 医嘱/书面处方<br>● 人口统计资料<br>● 患者的特点<br>● 临床数据<br>● 患者体验数据 |
| 保险理赔和登记注册 | ● 诊断和程序代码<br>● 门诊药房配药数据<br>● 供应商和设施信息<br>● 保险计划/福利信息<br>● 服务日期<br>● 住院患者的住院时长 |
| 个人数字健康应用程序 | ● 患者体验数据<br>● 来自个人医疗设备的数据<br>● 来自消费者设备的传感器数据<br>● 社会经济和人口统计数据<br>● 非处方药列表 |
| 公共卫生数据库 | ● 国家死亡指数<br>● EPA 空气质量系统（AQS）的数据<br>● 卫生资源和服务管理局（HRSA）地区卫生资源档案（AHRF）<br>● 医疗保健研究和质量机构（AHRQ）医疗保健成本和利用项目 |
| 新兴的来源 | ● 基因组学<br>● 代谢组学<br>● 蛋白质组学 |

## 8.2　符合监管标准的真实世界证据

### 8.2.1　实质性证据与真实世界证据

**实质性证据**　为了申请对药物实体进行评估和上市批准，申办方必须向 FDA 提交有充分和良好对照的临床试验所累积的有效性和安全性 SE。SE 只能通过进行充分随机和有良好对照的临床试验来获得（21 CFR 314）。如 21 CFR 314.126 所述，有充分和良好对照的研究具有以下特征：①方案和结果报告包含明确的研究目的以及对研究方法和分析的总结；②使用对照（例如安慰剂对照、剂量对照、阳性对照、历史对照）进行有效性比较；③具有选择患有目标疾病的受试者的有效方法；④具有尽量减少偏倚并确保各组之间齐同可比的分配方法，通常采用随机化方法；⑤采用可尽量减少受试者、观察者和分析偏倚的方法，如采用盲法；⑥具有明确定义且可靠的患者疗效评估方法；⑦具有充分评估药物效应的分析计划。为了更好地理解，表 8.2 总结了有充分和良好对照的临床研究的特点。

**表 8.2　有充分和良好对照的研究的特点**

| 特征 | 要求 |
|---|---|
| 研究目的 | 清晰 |
| 分析方法 | 采用适当的统计方法 |
| 设计 | 可有效解决科学问题 |
| 受试者选择 | 确保患有所研究的疾病 |
| 受试者分配 | 尽量减小偏倚 |
| 研究参与者 | 尽量减小偏倚 |
| 疗效评估 | 有良好定义并且可靠 |
| 效应评估 | 精确和可靠 |

**真实世界证据**　如前所述，RWE 包含了来自除典型临床研究以外的多个来源的医疗保健信息，包括 EHR、理赔和账单数据、产品和疾病登记，以及通过个人设备和健康应用程序收集的数据。由于 RWD 同时包含随机研究和非随机试验（例如观察性研究）数据，RWE 可能来自于从随机研究中获得的 RWD 和（或）从观察性研究中获得的 RWD。

在实践中，人们认识到，与 RCT 相比，RWE 为开发证据提供了更多机会：①纳入更广泛的人群/采用更典型的常规实践；②包括长期终点以及与患者、提供者和支付者更相关的终点。然而，传统的 RCT 依然是药物研发的金标准。虽然存在有效性和可靠性方面的担忧，从观察性研究形成的 RWE 具有以下作用：①当随机化不可行时，通过使用高质量的数据和复杂的方法产生因果效应估计值，从而为开发稳健的证据提供机会；②允许更长的随访时间，使得长期结果能够被更好地理解；③以更具成本-效果和成本-效益的方式解决某些类型的临床问题。

**比较**　PDUFA Ⅵ 要求 FDA 加强 RWE 在监管决策中的使用，而监管标准仍然基于 SE。表 8.3 提供了 RWE 和 SE 之间的比较，包括：①法律依据；②偏倚和变异性；③证据来源；④临床实践；⑤评估方法；⑥有效性和完整性。

从表 8.3 可以看出，我们需要在填补 RWE 和 SE 之间的差异之前对 RWD 有良好的理解，以便其用于根据第 505(c) 条已批准药物的新适应证的监管审评和审批。Corrigan-Curay（2018）建议通过以下问题来更好地理解 RWD（这将用于产生 RWE），从而评估 RWE 和 SE 之间可能的差异。

ⅰ. 在各个系统/提供者之间是否存在一致的度量值？

ⅱ. 评估的频率是否足以产生证据？

ⅲ. 这些数据是来自一个独特的患者子集，还是其代表？

ⅳ. 这些数据的质量如何？

ⅴ. 是否有可能从多个数据库中获取，从而进行交叉验证，例如理赔/电子病历？

ⅵ. 有多少数据缺失了，是随机的吗？

以上问题覆盖了关于 RWD 生成 RWE 的代表性、一致性、质量、验证和完整性问题，这对从 RWD 产生的 RWE 的效度和信度有影响。

**表 8.3 实质性证据与真实世界证据的比较**

| 特征 | 实质性证据 | 真实世界证据 |
|---|---|---|
| 法规依据 | CFR | 《21 世纪治愈法案》 |
| 偏倚 | 偏倚最小化 | 选择偏倚 |
| 变异性 | 有期望值且可控制 | 有期望值，但是不可控制 |
| 从临床实践获得的证据 | 随机临床试验<br>反映有对照的临床实践 | 真实世界数据<br>反映真实临床实践 |
| 评估方法 | 统计方法已建立良好 | 统计方法未被完全建立 |
| 有效性和完整性 | 准确和可靠 | 仍待商榷 |

CFR，联邦法规。

## 8.2.2 真实世界证据与实质性证据的联系

为了使 RWE 与 SE（当前监管标准）匹配，我们需要对 RWD 有很好的理解，包括数据相关性/质量及其与 SE 的关系，从而产生适合监管目的的 RWE 并符合监管标准。这将在下文中描述。

**差异分析** 为了使 RWE 与 SE 匹配，建议进行差异分析，以确定 RWD 提供的证据与从 RCT 中收集的数据的差异，后者的数据构成了 SE。令 $\mu_{SE}$ 和 $\sigma_{SE}$ 分别为 RCT 的预期平均疗效和相应的标准差。类似地，令 $\mu_{RWD}$ 和 $\sigma_{RWD}$ 为 RWD 的预期平均疗效和相应的标准差。由于 RCT 的患者群体和 RWD 的患者群体相似但不同，因此我们有理由假设 $\mu_{RWD} = \mu_{SE} + \varepsilon$ 和 $\sigma_{RWD} = C\sigma_{SE}$（$C > 0$），其中 $\varepsilon$ 表示总体均值的偏移，$C$ 表示总体标准差的膨胀因子。因此，调整标准差后 RWD 的（治疗）效应量可以表示如下：

$$E_{RWD} = \left| \frac{\mu_{RWD}}{\sigma_{RWD}} \right| = \left| \frac{\mu_{SE} + \varepsilon}{C\sigma_{SE}} \right| = |\Delta| \left| \frac{\mu_{SE}}{\sigma_{SE}} \right| = |\Delta| E_{SE} \tag{8.1}$$

其中，$\Delta = (1 + \varepsilon/\mu_{SE})/C$，$E_{SE}$ 和 $E_{RWD}$ 分别是从 RCT 和 RWD（即 SE 和 RWE）观察到的有重要临床意义的效应量。$\Delta$ 是一种测量 RCT 患者群体与 RWD 患者群体之间效应量变化的敏感性指数。

从式（8.1）中可以看出，如果 $\varepsilon = 0$ 和 $C = 1$，则 $E_{SE} = E_{RWD}$。也就是说，这两种人群的效应量相同。在这种情况下，我们认为从 RWD 患者群体中观察到的结果可以推广到 RCT 的目标患者群体。换句话说，由 RWD 生成的 RWE 可用于支持对试验治疗的监管批准。换句话说，人口均值的变化可以被变异性的膨胀/紧缩所抵消。因此，当目标患者群体发生改变时，敏感性指数可能保持不变。表 8.4 总结了各种人群变化（即 $\varepsilon$ 的变化）和人群标准差的膨胀/紧缩变化（即 $C$ 的变化，无论是变异性的膨胀还是紧缩）所产生的影响。

Chow 和 Shao（2005）指出，在很多临床试验中，如果效应量与基线人口统计学和（或）患者特征（例如一个协变量向量）之间存在关系，则这两个人群的效应量可以通过基线人口统计学或患者特征联系起来。然而，在实践中，这种协变量可能不存在或存在但不能被观察到。在这种情况下，敏感性指数可以通过简单地用相应的估计值替换 $\varepsilon$ 和 $C$ 来评估（Chow 和 Shao，2005）。直观而言，$\varepsilon$ 和 $C$ 可以通过以下公式分别进行估计：

$$\hat{\varepsilon} = \hat{\mu}_{RWD} - \hat{\mu}_{SE} \text{ 和 } \hat{C} = \hat{\sigma}_{RWD}/\hat{\sigma}_{SE}$$

因此，敏感性指数可以通过以下公式进行估计：

$$\hat{\Delta} = \frac{1 + \hat{\varepsilon}/\hat{\mu}_{SE}}{\hat{C}}$$

在实践中，人群均值的变化（$\varepsilon$）和（或）人群标准差的膨胀/紧缩变化（$C$）可能是随机的。如果 $\varepsilon$ 和 $C$ 都是固定的，则可以根据从两个总体中获得的样本均值和样本方差来评估敏感性指数。然而，在真实世界问题中，$\varepsilon$ 和 $C$ 可以是固定的，也可以是随机变量。换句话说，有 3 种可能的情况：① $\varepsilon$ 是随机的，$C$ 是固定的；② $\varepsilon$ 是固定的，$C$ 是随机的；③ $\varepsilon$ 和 $C$ 都是随机的。Lu 等（2017）讨论了这些可能的场景。

表 8.4　敏感性指数的变化

| $\varepsilon/\mu$（%） | 变异性的膨胀 | | 变异性的紧缩 | |
| --- | --- | --- | --- | --- |
| | $C$（%） | $\Delta$ | $C$（%） | $\Delta$ |
| −20 | 120 | 0.667 | 80 | 1.000 |
| −10 | 120 | 0.750 | 80 | 1.125 |
| −5 | 120 | 0.792 | 80 | 1.188 |
| 0 | 120 | 0.833 | 80 | 1.250 |
| 5 | 120 | 0.875 | 80 | 1.313 |
| 10 | 120 | 0.917 | 80 | 1.375 |
| 20 | 120 | 1.000 | 80 | 1.500 |

令（$\Delta_L$，$\Delta_U$）为监管机构所接受的范围。如果 $\hat{\Delta}$ 落在监管可接受的范围内，我们可以声称 RWD 产生的 RWE 等同于 SE，并得出 RWE 可以用于支持试验治疗监管递交的结论。注意（$\Delta_L$，$\Delta_U$）的选择应基于监管考虑和医疗理由。例如，应用生物等效性评估的概念，如果 $\Delta$ 的置信区间在 $E_{SE}$ 的（80%，120%）范围内，我们可以称两个患者群体的效应量是相等的。

**数据相关性**　如果一个真实世界数据集是稳健的并能代表受试人群，那么这个真实世界数据集是相关的。真实世界数据集的数据相关性和质量决定了其是否能够解决在感兴趣的临床背景下的监管问题。在实践中，数据相关性通常关注选择偏倚，并经常通过回答以下问题来评估：

ⅰ. 数据集中的数据是否代表了受试人群？

ⅱ. 关键数据是否包括暴露、协变量和临床结局？

ⅲ. 如果使用了多个数据来源，在患者水平上不同数据来源是否有准确的关联？

ⅳ. 数据源中是否有足够的患者和随访时间来证明预期的治疗效应，包括充分获取潜在的安全事件？

因此，数据相关性通常是指相关的目标患者群体（例如患者诊断）、患者充分的药物暴露以及结局的可用性。

**数据质量或数据可靠性**　数据质量通常关注信息偏倚，可以通过回答以下问题进行评估：

　　ⅰ. 数据是否准确？
　　ⅱ. 这些数据有多完整？
　　ⅲ. 数据转换和数据传输是透明的吗？
　　ⅳ. 如果使用了多个数据来源，那么不同数据源之间的测量是否一致？

因此，数据的质量通常与数据的可靠性有关，这取决于数据的完整性（例如是否有缺失的数据）、数据的准确性（例如是否存在数据的选择或信息偏倚），以及当有多个数据源时数据传输的透明度。

**适合监管目的的数据**　生成适合监管目的的真实世界数据集的过程从选择一个或多个数据来源开始。适合监管目的的 RWD 的最终描述应包括数据相关性和数据质量的定量总结。由适合监管目的的 RWD 支持的递交文件都应该充分透明地描述满足特定监管要求/决定的适合监管目的的 RWD 的相关性和质量。这类关于适合监管目的的 RWD 的特定文件通常包括以下内容：

　　ⅰ. RWD 来源的历史记录和先前的数据管理文件；
　　ⅱ. 评估来自数据来源的选择偏倚；
　　ⅲ. 评估来自数据来源的信息偏倚；
　　ⅳ. 数据清理、转换、去标识化和关联的假设及程序的影响；
　　ⅴ. 评估关键数据元素获取和编码随时间的变化；
　　ⅵ. 对关键数据领域进行准确性测量，例如计算和（或）抽取的一致性的来源、敏感性以及特异性；
　　ⅶ. 关键数据字段的历史或已验证的有效性测量；
　　ⅷ. 根据字段和时间范围对数据的完整性进行评估。

**对借用数据采用贝叶斯方法**　设 $D_0$ 和 $D$ 分别为以往类似研究的历史数据和当前随机临床试验的数据。另外，设 $\pi(\theta)$ 为 $\theta$ 的先验分布，其中 $\theta$ 为感兴趣的参数。在这种情况下，我们可以通过合并从历史数据或相关的 RWD 中获得的信息来更新先验 $\pi(\theta)$，如下所示：

$$\pi(\theta|D,D_0)\propto L(\theta|D)\pi(\theta|D_0) \tag{8.2}$$

其中 $L(\theta|D)$ 是给定 $D$ 的似然函数。在式（8.2）下，Ibrahim 和 Chen（2000）提出了幂先验（power prior，PP）分布的概念，在 4 种常用的回归模型下将历史数据的似然函数提高到期望的检验效能。这些回归模型包括：①广义线性模型；②广义线性混合模型；③半参数比例风险模型；④生存数据的治愈率模型。

令 $\pi_0(\theta)$ 为基于 $D_0$ 的 $\theta$ 的先验分布。其思想是更新基于 $D_0$ 的先验。然后，使用后验作为新的先验来获得对 $\theta$ 的统计推断，从而将信息 $D_0$ 整合到 $D$ 中。换句话说，我们有：

$$\pi(\theta|D_0,\delta)\propto L(\theta|D_0)^\delta\pi_0(\theta)$$

其中 $L(\theta \mid D_0)$ 是给定 $D_0$ 的 $\theta$ 的似然函数；$\delta \in [0,1]$ 是一个参数，它决定了将信息 $D_0$ 纳入 $D$ 的量。请注意，当 $\delta=1$ 时，$D_0$ 被充分利用；当 $\delta=0$ 时，没有来自 $D_0$ 的信息能够被借用。因此，我们有：

$$\pi(\theta \mid D, D_0, \delta) \propto L(\theta \mid D)\pi(\theta \mid D_0, \delta) \propto L(\theta \mid D)L(\theta \mid D_0)^\delta \pi_0(\theta) \tag{8.3}$$

式（8.3）的主要缺点之一是 $\delta$ 在实践中是未知的。为了解决这个问题，Duan 等（2006）提示使用修正幂先验（modified power prior，MPP），其中将 $\delta$ 作为一个随机变量，服从 $\pi(\delta)$ 分布，如下：

$$\pi(\theta, \delta \mid D_0) = \frac{L(\theta \mid D_0)^\delta \pi_0(\theta)\pi(\delta)}{C(\delta)}$$

其中 $C(\delta) = \int_\Theta L(\theta \mid D_0)^\delta \pi_0(\theta)\mathrm{d}\theta$，给定 $D_0$。因此，$\theta$ 和 $\delta$ 的后验分布如下：

$$\pi(\theta, \delta \mid D, D_0) \propto L(\theta \mid D)\pi(\theta, \delta \mid D_0) \tag{8.4}$$

由于没有数据支持修改先验的方法，Pan 等（2017）提出利用 Kolmogorov-Smirnov（KS）统计量来测量和校正当前数据与历史数据之间的差异。该方法称为校正幂先验（calibrated power prior，CPP）法。令 $D=(y_1, \cdots, y_n)$ 为历史数据，$D_0=(x_1, \cdots, x_m)$ 为当前数据，而 $Z_{(1)} \leqslant \cdots Z_{(N)}$ 为结合了 $D_0$ 和 $D$ 的数据，其样本量 $N=n+m$。因此，KS 可以通过下式获得：

$$S_{\mathrm{KS}} = \max_{i=1,\cdots,N}\{\mid F(Z_{(i)}) - G(Z_{(i)})\mid\}$$

其中

$$F_m(t) = \Sigma I(x_j \leqslant t)/m \text{ 且 } G(t) = \Sigma I(y_i \leqslant t)/n$$

分别为 $D_0$ 和 $D$ 的分布函数。

因为 KS 测量了 $D_0$ 和 $D$ 之间的分布差异，较大的 $S_{\mathrm{KS}}$ 值提示 $D_0$ 与 $D$ 分布不一致。如果我们定义：

$$S = \max(m,n)^{1/4}S_{\mathrm{KS}}$$

则 $\delta$ 和 $S$ 之间的关系可以描述如下：

$$\delta = g(S; \phi) = \frac{1}{1 + \exp\{a + b\log(S)\}} \tag{8.5}$$

其中 $\phi=(a,b)$ 是控制 $\delta$ 和 $S$ 相关性的参数，$b>0$。可以看出，$\delta$ 值相对较小时，表明 $D_0$ 的分布与 $D$ 的分布明显不一致。

假设 $D_0$ 和 $D$ 是正态分布时，即 $x_i \sim N(\mu_0, \sigma_0^2)$ 且 $y_j \sim N(\mu_0 + \gamma, \sigma_0^2)$，$i=1,\cdots,m$ 且 $j=1,\cdots,n$，式（8.5）中的参数 $a$ 和 $b$ 可以通过以下步骤来确定：

**步骤 1**　获得 $D_0$ 中人群均值和人群方差的估计值。也就是 $\hat{\mu}_0 = \bar{x}$，其中 $\bar{x} = \sum\limits_{i=1}^m x_i/m$，$\hat{\sigma}_0^2 = \sum\limits_{i=1}^m (x_i - \bar{x})/(m-1)$。

**步骤 2** 设 $\gamma$ 为 $D_0$ 和 $D$ 之间差值的均值。用 $\gamma_c$ 表示可以忽略不计的平均差值（换句话说，$D_0$ 和 $D$ 是一致的）。然后，得到最小平均差值，用 $\gamma_{\bar{c}}$ 表示，通过此值得到 $D_0$ 和 $D$ 分布不一致的结论。

**步骤 3** 从 $N(\hat{\mu}_0+\gamma,\hat{\sigma}_0^2)$ 中模拟 M 个样本 $(y_1,\cdots,y_n)$。然后对于每个样本，计算 $D_0$ 和 $D$ 之间的 KS。用 $\gamma_c$ 替代 $\gamma_{\bar{c}}$，然后重复步骤 3。

**步骤 4** 令 $S^*(\gamma_c)$ 为 M 个 KS 统计数据的中位数。参数可以通过以下方程来求解：

$$\delta_c = g\{S^*(\gamma_c);\phi\}$$
$$\delta_{\bar{c}} = g\{S^*(\gamma_{\bar{c}});\phi\}$$

如果我们选择 $\delta_c$ 接近 1（如 0.98），$\delta_{\bar{c}}$ 始终接近 0（如 0.01），且 $a$ 和 $b$ 可以通过下式获得：

$$a = \log\left(\frac{1-\delta_c}{\delta_c}\right) - \frac{\log\left\{\frac{(1-\delta_c)\delta_{\bar{c}}}{(1-\delta_{\bar{c}})\delta_c}\right\}\log\{S^*(r_c)\}}{\log\left\{\frac{S^*(r_c)}{S^*(r_{\bar{c}})}\right\}}$$

$$b = \frac{\log\left\{\frac{(1-\delta_c)\delta_{\bar{c}}}{(1-\delta_{\bar{c}})\delta_c}\right\}}{\log\left\{\frac{S^*(r_c)}{S^*(r_{\bar{c}})}\right\}}.$$

一旦 $a$ 和 $b$ 被确定，$\theta$ 的 CPP 通过下式给出：

$$\pi(\theta|D_0,a,b) = L(\theta|D_0)^{[1+\exp\{a+b\log(S)\}]^{-1}}\pi_0(\theta) \tag{8.6}$$

Viele 等（2014）提出一种测试和池化的方法，通过检验以下假设来检验当前数据（例如从 RCT 中收集的数据）与历史数据（例如 RWD）的差异：

$$H_0:p_h=p_c \quad \text{vs} \quad H_a:p_h\neq p_c \tag{8.7}$$

其中 $p_h$ 和 $p_c$ 分别为历史数据和当前数据的反应率。如果我们不能拒绝原假设，那么历史数据和当前数据可以结合起来进行最终分析。需要注意的是，上述方法只能确定历史数据是否可以结合起来进行最终分析。该方法无法确定可以借用多少信息来进行进一步的分析。为了解决这一问题，Liu（2017）通过检验以下假设提出了基于 $p$ 值的幂先验（$p$-value-based power prior，PVPP）方法：

$$H_0:|\theta_h-\theta|>\eta \quad \text{vs} \quad H_1:|\theta_h-\theta|<\eta \tag{8.8}$$

另外，Gravestock 等（2017）通过考虑 $\delta$ 的估计值提出了具有适应性幂先验的经验贝叶斯法（EBPP）。

$$\hat{\delta}(D_0,D) = \arg\max_{\delta\in[0,1]}L(\delta;D_0,D)$$

其中

$$L(\delta;D_0,D) = \int L(\delta;D)\pi(\theta\mid\delta,D_0)\mathrm{d}\theta = \frac{\int L(\delta;D)L(\theta;D_0)^\delta\pi(\theta)\mathrm{d}\theta}{\int L(\theta;D_0)^\delta\pi(\theta)\mathrm{d}\theta}$$

其中 $\eta > 0$ 是预先指定的常数。设 $p$ 是两个单侧检验 $p$ 值中的最大值。在测试和池化的方法下，我们可以对 $\delta$ 仅取 0 或 1，Gravestock 等（2017）建议考虑以下 $p$ 的连续函数：

$$\delta = \exp\left[\frac{k}{1-p}\ln(1-p)\right]$$

其中 $k$ 是一个预先指定的常数。较小的 $p$ 值表明，可以从历史数据或相关的 RWD 中借用更多的信息。

### 8.2.3　真实世界数据/真实世界证据在临床研究中的潜在应用

真实世界数据/真实世界证据（RWD/RWE）在临床研究中有广泛的潜在应用，包括：①干预性随机临床试验；②干预性非随机试验；③非干预性非随机研究。

对于传统的随机试验，RWD 可用于评估入组标准、试验可行性和选择研究中心。此外，EHR 和理赔数据可以用于识别结局，而移动技术可以用来获取支持性终点（例如评估下床活动的情况）。对于临床实践中的试验，实用性 RCTs 可能使用 eCRF 和有/无 EHR 的理赔信息。如果是单臂研究，我们可以使用外部对照。对于观察性研究，我们可以将现有的数据库用于病例对照和（或）回顾性队列研究。但应当指出，每种方法都面临不同的挑战和机遇。

**扩大适应证的例子**　一个典型的例子是 FDA 在 2019 年 4 月批准了扩大 Ibrance（哌柏西利；palbociclib，PAL）的适应证。Ibrance 最初的适应证是治疗女性 HR（＋）和 HER2（－）晚期或转移性乳腺癌。申办方提交了由 RWD 产生的 RWE，RWD 来源于 IQVIA（以前为 Quintiles and IMS Health，Inc.）保险数据库、Flatiron 健康乳腺癌数据库，以及申办方自己的 Ibrance 用于治疗男性乳腺癌的全球数据库。RWE 来源于适用于监管目的的 RWD，包括两个男性转移性乳腺癌队列：PAL＋内分泌治疗（endocrine therapy，ET）队列和单独 ET 队列。RWE 显示，PAL＋ET 组的中位治疗（一线治疗）时间为 8.5 个月（$n=37$），单独 ET 组为 4.3 个月（$n=214$）。在所有品系中，PAL＋ET 组的最大反应率为 33.3%（$n=12$），单独 ET 组为 12.5%（$n=8$）。

基于①男性乳腺癌的罕见性（在所有乳腺癌中占比不到 1%）和②女性与男性之间乳腺癌生物学的相似性，将 RWE 与 SE 匹配被认为是可以接受的。

**上市后说明书修改的例子**　FDA 基于国家神经疾病和卒中研究所（NINDS）的一项随机试验，批准了 0.9 mg/kg 剂量的 Alterpalse 用于治疗急性缺血性卒中（AIS）。该药物随后在 2002 年获得了台湾地区食品和药品管理局（TFDA）的批准。然而，在东亚人群中，重组组织型纤溶酶原激活剂（rt-PA）的剂量与其治疗缺血性卒中的安全性/有效性之间的关系尚未得到很好的评价。

因此，台湾地区急性缺血性卒中溶栓治疗（TTT-AIS）研究小组依托台湾的一个基于互联网的学术研究和交互式溶栓治疗注册平台，从中选择适合监管目的的 RWD 数据库，进行了一项前瞻性多中心观察性研究（Chao 等，2014）。然后得出了不同剂量 rt-PA 治疗中国台湾急性卒中患者的 RWE。共计 1004 例符合条件的患者根据用于治疗急性卒中的 rt-PA 的剂量进行分组：0.9 mg/kg（$n=422$）、0.8 mg/kg（$n=202$）、0.7 mg/kg（$n=199$）和 0.6 mg/kg（$n=181$）。安全性结局为有症状性脑出血和 3 个月内死亡。疗效结局为 3 个月时有良好的功能结局（改良 Rankin 量表≤1 分）。

如 Chao 等（2014）所述，随着年龄的增长，有症状性脑出血有明显的上升趋势（$p=$ 0.002）。多因素 logistic 回归分析显示，0.9 mg/kg 的剂量是症状性脑出血的预测指标（$p=0.0109$），≤0.65 mg/kg 的剂量是良好功能结局的预测指标（$p=0.0369$）。在 71～80 岁的患者中，随着 rt-PA 剂量的增加，症状性脑出血有显著增加的趋势（$p=0.0130$），且功能结局有显著变差的趋势（$p=0.0179$）。这些患者在 3 个月时的死亡率也有增加的趋势（$p=0.0971$）。

尽管 rt-PA 0.9 mg/kg 的剂量是对东亚人群中所有患者的推荐剂量，但 TFDA 认为该 RWE 不支持这一剂量。在老年患者（71～80 岁）中，低于 0.6 mg/kg 的剂量可能会有更好的结果。因此，TFDA 接受基于 RWD/RWE 的上市后说明书修改。

## 8.3　真实世界数据的有效性

如前所述，RWD 通常由来自随机和（或）非随机（已发表或未发表）研究的数据集组成。因此，治疗组和对照组之间很可能不平衡。此外，有阳性结果的研究最有可能被发表并被大数据接受。在这种情况下，即使使用倾向得分匹配可以帮助减少选择偏倚，但由于被大数据所接受的大多数数据集最有可能是那些有阳性结果的研究，这一偏倚可能是实质性的，因此不能被忽视。所以，无论大数据分析是病例对照研究、meta 分析，还是基因组学研究中的数据挖掘，都存在一种偏倚。在本节中，我们试图评估 RWD 接受阳性数据集的选择偏倚。

### 8.3.1　真实世界数据的偏倚

令 $\mu$ 和 $\mu_B$ 分别为所研究疾病的目标患者群体的真实平均值和池化历史数据的真实平均值。令 $\varepsilon=\mu_B-\mu$，它取决于历史数据中具有阳性结果的数据集的未知百分比。现在，令 $\mu_P$ 和 $\mu_N$ 分别为在目标患者群体中进行的阳性研究和非阳性研究数据集的真实平均值。另外，令 $r$ 为在目标患者群体中进行的阳性研究的比例，该比例通常是未知的。为了说明和简单起见，我们假设在这些多中心研究中，治疗在各中心和各研究之间都不存在相互作用。在这种情况下，我们有：

$$\mu=r\mu_P+(1-r)\mu_N \tag{8.9}$$

其中 $\mu_P>\delta>\mu_N$，$\delta$ 是具有临床意义的效应。换句话说，可认为估计效应大于 $\delta$ 的研究是一个阳性的研究。从式（8.9）中可以看出，如果历史数据只包含来自阳性研究的数据集，即 $r=1$，则其简化为：

$$\mu=\mu_P$$

换句话说，在这种极端情况下，历史数据不包含任何有非阳性结果的研究。在实践中，我们期望 $\frac{1}{2}<r\leqslant1$。

对于一个给定的历史数据，可以根据历史数据中的阳性研究的数量来估计 $r$（即 $\hat{r}$）。在实践中，$\hat{r}$ 通常高估了真实的 $r$，因为已发表的或阳性的研究更有可能被包括在历史数据中。因此，我们有：

$$E(\hat{r}) - \Delta = ra$$

现在，为了简单起见，假设所有历史数据中包含的研究都是平行设计的，所有阳性研究和非阳性研究的样本量分别为 $n_P$ 和 $n_N$。令 $x_{ij}$ 为第 $j$ 个阳性研究中第 $i$ 个受试者的反应，$i=1,\cdots,n_P$ 且 $j=1,\cdots,rn$，其中 $n$ 为历史数据中的研究总数。并且，令 $y_{ij}$ 为第 $j$ 项非阳性研究中第 $i$ 名受试者的反应，$i=1,\cdots,n_N$ 且 $j=1,\cdots,(1-r)n$。因此，$\hat{\mu}$ 的偏倚由以下公式给出：

$$
\begin{aligned}
偏倚(\hat{\mu}) = E(\hat{\mu}) - \mu &= E[\hat{r}\hat{\mu}_P + (1-\hat{r})\hat{\mu}_N] - \mu \\
&\approx (r+\Delta)\mu_P + (1-r-\Delta)\mu_N - \mu \\
&= \Delta(\mu_P - \mu_N)
\end{aligned}
\tag{8.10}
$$

其中

$$\hat{\mu}_P = \bar{x} = \frac{1}{rnn_P} \sum_{j=1}^{m} \sum_{i=1}^{n_P} x_{ij}$$

和

$$\hat{\mu}_N = \bar{y} = \frac{1}{(1-r)nn_N} \sum_{j=1}^{(1-r)n} \sum_{i=1}^{n_N} y_{ij}$$

因此，我们有：

$$偏倚(\hat{\mu}) = \Delta(\mu_P - \mu_N) \tag{8.11}$$

其中 $\mu_P > \delta > \mu_N$，$\delta$ 是一个预先指定的表明临床意义的效应常数。在实践中，$\delta$ 可以用于控制极端情况下（即 $r$ 为 $100\%$）阳性研究的数量。

关于检验效能，通过式（8.9），$\hat{\mu}$ 的方差由以下公式给出：

$$
\begin{aligned}
\mathrm{Var}(\hat{\mu}) = \frac{1}{n}\hat{\sigma}^2 &= r^2\left(\frac{\sigma_P^2}{rnn_P}\right) + (1-r)^2\left(\frac{\sigma_N^2}{(1-r)nn_N}\right) \\
&= \frac{1}{n}[r\sigma_P^2/n_P + (1-r)\sigma_N^2/n_N] \geqslant 0
\end{aligned}
$$

其中

$$\sigma_P^2 = \frac{1}{rnn_P} \sum_{j=1}^{m} \sum_{i=1}^{n_P} (x_{ij} - \bar{x})$$

和

$$\sigma_N^2 = \frac{1}{(1-r)nn_N} \sum_{j=1}^{(1-r)n} \sum_{i=1}^{n_N} (y_{ij} - \bar{y})$$

$n_P$ 和 $n_N$ 分别为阳性研究和非阳性研究的样本量，$n$ 为历史数据中可接受的研究总数。另外，如果我们取上面公式的导数，就会出现：

$$\frac{\partial}{\partial r}[\mathrm{Var}(\hat{\mu})] = \frac{1}{n}(\sigma_P^2/n_P - \sigma_N^2/n_N)$$

由于阳性研究的组间差异大于非阳性研究，因此可以合理地假设 $\sigma_P^2$ 大于 $\sigma_N^2$。因此，如果阳性研究和非阳性研究的样本量接近，我们就有 $\sigma_P^2/n_P > \sigma_N^2/n_N$，且 $\hat{\sigma}^2$ 是 $r$ 的增函数。在这种情况下，如果 $n$ 是固定的，预计历史数据分析的检验效能可能会随着 $r$ 的增加而降低。以上讨论表明，历史数据分析的检验效能可以基于 $RWD$ 中可用的数据，通过对以下概率的评价来进行研究：

$$P\{\hat{\sigma}_P^2/n_P > \hat{\sigma}_N^2/n_N \mid \mu_P, \mu_N, \sigma_P^2, \sigma_N^2, \text{and } r\}$$

## 8.3.2　重现性概率

重现性概率被定义为使用先前试验数据的未来试验的估计检验效能（estimated power，EP）。理论上，不同的试验是独立的；如果这些试验采用相同的研究设计和假设，无论以前试验的结果如何，新试验获得统计上的显著结果的概率将与以前的研究相同（Goodman，1992）。当 $H_1$ 确实是正确的，观察到一个有显著意义的临床结果的概率称为测试程序的检验效能。

假设当且仅当 $|T| > c$ 时原假设 $H_0$ 被拒绝，其中 $c$ 为已知常数（为正数），$T$ 为检验统计量。若为双侧的备择假设，检验效能将为：

$$P(|T| > c \mid H_1) = P(|T| > c \mid \theta) \tag{8.12}$$

其中 $T$ 是一个检验统计量，$H_a$ 是备择假设，$\theta$ 为一个未知参数。虽然试验是独立的，但历史试验的结果仍然可以作为后续试验的合理参考。根据 Chow 的研究，重现性概率可以通过 EP 方法、置信界（confidence bound，CB）方法和贝叶斯方法来估计（Shao 和 Chow，2002）。CB 方法最为保守，其次是贝叶斯方法，最后是 EP 方法。在本研究中，我们使用 EP 方法和 CB 方法来估计重现性概率。

所采用的 EP 方法如下。考虑一个两组方差不等的平行设计。令 $x_{ij}$ 为第 $i$ 组（$i=1,2$）中的第 $j$ 个受试者，其独立分布为 $N(\mu_i, \sigma_i^2)$，其中 $\sigma_1^2 \neq \sigma_2^2$。因此，当 $n_1$ 和 $n_2$ 很大时，式（8.12）的统计量 $T$ 为：

$$T = \frac{\bar{x}_1 - \bar{x}_2}{\sqrt{s_1^2/n_1 + s_2^2/n_2}} \tag{8.13}$$

$T$ 近似服从正态分布 $N(\theta, 1)$，其中

$$\theta = \frac{\mu_1 - \mu_2}{\sqrt{\sigma_1^2/n_1 + \sigma_2^2/n_2}} \tag{8.14}$$

因此，通过用估计的统计量 $T$ 代替式（8.12）中的 $\theta$，可得到 EP 方法下的重现性概率：

$$\hat{P} = \Phi[T(x) - z_{0.975}] + \Phi[-T(x) - z_{0.975}] \tag{8.15}$$

EP 方法将提供一个乐观的结果，即在应用于我们所提出的方法时，对偏倚的调整可能是不够的。CB 方法将提供一个更保守的重现性概率估计值。

考虑前面方差不相等的两组平行设计，方差分别为 $\sigma_1^2$ 和 $\sigma_2^2$。当 $n_1$ 和 $n_2$ 都很大时，由

式（8.13）估计的统计量 $T$ 近似遵循 $N(\theta,1)$ 的分布，其中非中心参数 $\theta$ 由式（8.14）给出。因此，通过 CB 方法得到的重现性概率为：

$$\hat{P}_- = \Phi[|T(x)| - 2z_{0.975}] \tag{8.16}$$

## 8.4　对真实世界证据进行评估的统计方法

如前一节所述，可以通过 $\Delta(\mu_P - \mu_N)$ 评估 RWD 的有效性。我们提出了一种基于重现性概率的方法，使用 RWD 来估计 $\Delta(\mu_P - \mu_N)$。在这种方法中，对参数 $\Delta$ 和 $(\mu_P - \mu_N)$ 分别进行估计。

### 8.4.1　$\Delta$ 的估计

如前所述，历史数据中阳性试验的比例 $\hat{r}$ 总是被高估。换句话说，$\hat{r}$ 大于实际的比例 $r$。根据经验检验效能或重现性概率的概念，假设观察到的平均反应和相应的样本方差如下，我们可以通过观察未来研究中阳性结果的重现性概率来估计 $r$：

$$p = P\{未来研究为阳性 | \mu \equiv \hat{\mu}_B \text{ 且 } \sigma \equiv \hat{\sigma}_B\}$$

上述表达式可以解释为给定所观察到的平均反应（$\hat{\mu}_B$）和相应的样本标准差（$\hat{\sigma}_B$），如果我们要在相似的实验条件下进行 100 次临床试验，我们期望看见 $p \times 100$ 个有阳性结果的研究。因此，直观地说，$p$ 是对未知 $r$ 的合理估计。在历史数据下，我们有：

$$\hat{\mu}_B = \hat{\mu}_1 - \hat{\mu}_0 \text{ 和} \hat{\sigma}_B = \sqrt{\frac{n_1 \hat{\sigma}_1^2 + n_2 \hat{\sigma}_0^2}{n_1 + n_0}} \tag{8.17}$$

其中 $\hat{\mu}_1$ 和 $\hat{\mu}_0$ 分别是历史数据中治疗组和安慰剂组的池化均值，$n_1$ 和 $n_0$ 分别是池化历史数据中治疗组和安慰剂组的样本量，$\hat{\sigma}_1^2$ 和 $\hat{\sigma}_0^2$ 分别为治疗组和安慰剂组的估计方差。则式（8.15）和式（8.16）中的统计量 $T$ 为：

$$T = \sqrt{\frac{n_{m1} n_{m0}}{n_{m1} + n_{m0}}} \frac{\hat{\mu}_B}{\hat{\sigma}_B} \tag{8.18}$$

其中 $n_{m1}$ 和 $n_{m0}$ 是纳入历史数据的研究中治疗组和安慰剂组的中位样本量。因此，我们有：

$$\Delta = \hat{r} - \hat{p} \tag{8.19}$$

### 8.4.2　$\mu_P - \mu_N$ 的估计

令 $(L_P, U_P)$ 和 $(L_N, U_N)$ 分别为 $\mu_P$ 和 $\mu_N$ 的 $(1-\alpha) \times 100\%$ 置信区间。在正态性和 $\sigma_P = \sigma_N$ 假设下，我们有：

$$(L_P, U_P) = \hat{\mu}_P \pm z_{1-\alpha/2} \frac{\hat{\sigma}_P}{\sqrt{rnn_P}} \text{ 和} (L_N, U_N) = \hat{\mu}_N \pm z_{1-\alpha/2} \frac{\hat{\sigma}_N}{\sqrt{(1-r)nn_N}} \tag{8.20}$$

当选择偏倚确实存在时，有理由假设阳性研究和非阳性研究是不同的。换句话说，阳性研究的平均效应可能在统计学上与非阳性研究有所不同。在这种情况下，我们假设 $\mu_P >$ $\delta > \mu_N$，以及 $\mu_P$ 和 $\mu_N$ 的置信区间，即 $(L_P, U_P)$ 和 $(L_N, U_N)$，不会相互重叠。在极端情况下，$U_N$ 接近 $L_P$。因此，我们有：

$$\hat{\mu}_P - z_{1-\frac{\alpha}{2}} \frac{\hat{\sigma}_P}{\sqrt{n_P}} \approx \hat{\mu}_N + z_{1-\frac{\alpha}{2}} \frac{\hat{\sigma}_N}{\sqrt{n_N}}$$

这导致

$$\hat{\mu}_P - \hat{\mu}_N \approx z_{1-\frac{\alpha}{2}} \frac{\hat{\sigma}_P}{\sqrt{n_P}} + z_{1-\frac{\alpha}{2}} \frac{\hat{\sigma}_N}{\sqrt{n_N}} = z_{1-\frac{\alpha}{2}} \left( \frac{\hat{\sigma}_P}{\sqrt{n_P}} + \frac{\hat{\sigma}_N}{\sqrt{n_N}} \right)$$

通过将距离 $(\mu_P, \mu_N)$ 作为 $\mu_P - \mu_N$ 的估计值，我们有

$$\text{距离}(\mu_P, \mu_N) = z_{1-\frac{\alpha}{2}} \left( \frac{\hat{\sigma}_P}{\sqrt{n_P}} + \frac{\hat{\sigma}_N}{\sqrt{n_N}} \right) \tag{8.21}$$

## 8.4.3 备注

在某些极端情况下，只能获得来自阳性研究的数据。效应量最小的研究可用于估计 $L_N$ 和 $U_N$。

$\Delta$ 和 $(\mu_P - \mu_N)$ 这两个参数分别对应两个假设：①阳性研究更有可能发表；②阳性研究和阴性研究有不同的分布。这是对历史试验数据中选择偏倚的合理考量。基于所提出方法的假设，我们提出了一个两步程序来确定是否适合应用该方法。

**步骤 1** 通过（8.8）计算历史数据中阳性研究的比例 $\hat{r}$，并与历史数据集中包含的每个研究的设计检验效能进行比较。如果阳性研究的比例大于大多数研究的检验效能（在实践中往往大于所有研究），则进行第二步。

**步骤 2** 计算阳性研究和非阳性研究的平均差值 $\hat{\mu}_P - \hat{\mu}_N$，并与式（8.14）给出的理论距离进行比较。可以在出现以下情况时进行调整：

$$\hat{\mu}_P - \hat{\mu}_N < z_{1-\frac{\alpha}{2}} \left( \frac{\hat{\sigma}_P}{\sqrt{n_P}} + \frac{\hat{\sigma}_N}{\sqrt{n_N}} \right)$$

通过这个两步程序，所估计的偏倚将能够减少高估 $M_1$ 的偏倚。EP 方法被认为是一种保守的调整，当偏倚不极端时，采用此法是合理的。当 $\hat{r}$ 比大多数纳入研究的检验效能更大时，CB 方法将更合适。

# 8.5 模拟实验

在本节中，我们设计了模拟实验，通过比较校正后的治疗效应与目标患者群体的真实效应，来检验所提出的偏倚校正程序的性能。以下步骤重复 1000 次。对于这些场景中的每个参数组合，将执行 100 次重复。采用 SAS 9.4 软件进行了模拟研究和数据分析。

### 8.5.1　参数说明

我们假设每个试验包含两组患者（治疗组和对照组），两组的反应分别遵循 $N(2,5)$ 和 $N(0,5)$ 的正态分布。因此，每组 100 名受试者有 80% 的检验效能来检测有临床意义的差值"2"。模拟每组的样本量为 49、63、79、100 和 133，分别达到 50%、60%、70%、80% 和 90% 的检验效能。阳性研究和非阳性研究通过 $t$ 检验程序进行分类。

为了评估所提出的偏倚校正程序的性能，偏倚被定义为从池化数据中估计的效应值 $\hat{\mu}_B$ 与真实效应值 $\mu$ 之间的相对差值，在本实验中为 2，如下：偏倚 $=(\hat{\mu}_B-\mu)/\mu$。调整后的偏倚被定义为 $(\hat{\mu}_B-\mu-\varepsilon)/\mu$，其中 $\varepsilon$ 是所提出方法中的估计偏倚的校正因子。

为了评估所提出方法的性能，我们考虑了以下情况：

情景 1：提出的使用 EP 方法或者 CP 方法的偏倚调整方法的性能。

情景 2：当没有阴性研究时，所提出的偏倚调整方法的性能。

情景 3：在只有少量历史研究时所提出的偏倚调整方法的性能。

在情景 1 中，模拟研究的目标是评估所提出的偏倚调整方法的性能，并比较 EP 方法或 CB 方法的性能。表 8.5 和图 8.1 总结了偏倚和调整的量。与预期一样，选择偏倚随着历史数据中观察到的阳性研究比例的增加而增加。当 $r$ 比设计检验效能大 15% 时，EP 方法可以略微降低偏倚。当比例 $r$ 接近设计检验效能（±10%）时，EP 方法可能不合适，因为它可能会增加偏倚。CB 方法也产生了类似的性能。CB 方法所做的调整量大于 EP 方法。当阳性研究的比例 $r$ 比设计的检验效能超出近 15% 时，调整的偏倚非常接近 0。这两种方法通过向正确方向调整偏倚，都可以实现 $M_1$ 的保守估计，结果显示 EP 方法的调整比 CB 方法更温和。

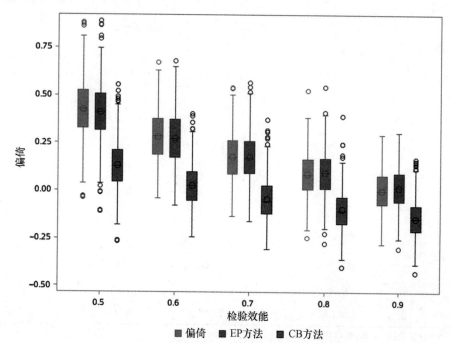

**图 8.1**　不同检验效能下所提出的偏倚调整方法的性能

表 8.5　在不同检验效能下所提出的偏倚调整方法的性能

| 检验效能 | $r$ | 偏倚 | 调整后偏倚 | |
|---|---|---|---|---|
| | | | EP 方法 | CB 方法 |
| 0.5080 | 0.70 | 0.2597 | 0.2571 | 0.0473 |
| | 0.75 | 0.3340 | 0.3304 | 0.1012 |
| | 0.80 | 0.3945 | 0.3872 | 0.1388 |
| | 0.85 | 0.4617 | 0.4481 | 0.1739 |
| | 0.90 | 0.5082 | 0.4812 | 0.1664 |
| | 0.95 | 0.5888 | 0.5449 | 0.1483 |
| 0.6122 | 0.70 | 0.1324 | 0.1355 | −0.0529 |
| | 0.75 | 0.1904 | 0.1910 | −0.0109 |
| | 0.80 | 0.2573 | 0.2560 | 0.0359 |
| | 0.85 | 0.3128 | 0.3053 | 0.0639 |
| | 0.90 | 0.3726 | 0.3565 | 0.0803 |
| | 0.95 | 0.4256 | 0.3918 | 0.0464 |
| 0.7102 | 0.70 | 0.0386 | 0.0477 | −0.1230 |
| | 0.75 | 0.0934 | 0.1002 | −0.0825 |
| | 0.80 | 0.1543 | 0.1589 | −0.0383 |
| | 0.85 | 0.2111 | 0.2129 | −0.0013 |
| | 0.90 | 0.2625 | 0.2553 | 0.0139 |
| | 0.95 | 0.2975 | 0.2725 | −0.0349 |
| 0.8074 | 0.70 | −0.0351 | −0.0190 | −0.1740 |
| | 0.75 | 0.0149 | 0.0290 | −0.1343 |
| | 0.80 | 0.0640 | 0.0758 | −0.0978 |
| | 0.85 | 0.1156 | 0.1229 | −0.0651 |
| | 0.90 | 0.1510 | 0.1498 | −0.0620 |
| | 0.95 | 0.2112 | 0.1995 | −0.0620 |
| 0.9035 | 0.70 | −0.1024 | −0.0770 | −0.2128 |
| | 0.75 | −0.0680 | −0.0465 | −0.1881 |
| | 0.80 | −0.0256 | −0.0076 | −0.1542 |
| | 0.85 | 0.0129 | 0.0261 | −0.1314 |
| | 0.90 | 0.0715 | 0.0806 | −0.0896 |
| | 0.95 | 0.1121 | 0.1111 | −0.0974 |

注：EP，估计检验效能；CB，置信界。

　　表 8.6 给出了当历史数据只包含阳性研究时，EP 方法和 CB 方法的性能。在这种情况下，固定的 $\hat{r}=100\%$，当设计检验效能增加时，偏倚会变小。将效应量最小的研究视为阴性研究，EP 方法显示偏倚略有减少。与表 8.5 相比，EP 方法的性能没有差异，偏倚也从 16% 减少到 6.4%；减少随着偏倚量的增加而增加。CB 方法也产生了类似的结果，如表 8.5 所示。当设计检验效能在 80% 左右时，调整后的偏倚分布在 0 左右。在所有测试的设计检验效能中，模拟结果表明，当历史数据仅由阳性研究构成时，这两种方法仍然是可靠的。

**表 8.6　当没有阴性研究时提出的偏倚调整方法的性能**

| 检验效能 | 偏倚 | 调整后偏倚 | |
|---|---|---|---|
| | | EP 方法 | CB 方法 |
| 0.5080 | 0.6384 | 0.5747 | 0.1704 |
| 0.6122 | 0.5047 | 0.4597 | 0.1184 |
| 0.7102 | 0.3602 | 0.3228 | 0.0242 |
| 0.8074 | 0.2751 | 0.2519 | 0.0064 |
| 0.9035 | 0.1444 | 0.1283 | −0.0702 |

　　表 8.7 显示了历史数据由少量阳性研究构成时的结果，这是实践中常见的情况。在这种情况下，我们假设历史数据集由 2～10 个阳性研究组成。每项研究的设计检验效能为 80%。已证明这两种方法都能减少偏倚。然而，如图 8.2 所示，由少量研究构成的历史数据其偏倚高度不确定；换句话说，规模小的历史数据更有可能产生极端的结果。在这种情况下，CB 方法可能会增加偏倚的变异性。随着纳入历史数据的研究数量的积累，EP 方法表现出更好的性能。这是因为，当纳入更多阳性研究时，历史数据的偏倚会变得更大。

**表 8.7　针对不同数量研究提出的偏倚调整方法的性能**

| 研究数量 | 偏倚 | 调整后偏倚 | |
|---|---|---|---|
| | | EP 方法 | CB 方法 |
| 2 | 0.2660 | 0.1988 | −0.1577 |
| 3 | 0.2751 | 0.2310 | −0.0957 |
| 4 | 0.2663 | 0.2255 | −0.0850 |
| 5 | 0.2500 | 0.2109 | −0.0898 |
| 6 | 0.2636 | 0.2290 | −0.0553 |
| 7 | 0.2625 | 0.2297 | −0.0503 |
| 8 | 0.2283 | 0.1911 | −0.0942 |
| 9 | 0.2544 | 0.2228 | −0.0529 |
| 10 | 0.2483 | 0.2158 | −0.0594 |

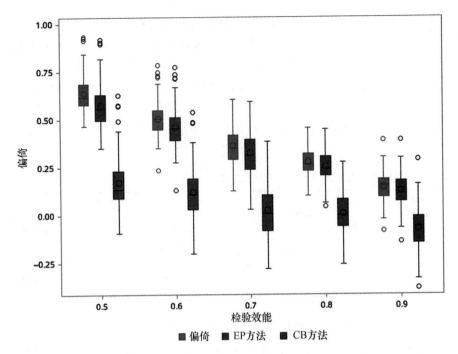

**图 8.2**　没有阴性研究时所提出的偏倚调整方法的性能

　　总之，当偏倚确实存在时，EP 方法和 CB 方法都能够减少偏倚。EP 方法比较保守，当偏倚不极端时，该方法较合适。当历史数据中包含的每项研究的 EP 显著低于观察到的阳性研究的比例时，CB 方法将显著减少偏倚。当研究的数量太少或阳性研究的比例接近设计检验效能时，这两种方法都不适用。

## 8.5.2　实例

　　我们利用透明质酸凝胶临床试验的历史数据说明所提出的方法在调整非劣效界值中的应用。透明质酸填充物是一种矫正软组织缺陷的医疗器械，自 20 世纪 90 年代以来一直被用于美容。我们使用的历史数据由 4 个具有类似研究设计的透明质酸填充物的非劣效性试验组成。所有这些研究都得到了每个研究中心的独立伦理委员会的批准。在所有这些试验中，Restylane 作为阳性对照，每个试验中治疗组是不同的。将透明质酸填充物注入真皮深层，以纠正中度至深度的鼻唇皱褶（nasolabial fold，NLFs）。皱纹严重程度评定量表（wrinkle severity rating scale，WSRS）用于评估 NLF 的严重程度。

　　为了描述该方法，我们将 WSRS 中与基线相比的平均变化作为主要的有效性参数。非劣效界值设置为 0.25。为了应用该方法，非劣效界值设置为 0.25。这样，非劣效性分析的检验效能就不会改变。

　　表 8.8 显示了应用所提出的偏倚估计方法的结果。在历史数据所纳入的试验中，试验治疗的结果可能被高估，并且所收集的所有数据都是阳性研究。在这种情况下，应该考虑偏倚。池化数据的重现性概率为 92.62%。因此，估计的偏倚为 0.0091。应该注意的是，在这个分析中，阳性对照的有效性无法获得。在这种情况下，估计的偏倚不能用来调整非劣效界值。然而，估计的偏倚可以应用于敏感性分析。

**表 8.8　透明质酸填充物试验中有效性被高估的估计偏倚（非劣效界值＝0.25）**

| 试验 | 均差 | 95%置信区间 | 重视性概率 |
|---|---|---|---|
| 试验 1 | −0.03 | （−0.21，0.14） | 0.6699 |
| 试验 2 | 0.00 | （−0.19，0.19） | 0.7561 |
| 试验 3 | 0.14 | （0.00，0.28） | 0.9999 |
| 试验 4 | 0.03 | （−0.13，0.19） | 0.9397 |
| 合并历史数据 | 0.04 | （−0.05，0.12） | 0.9262 |
| 所提出的方法 | | | |
| 估计的偏倚 | 0.0091 | | |
| Δ | 0.0738 | | |
| $\mu_P - \mu_N$ | 0.1231 | | |

注：
平均差值＝试验治疗−阳性对照。
重现性概率通过 EP 方法进行计算。

　　需要注意的是，本工作示例是用来说明所提出的统计方法的，而关于透明质酸填充物非劣效界值的研究不应仅仅根据这个例子的结果进行选择。透明质酸填充物试验研究设计中的更多考量可参见 Rzany 等（2017）的研究。

## 8.5.3　讨论

　　在本节中，我们讨论了一种使用 IPD 是可用的历史试验，基于重现性概率的方法来估计 $M_1$ 的选择偏倚。在这种方法中，我们定义了一个在历史试验数据中选择偏倚的公式表达式，这个公式由阳性研究比例 Δ 高估了的百分比以及阳性研究和阴性研究之间的理论距离（$\mu_P - \mu_N$）组成。我们使用 EP 方法和 CB 方法这两种方法来估计重现性概率。模拟研究表明，该方法总体上具有满意的性能。基于重现性概率的偏倚调整方法可以提供非劣效界值规范下效应量的保守估计。同时，该方法也可以应用于敏感性分析。

　　在模拟研究中，我们注意到历史数据所包含研究的数量是应用所提出的方法的一个基本要求。当阳性研究的比例大于纳入历史数据的大多数研究的设计检验效能时，考虑选择偏倚。为了量化偏倚，纳入的研究应该具有足够的数量，以得到一个稳定的估计值。否则，如果没有足够数量的研究，估计的 $\hat{r}$ 很容易受到单一研究结果的影响。例如，假设一组历史数据由 4 个阳性研究组成，那么 $\hat{r}$ 将是 100%。当添加一项非阳性研究时，$\hat{r}$ 就变为 80%。在这种情况下，对偏倚的估计可能不可靠。我们也注意到当阳性研究的比例 $\hat{r}$ 低于或接近纳入历史数据中大多数研究的设计检验效能时，所提出的方法倾向于扩大偏倚。这是因为偏倚在这种情况下并不明显，而所提出的方法将造成过度调整。另一个可能导致所提出方法失败的原因是在阳性研究和非阳性研究之间没有区别，这是对应于如上述所提出方法的第二个假设。在这种情况下，式（8.13）会产生一个被高估的（$\mu_P - \mu_N$），这可能导致意想不到的偏倚。

## 8.6 结语

尽管 RWE 提供了利用高质量的数据和复杂的方法产生因果效应估计值来开发可靠证据的机会，随机化仍是可行的。在本章中，我们已经证明了基于 RWD 评估治疗效应（RWE）可能会由于 RWD 的潜在选择和信息偏倚而存在偏差。尽管在一定的假设下，适合监管目的的 RWE 可能符合监管标准，但它与 SE（当前监管标准）不同。在实践中，当适合监管目的的 RWE 和 SE 之间存在差异时，我们应该努力缩小差异，从而准确和可靠地评估治疗效应。

Corrigan-Curay（2018）指出，使用 RWE 来支持药物审评审批过程中的监管决策是有价值的。然而，在将 RWE 纳入证据生成过程，以及在我们将 RWE 与 SE（当前的监管标准）匹配进行监管审评审批之前，必须同时考虑许多因素。这些因素包括但不限于：①有效性或安全性；②与现有证据的关系；③临床背景，例如罕见的、严重的、危及生命的或未得到满足的医疗需求；④自然的终点/对偏倚的担忧。此外，利用 RWE 支持新的适应证和标签修订可以在产品生命周期早期帮助加速生成高质量的 RWE，提供更多支持更高质量和更高价值医疗服务的相关证据。将 RWE 纳入产品标签可以使患者和提供者的决策更好地了解更多的相关信息。为此，建议为监管目的描述 RWD 的质量和相关性。然而，最终的监管可接受性将取决于这些研究的稳健性。也就是说，它们在多大程度上减少了偏倚和混杂的可能性。

# 9

## 罕见病药物开发的创新方法

### 9.1 引言

如第 1 章所述，罕见病被定义为一种在美国影响不到 20 万人的疾病。大多数罕见病都与基因相关，因此，即使没有立即出现症状，罕见病也会贯穿患者一生（FDA，2015b，2019a）。为鼓励罕见病药物研发，FDA 提供了一些激励措施以加快罕见病的项目研发。这些加速的项目包括：①快速通道认定；②突破性治疗认定；③优先审查认定；④加速罕见病药品的审评和审批。然而，FDA 强调其不会为罕见病药物批准制定一套有别于普通药物批准的法定标准（FDA，2015b，2015c，2019a）。对于药品的批准，FDA 要求提供有关药物有效性和安全性的实质性证据。只有通过进行充分且良好的对照研究，才能获得实质性证据［21 CFR 314.126（a）］。对于罕见病药物研发，研究者特别感兴趣的是如何在受试者数量有限的情况下进行临床试验，以获得实质性证据来支持研究药物的审评和审批。

对于药品的审批，传统的方法是进行随机临床试验（RCT），检验没有治疗效果的原假设（即无效）和有治疗效果的备择假设（即有效）。如果我们在预先指定的显著性水平（如 5%）上拒绝原假设，就能得出药物有效的结论。为了确保有较高的概率能正确地检测到有临床意义的差异（或治疗效果），通常会在研究前进行检验效能计算（即样本量计算的检验效能分析）以保证有足够数量的受试者，从而在治疗效应确实存在的情况下，能够达到正确检测具有临床意义的治疗效果的预期检验效能。然而，在罕见病的临床试验中，因为研究中的罕见病受试者数量有限，检验效能计算可能不可行。在这种情况下，为了提供具有一定统计可靠性且满足普通药物同等标准的实质性证据，需要开发罕见病药物研究的创新思维和方法。

下文描述了一些罕见病药物（临床）研发的开放性创新思维设计。这些开放性创新思维设计包括但不限于：①样本量计算/证明的概率监测程序（Huang 和 Chow，2019）；②基于有限的罕见病患者数量来证明非无效性而不是证明有效性（Chow 和 Huang，2019a）；③利用（借用）真实世界数据（RWD）生成真实世界证据（RWE），以支持罕见病药物研发的监管审批；④使用复杂的创新设计，如单病例随机对照试验设计、适应性试验设计、主方案设计和贝叶斯方法。

在下一节中，将概述罕见病临床试验的一些基本考量。第 9.3 节介绍了一种创新的概念，即基于有限的罕见病患者数量证明非无效性而不是证明有效性。在第 9.4 节中，提出了一种创新方法，即利用两阶段适应性无缝试验设计，并结合 RWD/RWE 的概念，以供监管考量。本节还包括用于样本量计算的概率监测程序和一个罕见病药物研发的例子。本章最后一节给出了结语。

## 9.2 基本的统计学考量

对于药品的批准，FDA 要求提供所研发药物有效性和安全性的实质性证据。但这是罕见病药品研发面临的一个主要挑战，因为目前可用的受试者数量有限。因此，必须考虑一些基本的统计原则，如下所述。

**历史数据和伦理考量** 由于罕见病药物研发中可获得的样本较少，FDA 鼓励申办方在药物的研发程序中对现有罕见病药物的自然史知识进行评估（FDA，2015b，2019a）。自然史研究有助于定义疾病人群、选择临床终点，以及在罕见病药物研发早期开发新的或优化的生物标志物。最重要的是，自然史研究为临床试验提供了一个外部对照组。在实践中，自然史研究可以基于现有医疗记录或患者图表等电子健康记录（EHRs），可以是前瞻性的，也可以是回顾性的（FDA，2015b，2019a）。

关于伦理考量，如第 2 章所述，伦理委员会（IRB）确保伦理要求得到满足，包括消除偏倚，平衡研究者和参与者之间的伦理问题，以及保证研究没有剥削个人或群体。在实践中，关键的和新出现的伦理问题是罕见病临床研究面临的挑战。这些挑战包括受试者相对较少、需要开展多中心研究、采用创新性设计，以及在一个封闭的研究环境中保护受试者隐私。

**小样本要求** 在罕见病临床试验中，用于样本量计算的检验效能分析不可行，特别是以下情况：①发病率极低；②罕见病药物研发的临床试验。这是因为上述情况下可能需要较大的样本量来检测相对较小的差异，以及对于较小的目标患者群体，符合条件的患者不足。在这种情况下，如第 7 章所述的基于概率监测程序的创新方法十分适用。概率监测程序（适应性版本或非适应性版本）的概念是选择一个适当的样本量来控制越过安全性和（或）有效性边界的概率。对于罕见病药物的临床研发，如果采用多阶段适应性试验设计，则建议采用适应性概率监测程序。

**终点选择** 在罕见病临床试验中，选择合适的研究终点对于准确、可靠地评估试验治疗的安全性和有效性至关重要。样本量的计算不仅取决于主要终点的数据类型（例如连续型、二分类应答或时间-事件数据），也取决于绝对差异、相对差异和（或）基于绝对差异或相对差异定义的应答者。在实践中，通常不清楚哪一个研究终点可以最好地反映疾病状态以及衡量治疗效应。不同的研究终点，如临床终点、替代终点或生物标志物，尽管它们可能高度相关，但可能无法相互转换。因此，开发一个创新性的终点，即基于效用函数的治疗指数，以结合和利用从所有研究终点收集的信息具有重要意义。更多关于治疗指标开发的细节已经在第 4 章中讨论过。

**创新试验设计** 如第 2 章所述，患者群体数量小是罕见病临床试验面临的一个挑战。因此，需要创新的试验设计，以在只有少量受试者的情况下获得相同标准下监管批准的实质性证据。这些创新的试验设计包括但不限于单病例随机对照试验设计、适应性试验设计、主方案设计和贝叶斯设计。使用创新的试验设计不仅可以解决可获得样本有限的问题（例如单病例随机对照试验设计和主方案），而且可以灵活、有效、准确和可靠地评估治疗效果，并增加预期临床试验成功的概率（如适应性试验设计结合借用 RWD 的贝叶斯方法）。关于罕见病药物临床研发中这些创新试验设计的潜在应用的更多细节将在第 10—12 章中讨论。

**数据借用中贝叶斯方法**　为了满足《21 世纪治愈法案》的法定要求，FDA 提供了指南草案，概述了使用 RWE 支持安全性和（或）有效性方面监管决策的政策。同时，鼓励申办方和申请人使用 RWD，以简单、统一的格式生成 RWE 并作为监管提交内容的一部分。

根据 FDA 的 RWE 项目（FDA，2018c），RWD 是与患者健康状况和（或）医疗保健服务相关的数据，其通常从多种来源收集，如 EHR、理赔数据、患者登记和患者生成数据；RWE 则是由 RWD 分析得出的关于医疗产品使用和潜在受益或风险的临床证据。RWD 有助于以下领域的研究：①生成假设检验；②确定生物标志物；③评估试验的可行性；④报告贝叶斯先验信息；⑤确定用于富集或分层的预后指标或患者特征；⑥收集罕见病药物研发队列。

FDA 已经使用 RWE 来监测和评估上市后药物的安全性（例如通过哨兵系统）。然而，使用 RWE 来支持治疗的有效性通常仅限于肿瘤或罕见病单臂试验。目前仍存在的挑战有：①人群可能不具有可比性；②诊断标准或结局可能不等价；③对结局有不同的评估；④在随访程序中发现变异性。

显然，RWD 和 RWE 在罕见病药物研发中具有吸引力。贝叶斯方法可用于罕见病药物研发中的数据借用。例如，可以基于经良好评价和验证的 RWD 来构建一个有信息先验，也可以基于历史 RWD 的似然值和初始先验构建一个幂先验。然而，由于上述在借用数据与研究数据的比较中进行评价和验证所遇到的挑战和困难，贝叶斯数据借用法是关于尚存在问题的热门领域，需要进一步研究。

## 9.3　罕见病药物研发的创新思考

为了克服罕见病患者群体较小带来的问题，我们必须对设计层面（例如样本量需求和复杂创新设计）和分析层面（例如证明 RWD/RWE 的有效性和实用性）的创新想法进行更仔细的考量。

**样本量的概率监测程序**　对于罕见病药物的临床研发，我们认识到，样本量计算中采用研究前检验效能分析并不可行，因为只有有限数量的受试者可用于目标试验，特别是在预期治疗效果相对较小和（或）变异性相对较大时。在这种情况下，可以考虑使用其他方法，如精度分析（或置信区间方法）、重现性分析和概率监测方法，以提供具有一定统计可靠性的实质性证据（Chow，Shao 等，2017）。但是，应当指出的是，为了达到了不同的统计可靠性水平，这些不同的分析方法得出的最终样本量可能差异很大。因此，对于罕见病的临床试验，建议在有效的试验设计下，选择适当的样本量来实现一定的统计可靠性。为了解决这个问题，Huang 和 Chow（2019）提出了一种对样本量进行计算/调整的概率监测程序，可以大大减少所需的样本量，以实现一定的统计可靠性。

例如，可以基于概率监测方法来选择一个适当的样本量，从而使越过安全边界的概率被控制在一个预先指定的显著性水平上。假设一个研究者计划多次连续监测一种罕见病临床试验的安全性，每次监测的时间为 $t_i$，$i = 1, \cdots, K$。令 $n_i$ 和 $P_i$ 分别为在 $t_i$ 时刻的样本量和观察到一个事件的概率。从而可以选择一个适当的样本量，使得以下越过安全停止边界的概率小于预先规定的显著性水平：

$$p_k = P\{越过安全停止边界 \mid n_k, P_k\} < \alpha, \quad k = 1, \cdots, K \tag{9.1}$$

请注意，概率监测方法的概念不应与基于检验效能分析、精度分析和重现性分析的概念混在一起。用于数据分析的统计方法应能够反映试验设计下期望的统计可靠性（表 9.1）。

**表 9.1　两阶段有效性试验设计的停止边界**

| 单边 $\alpha$ | $\alpha_1$ | 0.005 | 0.010 | 0.015 | 0.020 | 0.025 | 0.030 |
|---|---|---|---|---|---|---|---|
| 0.025 | $\alpha_2$ | 0.2050 | 0.1832 | 0.1564 | 0.1200 | 0.0250 | — |
| 0.05 | $\alpha_2$ | 0.3050 | 0.2928 | 0.2796 | 0.2649 | 0.2486 | 0.2300 |

资料来源：Chang（2007）。

**证明非无效性与证明有效性**　为了批准一种新药，申办方必须提供试验药物相关的安全性和有效性的实质性证据。在实践中，一个典型的方法是进行充分且良好的对照临床研究，并检验以下点假设：

$$H_0 : 无效 \quad vs \quad H_a : 有效 \tag{9.2}$$

拒绝无效的原假设可以视为支持有效的备择假设。大多数研究人员认为，对原假设的拒绝就是对备择假设的证明。然而，需要注意的是，"对有效性的支持"并不意味着"对有效性的证明"。在实践中，假设（9.2）应为：

$$H_0 : 无效 \quad vs \quad H_a : 非无效 \tag{9.3}$$

换句话说，拒绝 $H_0$ 会使我们得出"不是 $H_0$"的结论，也就是 $H_a$，即（9.3）中给出的"非无效"。正如我们可以在（9.2）和（9.3）中看到的 $H_a$，"有效"（9.2）和"非无效"（9.3）这两者的概念并不相同（Chow 和 Huang，2019a）。非无效一般来说并不意味着有效。因此，传统的临床评价所研究药品的方法只能证明"非无效"，而不能证明"有效"。关于证明"有效"（9.2）和证明"非无效"（9.3）之间的关系可见图 9.1。由图 9.1 可知，"非无效"包括两部分，即"不确定"和"有效"。

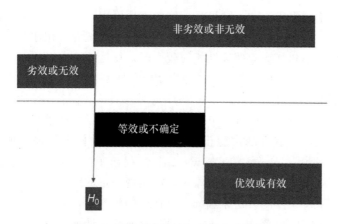

**图 9.1　证明"有效性"或"非无效性"**

对于一项安慰剂对照的临床试验，比较试验治疗（$T$）和安慰剂对照（$P$），令 $\theta = \mu_T - \mu_R$ 作为试验治疗与安慰剂相比较的治疗效果，其中 $\mu_T$ 和 $\mu_R$ 分别是试验治疗和安慰剂的平均反应。对于一个给定的样本，例如来自先前研究或预试验的检验结果，设 $(\theta_L, \theta_U)$ 为 $\theta$ 的 $(1-\alpha) \times 100\%$ 置信区间。在这种情况下，假设（9.2）就变成：

$$H_0: \theta \leq \theta_L \quad vs \quad H_a: \theta > \theta_U \tag{9.4}$$

而假设（9.3）则变成：

$$H_0: \theta \leq \theta_L \quad vs \quad H_a: \theta > \theta_L \tag{9.5}$$

假设（9.4）类似于癌症研究中 Simon 两阶段最优设计中所设置的假设。在第一阶段，Simon 建议检验反应率是否超过了预先指定的不良反应率。如果是，则继续检验反应率是否已经达到了预先指定的理想反应率。需要注意的是，Simon 的假设检验实际上是一个区间假设检验。另一方面，假设（9.5）是比较试验治疗与安慰剂的一个典型的非劣效性单边检验。因此，对其劣效性的拒绝会得出其存在非劣效性的结论，这一结论同时也包含了等效性（不确定性结论所在的区间，即 $\theta_L < \theta \leq \theta_U$）和优效性（即有效性）。对于给定的样本量，传统的临床评估方法只能证明，当拒绝原假设时，药品并非无效。为了证明药物真的有效，我们需要进行另一种检验来排除不确定性的可能（即减少不确定性的可能性）。

然而，在实践中，我们通常在 $\alpha = 5\%$ 的显著性水平上验证等效的点假设。拒绝原假设会使我们得出存在治疗效果的结论。下一步就是选择一个足够的样本量，以期望的检验效能（如 80%）来确定观察到的治疗效果是否有临床意义，从而证明其有效性。对于无治疗效果的点假设检验，许多研究者更倾向于在 $\alpha = 1\%$ 而不是 $\alpha = 5\%$ 的显著性水平上检验原假设，以解释不确定性的可能性。换句话说，如果观察到的 $p$ 值落在 1% 到 5% 之间，则我们可以认为检验结果是不确定的。需要注意的是，无治疗效果的点假设检验的概念与区间假设检验（9.2）和非劣效性单边假设检验（9.3）的概念有很大的不同。然而在实践中，点假设检验、区间假设检验和非劣效性单边假设检验已经被混合起来，用于药物研发。

因此，拒绝无效的原假设不能直接表明药物有效，除非不确定性的概率 $p_{IC}$ 可忽略不计，即：

$$p_{IC} = P\{\text{不确定性}\} < \varepsilon \tag{9.6}$$

其中 $\varepsilon$ 是一个预先确定的数字，由临床医生和监管审评员商定（Chow 和 Huang，2019；Chow，2020）。

请注意，证明"非无效"与证明非劣效性相似。一旦检验出非劣效性，可以在没有任何统计惩罚的情况下，对优效性（即有效性）进行检验。

**使用 RWD/RWE** 2016 年 12 月，美国国会通过了《21 世纪治愈法案》，要求 FDA 建立一个程序，用于评估 RWE（基于 RWD 获得）的潜在用途：①用于支持根据第 505（c）条批准药物的新适应证；②用于满足批准后的研究要求。RWD 是指从各种来源常规收集的，与患者健康状况和（或）提供的卫生保健服务有关的数据。RWD 的来源包括但不限于 EHR、行政理赔和登记注册、个人数字健康应用程序、公共卫生数据库和新兴来源。在实践中，不管是否使用了随机化法，RWE 仍可以用高质量的数据和复杂方法开发稳健的证据来评估偶然结果。在本书中，我们已经证明了基于 RWD 的治疗效果评估可能会由于 RWD 中潜在的选择和信息偏倚而造成偏差。尽管适合监管目的的 RWE 在某些假设下符合监管标准，但它与实质性证据（当前的监管标准）不同。在实践中我们建议，当适合监管目的的 RWE 与实质性证据之间存在差距时，我们应该努力缩小差距，以便对治疗效果进行准确和可靠的评估。

为了将 RWE 匹配到实质性证据（当前的监管标准）中，我们需要充分了解 RWD 的数据相关性/质量及其与实质性证据的关系。

Corrigan-Curay（2018）指出，使用 RWE 来支持药物审评和审批过程中的监管决策具有价值。然而，在我们将 RWE 匹配到实质性证据（当前监管标准）之前，必须考虑许多因素。这些因素包括但不限于：①有效性或安全性；②与现有证据的关系；③临床背景，例如罕见、严重、危及生命或未满足的医疗需求；④自然终点/偏倚的考虑。此外，将 RWE 应用于支持新的适应证和说明书修订，有助于在产品生命周期早期加速产生高质量的 RWE，从而提供更多相关证据，使患者获得更高质量和更高价值的照护。将 RWE 纳入产品说明书可提供更多的信息，以实现更好的患者告知和医生决策。因此，我们建议描述 RWD 质量和相关性。然而，最终的监管将在多大程度上接受该建议取决于这些研究的稳健性，也就是说，它们能在多大程度上减少潜在的偏倚和混杂。

**复杂创新设计**　如前所述，患者群体数量过小是罕见病临床试验的一大挑战。因此，需要使用创新试验设计，用少量的受试者获得大量的证据，以达到相同的监管批准要求。在本节中，我们讨论了几种创新试验设计，包括单病例随机对照试验设计、适应性试验设计、主方案设计和贝叶斯方法。

罕见病临床试验的主要困境之一是无法在研究中获得足够多的罕见病患者，除此之外，在临床试验中使用安慰剂对照不符合伦理。因此，在这里我们可以考虑使用单病例随机对照（$n$-of-1）交叉设计。单病例随机对照试验设计是在不同给药期对同一个体应用 $n$ 种治疗（包括安慰剂），并在给药期间隔安排充足的洗脱时间。完整的单病例随机对照试验设计是一个交叉设计，包含了在不同给药期的所有可能的治疗分配组合。

另一种针对罕见病临床试验的创新试验设计是适应性试验设计。在指南草案的适应性试验设计部分，FDA 给出了适应性临床试验设计的定义，即可以制定前瞻性计划，基于受试者数据分析（通常为中期分析）为修改研究设计中的一个或多个特定方面和假设提供机会（FDA，2010，2019c）。自 2010 年发表以来，FDA 指南已作为描述临床试验适应性设计潜在应用的官方文件。然而需要注意的是，FDA 指南草案里有关临床试验适应性设计的内容正在修订中，以适应药物研发实践和 FDA 目前的想法。

Woodcock 和 LaVange（2017）引入了主方案设计的概念，用以研究多种治疗手段或多种疾病，或同时用于以上两种情况，从而更及时有效地回答更多的问题。主方案设计包括以下试验类型：伞式试验设计、篮式试验设计和平台试验设计。伞式试验是在单一疾病的背景下研究多种目标治疗，而篮式试验是在多种疾病或疾病亚型的背景下研究单一治疗。平台试验是在单一疾病的背景下长期研究多种目标治疗方法，并允许各种目标治疗方法在决策算法的基础上进入或离开平台。正如 Woodcock 和 LaVange（2017）所指出的，如果设计得当，主方案设计有很多好处，包括简化流程，改进数据质量、数据收集和数据共享，以及具有使用创新统计方法进行研究设计和分析的潜力。主方案设计可以是子研究的集合，或是复杂的统计设计，也可以是快速学习和决策的平台。

假设可以获得历史数据（如先前的研究和经验），向不同数据源借用信息的贝叶斯法可能就会发挥作用。这些数据来源包括但不限于自然史研究和专家意见，其中专家意见是关于终点和临床结局关系的先验分布。借用信息对结果的影响可以通过敏感性分析来评估。研究者和监管方关注的一个关键问题是，需要借用多少信息才可以达到以下目的：①在理想的统计可靠性基础上获得实质性证据；②保持研究的质量、有效性和完整性。

## 9.4　罕见病药物研发的创新方法

**Chow 提出的创新方法**　结合前一节中描述的罕见病药物研发的开放性创新思维，Chow 和 Huang（2019b）以及 Chow（2020）提出了以下创新方法，即利用两阶段适应性方法，结合 RWD/RWE，进行罕见病药物研发。创新方法简要总结如下：

步骤 1. 基于医疗和非医疗考量，在第一阶段选择小样本量 $n_1$。注意，可根据概率监测程序来选择 $n_1$。

步骤 2. 在一个预先指定的显著性水平 $\alpha_1$ 上，检验非无效假设（9.3）。如果不能拒绝无效原假设，立即停止试验，避免无效工作。否则，进入下一阶段。

需要注意的是，为了控制在显著性水平 $\alpha$ 上的整体第一类错误率，$\alpha_1$ 的确定可基于 $\alpha_2$ 的选择权衡评估。该步的目标是在显著性水平 $\alpha_1$ 上通过有限的样本量建立试验药物的非劣效性（即非无效性）假设。该步基于概率监测程序计算样本量，且须在 $\alpha_1$ 显著性水平上执行非劣效性（非无效性）检验。

步骤 3a. 在第二阶段招募额外的受试者，样本量记为 $n_2$。请注意，$n_2$ 可根据概率监测程序进行选择。一旦在第一阶段证明了非劣效（非无效），就可以进行样本量重估以达到理想的统计可靠性（如 80% 的检验效能），从而在第二阶段证明试验药物的有效性（如第二阶段要求的样本量 $N_2$）。

步骤 3b. 在第二阶段，如果受试者样本量 $n_2$ 无法达到理想的统计可靠性（如 80% 的检验效能），可以从先前的研究（RWD）中获得（借用）$N_2 - n_2$ 的数据。请注意，$n_2$ 个受试者数据来自 RCT，而其他的 $N_2 - n_2$ 个数据来自于 RWD。

步骤 4. 结合第二阶段步骤 3a（RCT 数据）和步骤 3b（RWD 数据）的数据进行统计检验，以消除不确定性的概率。也就是说，通过统计检验确定不确定性的概率是否在 $\alpha_2$ 显著性水平上可以忽略不计。例如，如果不确定性的概率小于一个预先指定的值（比如 5%），那么我们就可以得出试验药物有效的结论。

总之，在罕见病药物的审批中，Chow 和 Huang（2019a）、Chow 和 Chang（2019）以及 Chow（2020）首次提出在预先指定的显著性水平 $\alpha_1$ 上通过有限的信息（患者）证明非无效。然后在试验药物非无效性假设建立后，收集额外的信息（RWD）排除不确定性概率，从而在两阶段适应性无缝试验设计下，在预先指定的显著性水平 $\alpha_2$ 上证明其有效性。

**Chow 建议的统计特性**　在本节中，我们将探讨更多关于所提出的创新方法统计特性的技术细节。参考假设（9.4）中的 $H_0 : \theta \leqslant \theta_L$ 与 $H_a : \theta > \theta_U$。我们将这个检验分为两个阶段。在第一阶段，检验非无效性，即假设（9.5）中的 $H_0 : \theta \leqslant \theta_L$ 与 $H_a : \theta > \theta_L$。在第二阶段，我们在第一阶段确定非无效性后检验其有效性，即：

$$H_0: \theta \leqslant \theta_U \quad \text{vs} \quad H_a: \theta > \theta_U \text{，其中 } \theta > \theta_L \tag{9.7}$$

根据假设（9.3）中的描述，我们在第一阶段和第二阶段中分别指定显著性水平 $\alpha_1$ 和 $\alpha_2$，在预先指定的 $\alpha$ 水平上对总体第一类错误率进行良好控制。然后在第一阶段的显著性水平 $\alpha_1$ 上检验非无效性假设，在第二阶段通过排除不确定性的可能性，在显著性水平 $\alpha_2$ 上检验有效性假设。

在不失一般性的前提下，假设该研究是一个具有连续性终点的单臂试验。假设 $\theta$ 的真实值为 $\theta_T$ 且 $\theta_T > \theta_L$，总体方差为 $\sigma^2$。假设目标检验效能为 $1-\beta$。在正态性假设或正态近似下，基于第一阶段预试验的检验效能分析，所需的样本量为：

$$N_1 = \left(\frac{z_{\alpha_1} + z_{\beta}}{\theta_T - \theta_L}\right)^2 \sigma^2 \tag{9.8}$$

假设在罕见病临床试验中，招募 $N_1$ 个患者并不可行，同时假设只有 $r_1$ 比例的 $N_1$ 可用于本研究。即只有 $n_1 = r_1 N_1$ 受试者可用于第一阶段进行非无效性检验。当样本量 $n_1$ 有限时，即使采用传统假设检验步骤可以得到真正的 $\theta$ 具有有效性，我们可能也很难在这种情况下得到在统计学意义上非无效性的结论。此时，可以去执行由 Huang 和 Chow（2019）提出的概率监测程序，通过实现建立非无效性的统计可靠性来证明选择的样本量为 $n_1$。需要注意的是，$n_1$ 个受试者及其观测集 $X_{n_1} = \{X_1, X_2, \cdots, X_{n_1}\}$ 将在第一阶段获得。为了完成概率监测程序，需要明确一系列的时间点和概率边界 $P_b$，如 $P_b = 0.05$。在每个时间点，当得到累积的子样本集 $X_{n_1}$ 时，可以构造一个检验统计量，并且计算得到一个越过有效性边界的概率，将之与 $P_b$ 进行比较。监控过程一直持续到越过边界 $P_b$，或直到无法获取更多的样本。然后，在永远无法越过边界 $P_b$ 的情况下，可以得出非无效性结论，并进入到第二阶段；反之，由于存在无效性，试验将被停止。值得注意的是，在实践中，概率边界 $P_b$ 通常根据临床判断结合统计方法来选择，以求能够提供合理的统计可靠性。

现在假设在第一阶段已经确定了非无效性。在第二阶段，想要检验有效性假设。通过检验效能分析可以得到第二阶段所需的样本量为：

$$N_2 = \left(\frac{z_{\alpha_2} + z_{\beta}}{\theta_T - \theta_U}\right)^2 \sigma^2 \tag{9.9}$$

通过式（9.9）与式（9.8）的比较，可以验证的是，如果真值 $\theta_T > \theta_U$，则 $N_2$ 大于 $N_1$。同样，假设所需样本量 $N_2$ 中只有 $r_2$ 比例可用，即只有 $n_2 = r_2 N_2$ 个受试者在第二阶段可供检验，观测集是 $X_{n_2} = \{X_{n_1+1}, X_{n_1+2}, \cdots, X_{n_1+n_2}\}$。一种看似可行的方法是借用以前研究中的数据或利用 RWD（从有充分和良好对照的临床研究中获得）。假定 RWD 来自同一人群中有充分和良好对照的临床试验，即可使用贝叶斯方法借用一个样本量为 $K = N_2 - n_2$ 的真实样本，并将数据集表示为 $Y_K = \{Y_1, Y_2, \cdots, Y_K\}$。至此，有一个来自第二阶段的随机研究和之前研究的组合数据集 $Z_{N_2} = \{X_{n_2}, Y_K\} = \{X_{n_1+1}, X_{n_1+2}, \cdots, X_{n_1+n_2}, Y_1, Y_2, \cdots, Y_K\}$ 用于第二阶段的数据分析。需要注意的是，$Z_{N_2}$ 是独立于 $X_{n_1}$ 的。因此，根据第9.3节，通过确定 $\alpha_1$ 和 $\alpha_2$ 的组合可以控制总体第一类错误 $\alpha$。注意，在第一阶段确立非无效性的条件下，可以通过排除不确定性来得出有效性。请注意，不确定性意味着 $\theta \in (\theta_L, \theta_U)$。对于给定样本 $Z_{N_2}$，可以构造一个检验统计量 $T_2$ 作为样本均值，推导其渐近或近似分布，并将不确定性概率 $P_I$ 定义为 $T_2 \in (\theta_L, \theta_U)$ 的概率，即：

$$P_I = \Pr(T_2 \in (\theta_L, \theta_U)) \tag{9.10}$$

给定一个预先指定的阈值 $\delta$，如果 $P_I < \delta$，我们可以忽略不确定性，并得出有效性结论；否则，有效性将被拒绝。请注意，在实践中，阈值 $\delta$ 的选择通常是基于临床判断和统计理由，以达到理想的统计可靠性。

**举例**　在本节中，Chow 通过一个实例提出了罕见病药物研发的创新两阶段方法，该实例基于一项评估较晚期（如 3 期）原发性胆汁性肝硬化治疗的真实研究，该疾病的发病率非常低（Lilford 等，1995）。假设提出了一种新的药物（可能是一种生物调节剂），用于替代传统的熊脱氧胆酸，治疗发病率极低的晚期原发性胆汁性肝硬化。在当前的治疗效果下，原发性胆汁性肝硬化患者的 5 年死亡率为 $p_L = 30\%$。由于其较低的发病率，计划进行一项单臂试验来评估该药物的效果，并期望将死亡率 $p$ 从 $p_L = 30\%$ 改善至 $p_U = 27\%$。因此，想要评估如下假设：

$$H_0: p \geqslant p_L \quad \text{vs} \quad H_a: p < p_U \tag{9.11}$$

根据两阶段的方法，在第一阶段检验非无效性，即：

$$H_0: p \geqslant p_L \quad \text{vs} \quad H_a: p < p_L \tag{9.12}$$

在非无效性建立后，于第二阶段进行有效性检验，即：

$$H_0: p \geqslant p_U \quad \text{vs} \quad H_a: p < p_U, \text{ 其中 } p < p_L \tag{9.13}$$

该过程中需排除不确定性概率，即：

$$P_I = \Pr(T_2 \in (p_U, p_L)) \tag{9.14}$$

其中 $T_2$ 是第二阶段的预估死亡率（样本平均值）。

设显著性水平 $\alpha = 5\%$，检验效能 $1 - \beta = 90\%$，并选择一个合适的 $\alpha_1$ 和 $\alpha_2$ 的组合（详见 Chang，2007）。假设采用新治疗方法的真实死亡率为 $p_T = 24\%$。基于检验效能分析，第一阶段和第二阶段的样本量为：

$$N_1 = p_L(1 - p_L)(z_{\alpha_1} + z_\beta)^2 / (p_T - p_L)^2$$
$$N_2 = p_U(1 - p_U)(z_{\alpha_2} + z_\beta)^2 / (p_T - p_U)^2 \tag{9.15}$$

根据 $(\alpha_1, \alpha_2)$ 的组合，在表 9.2 中列出了几种可能的组合 $(N_1, N_2)$，以及总样本量 $N = N_1 + N_2$。为了不失一般性，选择了 $\alpha_1 = 0.020$ 和 $\alpha_2 = 0.265$；因此，$N_1 = 649$，$N_2 = 799$，由此得到所需的总样本量为 1448。在罕见疾病药物研发中，如此规模的研究需要从非常大的地区长期招募。假设本研究所需总样本量 $N$ 的 20% 可用，即 $n = 290$。设需要给第一阶段和第二阶段分配的样本量分别为 $n_1$ 和 $n_2$，其中 $n_1 + n_2 = n$。可能存在一个可实现研究目标的最优比率 $\rho = n_1 / n_2$。简单地说，该比率可合理地设为 $\rho = N_1 / N_2 = 0.812$；因此，$n_1 = \dfrac{\rho}{1 + \rho} N = 130$，$n_2 = \dfrac{\rho}{1 + \rho} N = 160$。注意，$r_1 = n_1 / N_1 = 0.2$ 和 $r_2 = n_2 / N_2 = 0.2$ 相等。

对于第一阶段，在给定有限的样本量 $n_1 = 130$ 的情况下，很难得到具有统计学意义的结论，即使在传统假设检验下 $p_T$ 的真值显示其存在有效性，亦是如此。取而代之，可以使用 Huang 和 Chow（2019）提出的基于有限样本的非适应性概率监测程序来实现建立非无效性的统计可靠性。具体来说，考虑一个监测过程是每次累积 20 个样本（除了最后一次累积，即增加 10 个样本），因此由一个 $Q=7$ 积累的子样本序列 $\{s_{11}, s_{12}, \cdots, s_{1Q}\}$ 组成，其样本量为 $n_{11}, n_{12}, \cdots, n_{1Q}$，其中 $s_{11} \subset s_{12} \subset \cdots \subset s_{1Q}$，且 $n_{11}=20, n_{12}=40, n_{13}=60, n_{14}=80, n_{15}=100, n_{16}=120, n_{1Q}=130$。累积事件数和累积概率分别被表示为 $r_q$ 和 $P_q$，$q=1, \cdots, Q$；其中 $P_q = B(r_q; n_q, p_L)$，$B$ 表示累积二项分布。在不失一般性的情况下，假设概率边界 $P_b$ 可以是 0.01、0.025、0.05 或 0.1。同样需要注意的是，在实践中，概率边界 $P_b$ 通常根据临床判断结合统计方法来选择，以达到预期的统计可靠性。我们找出了每个阶段 $q$ 小于边界 $P_b$ 的可能累积概率的最大值 $P_q^m$，其对应的事件数为 $r_q^m$，具体见表 9.3。

**表 9.2　可能的样本量组合（$N_1$，$N_2$）**

| $\alpha_1$ | 0.005 | 0.010 | 0.015 | 0.020 | 0.025 | 0.030 | 0.035 |
|---|---|---|---|---|---|---|---|
| $\alpha_2$ | 0.305 | 0.293 | 0.280 | 0.265 | 0.249 | 0.230 | 0.208 |
| $N_1$ | 868 | 760 | 695 | 649 | 613 | 584 | 559 |
| $N_2$ | 703 | 731 | 763 | 799 | 842 | 894 | 961 |
| $N$ | 1 571 | 1 491 | 1 458 | 1 448 | 1 455 | 1 478 | 1 520 |

注：两阶段方法中，$N=N_1+N_2$ 根据（$\alpha_1$，$\alpha_2$）的组合得到。合计单侧检验的第一类错误率为 $\alpha=0.05$。

**表 9.3　概率监测程序**

| $q$ | $n_q$ | $p_L=0.3$ $P_b=0.01$ | | $p_L=0.3$ $P_b=0.025$ | | $p_L=0.3$ $P_b=0.05$ | | $p_L=0.3$ $P_b=0.1$ | |
|---|---|---|---|---|---|---|---|---|---|
| | | $P_q^*$ | $r_q^*$ | $P_q^*$ | $r_q^*$ | $P_q^*$ | $r_q^*$ | $P_q^*$ | $r_q^*$ |
| 1 | 20 | 0.008 | 1 | 0.008 | 1 | 0.035 | 2 | 0.035 | 2 |
| 2 | 40 | 0.009 | 5 | 0.024 | 6 | 0.024 | 6 | 0.055 | 8 |
| 3 | 60 | 0.006 | 10 | 0.014 | 11 | 0.029 | 12 | 0.010 | 14 |
| 4 | 80 | 0.015 | 15 | 0.016 | 16 | 0.030 | 17 | 0.087 | 19 |
| 5 | 100 | 0.009 | 20 | 0.016 | 21 | 0.048 | 23 | 0.076 | 24 |
| 6 | 120 | 0.009 | 25 | 0.016 | 26 | 0.042 | 28 | 0.096 | 30 |
| 7 | 130 | 0.007 | 27 | 0.020 | 29 | 0.049 | 31 | 0.073 | 32 |

注：$P_q^*$ 代表子样本 $s_q$ 未越过边界 $P_b$ 的可能累积概率的最大值。$r_q^*$ 是相应的事件发生数。

给定一个真实的样本，当观察到的 $P_q$ 从未越过边界 $p_b$（相当于表 9.3 中的 $P_q \leqslant P_q^m$ 和 $r_q \leqslant r_q^m$），或者没有更多的样本可收集时，概率监测程序继续进行。如果 $P_b$ 从未被越过，可以得出非无效性的结论并进入第二阶段；否则，试验将因无效性而停止。

现在假设在第一阶段基于样本量 $n_1=130$ 的概率监测程序得出了非无效性结论，在第二阶段我们想要检验有效性假设。值得一提的是，这里只有 $n_2=160$ 位受试者可用，而不是所需的受试者人数 $N_2=799$。为了获得一个较为理想的统计可靠性，我们使用贝叶斯方法，从以前的研究中借用了一个大小为 $K = N_2 - n_2 = 639$ 的样本，或利用基于同一人群的、有充分和良好对照的临床研究中获得的 RWD。至此，在第二阶段拥有一个来自随机研究和以往研究的组合数据集，并可以通过排除不确定性来评估有效性假设。

具体来说，我们构造了一个检验统计量 $T_2$ 作为基于第二阶段合并数据的样本平均值。在正态性近似下，$T_2$ 遵循以下正态分布：

$$T_2 \sim \left( \hat{p}, \frac{\hat{p}(1-\hat{p})}{N_2} \right) \tag{9.16}$$

其中 $\hat{p}$ 为第二阶段合并数据的观测样本平均值。根据式（9.10），不确定性概率 $P_I$ 为：

$$P_I = \Pr(T_2 \in (p_U, p_L)) = \Phi\left( \frac{p_L - \hat{p}}{\sqrt{\hat{p}(1-\hat{p})/N_2}} \right) - \Phi\left( \frac{p_U - \hat{p}}{\sqrt{\hat{p}(1-\hat{p})/N_2}} \right) \tag{9.17}$$

其中 $\Phi(\cdot)$ 为标准正态分布的累积分布函数。给定一个预先指定的阈值 $\delta$，如果 $P_I < \delta$，则不确定性概率可以忽略不计并得出有效性结论；否则，有效性将被拒绝。请注意，在实践中，阈值 $\delta$ 的选择通常基于临床判断并结合统计方法，以获得理想的统计可靠性。

## 9.5　结语

如前所述，对于罕见病药物的研发，由于存在患者群体较小的情况，用于样本量计算的检验效能分析可能不可行。FDA 指南草案强调，尽管患者群体较少，但仍对罕见病药物执行同样的监管审批标准。因此，罕见病药物临床研究的检验效能往往不足。在这种情况下，我们认为可以基于精度分析、重现性分析或概率监测方法进行样本量计算或论证，来实现一定的统计可靠性。

在实践中，罕见病药物研究往往会面临在相同标准下拥有较少受试者的情况。因此，建议考虑并实施创新的设计和统计方法，以获得关于有效性和安全性的实质性证据，用以支持对罕见病药品的监管批准。本章介绍了完整的单病例随机对照试验设计、适应性无缝试验设计、主方案试验设计、贝叶斯试验设计等创新试验设计，推导了相应研究设计下对应的统计方法和样本量要求。这些研究设计有助于加快罕见病药物的研发过程，以及确定所研究罕见病药品的任何征象、模式或趋势和（或）最佳的临床收益。

由于罕见病临床研究的患者群体较少，可使用普遍适用性概率的概念来确定临床结果是否可以从目标患者群体（如成人）推广到患有相同罕见病的不同患者群体中（如儿童或老年人）。在实践中，可以通过评估目标患者群体和不同患者群体之间的敏感性指数来评估普遍适用性概率（Lu 等，2017）。普遍适用性概率的程度可以用来判断预期试验是否提供了药物在不同患者群体中的有效性和安全性的实质性证据（例如在儿童或老年人中）。

在实践中，尽管一种创新的组合试验设计可能对罕见病药物研发有用，但也可能给试验带来操作偏差，从而增加犯错概率。建议采用创新试验设计时，也要保证预期试验的质量、准确性和完整性。

# 10

# 单病例随机对照试验设计及其应用

## 10.1 引言

作为治疗药物的生物制剂由各种活细胞或生物体制成。生物制剂的应用范围从治疗疾病到预防和诊断疾病（Endrenyi 等，2017）。根据 2009 年联合国通过的《生物价格、竞争和创新（BPCI）法案》，与创新的生物（参比）制剂相比，生物类似药（受试制剂）的研发为普通患者群体提供了一个更可负担的替代选择。如 BPCI 法案所示，生物类似药被定义为与参比制剂高度相似的生物制剂，尽管临床活性成分有微小差异，但在安全性、纯度和效力方面没有临床意义上的显著差异。如果一个拟议的生物类似药被证明与参比制剂高度相似，则该拟议的生物类似药将得到监管机构的批准。已批准的生物类似药可作为参比制剂的替代品，用于治疗对应研究的疾病或参比制剂已获批治疗的疾病。

在实践中，随着越来越多的生物类似药在市场上出现，人们提出了一个有趣的问题，即已批准的生物类似药是否可以与参比制剂互换使用，以及已批准的生物类似药是否可以与其他已批准的生物类似药互换使用。为了回答这个问题，如 BPCI 法案所示，有效性试验设计应可以评估以下内容：①互换或交替使用生物类似药和参比制剂时，安全性和有效性降低的风险；②不进行该种互换或交替时，仍然选择使用相应参比制剂的风险；③互换/交替与不互换/交替之间的相对风险。为达到上述分析目的，必须采用交叉设计。

FDA（2017a）将互换和交替使用的风险分别解释为由单个互换导致的风险和由多个互换导致的风险。因此，在本章中，我们将重点讨论生物类似药研发中的交替设计和分析。在最近的指南草案中，FDA 建议使用 $2\times(m+1)$ 交叉设计作为交替设计，用于评估进行互换/交替和不进行互换/交替之间的风险，其中 $m$ 为互换的数量。而 Chow、Song 等（2017）建议考虑进行完整的单病例随机对照试验设计。如 Chow、Song 等（2017）所指出的，FDA 推荐的 $2\times(m+1)$ 交叉设计是具有 $m$ 个互换的完整的单病例随机对照试验设计的特殊情况。

在本章中，我们将研究 FDA 推荐的 $2\times(m+1)$ 交叉设计与完整的单病例随机对照试验设计的相对优点和局限性，并研究这些交替设计下对样本量的要求和数据分析中所用到的统计方法。在下一节中，我们将概述可互换生物类似药的概念。第 10.3 节比较了 FDA 推荐的 $2\times(m+1)$ 交叉设计与完整的单病例随机对照试验设计的相对效率。第 10.4 节讨论了这些交替设计下的检验效能计算和统计分析。最后一节给出了简短的结语。

## 10.2　可互换的生物类似药

如《公共卫生服务（PHS）法案》第 351(k)(4) 条所述，"可互换的"和"可互换性"表示："在卫生保健服务提供者不进行干预的前提下，即可使用生物类似药对已开处方中的参比制剂进行互换。"生物类似药在以下两种情况下被认为是可互换的：①其与参比制剂高度相似，可在任何特定患者中产生与参比制剂相同的临床结果；②在生物类似药被个体多次使用的情况下，将生物类似药和参比制剂互换或交替使用的风险，不大于在未进行互换或交替的情况下使用参比制剂的风险。

**互换性的解释**　关于上述的第一点，在实践中，通常很难（假设不是完全不可能）证明一个预期的可互换的生物类似药可以在任何给定的患者中产生与参比制剂相同的临床结果。换句话说，对于每个患者，我们需要证明所提出的可互换生物类似药将产生与参比产品相同的临床结果，然后才能声称生物类似药可以与参比制剂互换。然而，从统计学上看，在一定的可靠性条件下，有可能证明生物类似药在任何给定的患者中可以产生与参比产品相同的临床结果。在这种情况下，FDA 于 2000 年初提出的解决药物可替代性问题的个体生物等效性（IBE）概念可能有用（FDA，2001，2003）。这是因为 IBE 的评估不仅涵盖每个个体的治疗效果差异，也会考虑到受试者-治疗相互作用的影响，这是已知的对药物互换性产生影响的因素（Chow 和 Liu，2008a）。

**研究人群的选择**　在互换性研究的设计中，最理想的情况是选择一个足够敏感的研究人群。然而设计一个生物类似药的Ⅲ期关键性研究来展示互换性，这可能存在一定的局限性。因为对于互换性研究来说，仿制药的Ⅲ期关键性研究纳入的人群可能不是一个足够敏感的患者群体。

**互换和交替**　令 T 和 R 分别代表研究中的生物类似药（受试制剂）和创新性生物制剂（参比制剂）。大多数研究人员将药物互换理解为"T 到 R""R 到 R""R 到 T"或"T 到 T"的互换，并将药物交替解释为"R 到 T 到 R""R 到 R 到 R""T 到 R 到 T"或"T 到 T 到 T"。换句话说，互换通常被称为从一个产品（R 或 T）到另一个产品（R 或 T）的转换，其中 T 可能是一个不同的可互换的生物类似药，已被证明与同一参比制剂高度相似。对于交替，它可以从一个产品（R 或 T）开始，经几次互换后返回到相同的产品，其中 T 可以是一个不同的可互换的生物类似药，且已被证明与同一参比制剂高度相似。

在最近的互换性指南草案中，FDA 区分了可互换生物类似药的互换和交替的概念（FDA，2017a）。互换通常被称为从一个产品到另一个产品的单个互换，如"R 到 T"和"R 到 R"。另一方面，交替是指多个互换，例如两个互换"R 到 R 到 R"和"R 到 R 到 R"，以及三个互换"R 到 T 到 R 到 T"和"R 到 R 到 R 到 R"。

**互换和交替的风险评估标准**　基于产品之间的生物相似性评估来评估互换和（或）交替的潜在风险，用于评估生物等效性/生物相似性的几个标准是有用的。首先需要考虑的是用于生物等效性（Chow 和 Liu，2008a）和生物相似性（Chow，2013）评估的成熟标准。除此之外，因为大多数生物类似药被认为是高度变异的药品，可以考虑使用 Haidar 等（2008）提出的针对高度变异药品的有标度的平均生物等效性（scaled average bioequivalence，SABE）标准。Chow 等（2015）提出了一种新的药物互换性分级标准（scaled criterion for drug interchangeability，SCDI），该标准基于 IBE 的评估标准，考虑了受试者与药物相互作用的可变性。在许多情况下，SCDI 标准优于经典的生物等效性标准和 SABE 标准，特别是当参比制剂和（或）受试者与药物的相互作用存在显著的变异时。

## 10.3 交替设计

如前所述，一种可互换的生物类似药有望在任何特定的所研究疾病的患者中产生与参比制剂相同的临床结果。为了确定所提出的可互换生物类似药是否能在任何给定的患者中产生相同的临床结果，必须采用一种在个体受试者中具有交叉性质的交替设计。下面描述了两种有用的交替设计：一种是 FDA（2017）推荐的双序列交叉设计，另一种是 Chow 等（2017）提出的完整的单病例随机对照试验设计。

### 10.3.1 $2 \times (m+1)$ 交叉设计

在最近的可互换性指南中，FDA 推荐了 $2 \times (m+1)$ 交叉设计，其中 $m$ 是互换的数量。对于单一互换，即 $m=1$，FDA 推荐一种由 RT 和 RR 两个序列组成的交叉设计，用（RT、RR）表示。如我们所见，（RT，RR）的设计可以评估从 R 到 T 互换的影响和从 R 到 R 互换的影响（即没有互换）。此外，也可以评估从 R 到 T 的互换和没有互换（即从 R 到 R 的互换）之间的相对风险。请注意，单一互换的 $2 \times 2$ 交叉设计，即（RT，RR），是 $4 \times 2$ Balaam 设计即（RR，TT，RT，TR）的一部分。

当 $m=2$（即有两个互换）时，FDA 建议采用 $2 \times 3$ 交叉设计，由 RTR 和 RRR 这两个序列组成，用（RTR，RRR）表示。使用带有两个互换的 $2 \times 3$ 交叉设计可以评估从 R 到 T 互换的影响，从 T 到 R 互换的影响，以及从 R 到 R 互换（即没有互换）的影响。此外，还可以评估从 R 到 T 互换和没有互换（即从 R 到 R 互换），以及从 T 到 R 互换和没有互换之间的相对风险。

当 $m=3$（即有 3 个互换）时，FDA 建议使用 $2 \times 4$ 交叉设计，由 RTRT 和 RRRR 两个序列组成，表示为（RTRT，RRRR）。与带有两个互换的 $2 \times 3$ 交叉设计类似，带有 3 个互换的 $2 \times 4$ 交叉设计可以评估从 R 到 T 互换的影响，从 T 到 R 互换的影响，以及从 R 到 R 互换的影响（即没有互换）。此外，也可以评估从 R 到 T 互换和没有互换（即从 R 到 R 互换）之间的相对风险，以及从 T 到 R 和没有互换之间的相对风险。

### 10.3.2 完整的单病例随机对照试验设计

近年来，单病例随机对照试验设计已成为一种非常流行的设计，用于评估在不同剂量期给予 $n$ 次治疗时治疗效果的差异。因此，单病例随机对照试验设计实际上是一种交叉设计。根据单一互换和（或）多个互换（2017）的类似想法，Chow 等提出使用所谓的完整的单病例随机对照试验设计来评估互换/交替和不互换/交替之间的相对风险。

完整的单病例随机对照试验设计的构建取决于 $m$，即互换的数量。例如，如果 $m=1$（单一互换），完整的单病例随机对照试验设计将包括 $m+1=2$ 个周期。在每个给药期，有两种选择（即 R 或 T）。因此，总共有 $2^{m+1}=2^2=4$ 个序列。这会得到一个 $4 \times 2$ 的 Balaam 设计，即（RR，TT，RT，TR）。当有两个互换时，完整的单病例随机对照试验设计将包括 $m+1=3$ 个周期。在每个给药期，有两种选择（即 R 或 T）。因此，总共有 $2^{m+1}=2^3=8$

个序列。这就得到了一个 $8 \times 3$ 的交叉设计。与 $m = 2$ 相似，当有 3 个互换（$m = 3$）时，完整的单病例随机对照试验设计将包括 $m + 1 = 4$ 个周期。在每个给药期，有两种选择（即 R 或 T）。因此，总共有 $2^{m+1} = 2^4 = 16$ 个序列（即 R 和 T 的组合）。这就得到了一个 $16 \times 4$ 的交叉设计。为了能够更好地理解，表 10.1 列出了完整的单病例随机对照试验设计，包括 $m = 1$（单一互换）、$m = 2$（两个互换）和 $m = 3$（三个互换）这些可能用于生物类似药互换研究的情况。

从表 10.1 可以看出，交替设计中的单互换（即 RT、RR）、两互换（即 RTR、RRR）和三互换（即 RTRT、RRRR）是单病例随机对照试验设计的部分设计，它们分别具有单个互换（两个周期）、两个互换（3 个周期）和 3 个互换（4 个周期）。

**表 10.1　完整的单病例随机对照设计，$m = 1$、2 和 3**

| 组 | 周期 Ⅰ | 周期 Ⅱ | 周期 Ⅲ | 周期 Ⅳ |
|---|---|---|---|---|
| 1 | R | R | R | R |
| 2 | R | T | R | R |
| 3 | T | T | R | R |
| 4 | T | R | R | R |
| 5 | R | R | T | R |
| 6 | R | T | T | T |
| 7 | T | T | T | R |
| 8 | T | T | T | T |
| 9 | R | R | R | T |
| 10 | R | R | T | T |
| 11 | R | T | R | T |
| 12 | R | T | T | R |
| 13 | T | R | R | T |
| 14 | T | R | T | T |
| 15 | T | T | R | T |
| 16 | T | T | T | R |

注：$m = 1$（单个互换，两个周期），$m = 2$（两个互换，3 个周期），$m = 3$（3 个互换，4 个周期）。

## 10.4　统计模型与分析

上一节中讨论的交替设计一般可以描述为 $K \times J$ 交叉设计。例如，对于 FDA 推荐的带有两个互换的交替设计，有 $K = 2$ 且 $J = 3$，而对于完整的单病例随机对照试验设计，则有 $K = 8$ 且 $J = 3$。因此，上一节中讨论的交替设计可以被描述为，在一般的 $K \times J$（$K$ 序列和 $J$ 周期）交叉设计下用于比较两种处理（即 R 和 T）的统计模型。

### 10.4.1 统计模型

令 $Y_{ijk}$ 为第 $j$ 个周期、第 $k$ 个序列中第 $i$ 个受试者的反应。因此，$Y_{ijk}$ 可以用以下模型来描述：

$$Y_{ijk} = \mu + G_k + S_{ik} + P_j + D_{d_{(j,k)}} + C_{d_{(j-1,k)}} + e_{ijk}$$
$$i = 1, 2, \cdots, n_k; \quad j = 1, 2, \cdots, J; \quad k = 1, 2, \cdots, K; \quad d = T \text{ 或 } R \tag{10.1}$$

其中 $\mu$ 为总体平均值；$G_k$ 是固定的第 $k$ 个序列效应；$S_{ik}$ 是第 $k$ 个序列内第 $i$ 个受试者的随机效应，均值为 0，方差为 $\sigma_S^2$；$P_j$ 是第 $j$ 个周期的固定效应；$D_{d_{(j,k)}}$ 为药物在第 $j$ 个周期、第 $k$ 个序列上的药物效应；$C_{d_{(j-1,k)}}$ 为延滞效应，其中 $C_{d_{(0,k)}} = 0$；$e_{ijk}$ 为随机误差，均值为 0，方差为 $\sigma_e^2$。在该模型下，假设 $S_{ik}$ 和 $e_{ijk}$ 是相互独立的。

对于式（10.1），设参数向量 $\beta$ 为（$\mu, G_1, G_2, \cdots, G_k, P_1, P_2, \cdots, P_j, D_T, D_R, C_T, C_R$），包含了模型中的所有未知参数。设 $X$ 为 $K \times J$ 交叉设计的设计矩阵。因此，$\beta$ 可以用 $\hat{\beta} = (X'X)^{-1}X'\bar{Y}$ 估计，其中 $\bar{Y}$ 是观察到的单元均值（cell mean）向量。因此，我们可以简单地通过以下步骤来评估互换后治疗效果的统计推断：

步骤 1：建立 $K \times J$ 交叉设计的设计矩阵。

步骤 2：找到 $(X'X)^{-1}X'$，其中 $X$ 是 $K \times J$ 交叉设计矩阵。然后得到 $\hat{D}_R$ 和 $\hat{D}_T$。

步骤 3：$\theta_{ij} = D_i - D_j$，可以通过 $\hat{D}_i$ 和 $\hat{D}_j$ 之间对应系数的差值得到。

步骤 4：对延滞效应的估计 $\lambda_{ij} = C_i - C_j$（$i \neq j$）同样可以得到。

### 10.4.2 对 FDA 推荐的三互换交替设计的分析

举例说明，在使用 FDA 推荐的三互换交替设计时，即（RTRT，RRRR），这是一个 $2 \times 4$ 交叉设计，对应的 $K = 2$ 且 $J = 4$。在该设计下，$\beta$ 可以表示为：

$$(\mu, G_1, G_2, P_1, P_2, P_3, P_4, D_T, D_R, C_T, C_R)'$$
$$= (\beta_{11}, \beta_{21}, \beta_{31}, \beta_{41}, \beta_{12}, \beta_{22}, \beta_{32}, \beta_{42})'$$

它包含了模型中的所有未知参数。在该模型下，设计矩阵为：

$$X = \begin{pmatrix} 1 & 1 & 1 & 1 & 1 & 1 & 1 & 1 \\ 1 & 1 & 1 & 1 & 0 & 0 & 0 & 0 \\ 0 & 0 & 0 & 0 & 1 & 1 & 1 & 1 \\ 1 & 0 & 0 & 0 & 1 & 0 & 0 & 0 \\ 0 & 1 & 0 & 0 & 0 & 1 & 0 & 0 \\ 0 & 0 & 1 & 0 & 0 & 0 & 1 & 0 \\ 0 & 0 & 0 & 1 & 0 & 0 & 0 & 1 \\ 0 & 0 & 0 & 0 & 0 & 1 & 0 & 1 \\ 1 & 1 & 1 & 1 & 1 & 0 & 1 & 0 \\ 0 & 0 & 0 & 0 & 0 & 0 & 1 & 0 \\ 0 & 1 & 1 & 1 & 1 & 1 & 0 & 1 \end{pmatrix}, \quad \beta = \begin{pmatrix} \beta_{11} \\ \beta_{21} \\ \beta_{31} \\ \beta_{41} \\ \beta_{12} \\ \beta_{22} \\ \beta_{32} \\ \beta_{42} \end{pmatrix}$$

其目的是构造观察单元均值 $\tilde{Y}=\beta'\bar{Y}$ 的线性形式的矩估计器的方法，其中 $\bar{Y}$ 是观察单元均值的向量，其中

$$\bar{Y}=(\bar{Y}_{.11},\bar{Y}_{.21},\bar{Y}_{.31},\bar{Y}_{.41},\bar{Y}_{.12},\bar{Y}_{.22},\bar{Y}_{.32},\bar{Y}_{.42})',\quad \bar{Y}_{.jk}=\frac{\sum_{i=1}^{n_k}Y_{ijk}}{n_k}$$

基于估计 $D_T$-$D_R$ 的 $\beta s$，我们有以下药物效应的无偏估计：

$$\tilde{D}=\frac{1}{2}\big[(2\bar{Y}_{.11}-\bar{Y}_{.21}-\bar{Y}_{.41})-(2\bar{Y}_{.12}-\bar{Y}_{.22}-\bar{Y}_{.42})\big]$$

$$E(\tilde{D})=D_T-D_R,\quad \mathrm{Var}(\tilde{D})=\frac{3}{2}\sigma_e^2\left(\frac{1}{n_1}+\frac{1}{n_2}\right)$$

当 $n_1=n_2=n$ 时，$\mathrm{Var}(\tilde{D})=\dfrac{3\sigma_e^2}{n}$。当基于平均生物等效性法来检验生物等效性时，

$$H_0:|D_T-D_R|>\theta \quad vs \quad H_a:|D_T-D_R|\leqslant\theta$$

其中 $\theta$ 为预先指定的界值。当统计量满足下列公式时，原假设将被拒绝，证明两者具有生物等效性：

$$T_D=\frac{\tilde{D}-\theta}{\hat{\sigma}_e^2\sqrt{\dfrac{3}{n}}}>t\left[\frac{\alpha}{2},n_1+n_2-5\right]$$

其在 $\alpha$ 显著性水平上对应的置信区间为

$$\tilde{D}\pm t\left[\frac{\alpha}{2},n_1+n_2-5\right]\hat{\sigma}_e^2\sqrt{\frac{3}{2}\left(\frac{1}{n_1}+\frac{1}{n_2}\right)}$$

## 10.4.3　对完整的三互换单病例随机对照试验设计的分析

在一般模型（式 10.1）下，以类似的思路，可证明：

$$E(\tilde{D})=D_T-D_R,\quad \mathrm{Var}(\tilde{D})=\frac{\sigma_e^2}{11n}$$

其中 $n$ 是每个序列中登记的受试者数量（假设平均分配）。当统计量满足下列公式时，将拒绝原假设，证明生物等效性：

$$T_D=\frac{\tilde{D}-\theta}{\hat{\sigma}_e^2\sqrt{\dfrac{1}{11n}}}>t\left[\frac{\alpha}{2},16n-5\right]$$

在 $\alpha$ 显著性水平上对应的置信区间为：

$$\tilde{D}\pm t\left[\frac{\alpha}{2},16n-5\right]\hat{\sigma}_e^2\sqrt{\frac{1}{11n}}$$

在没有一级延滞效应的模型下，可以推导出一个不同的无偏估计量 $\widetilde{D}$，使得

$$E(\widetilde{D})=D_T-D_R, \quad \mathrm{Var}(\widetilde{D})=\frac{\sigma_e^2}{12n}$$

## 10.4.4　比较

对于一个固定的样本量，例如 $n=48$，在 RRRR/RTRT 设计中，可随机分配到每个序列的患者数量为 24 个，而在完整的单病例随机对照（$n$-of-1）试验设计中，4 个给药期可随机分配到每个序列的患者数量为 3 个。相应地，（RTRT，RRRR）设计和完整的单病例随机对照试验设计在调整延滞效应时，药物效应方差分别为 $\frac{\sigma_e^2}{8}$ 和 $\frac{\sigma_e^2}{33}$。两种研究设计之间的相对效率为 24.24%，表明（RTRT，RRRR）的设计效率是完整单病例随机对照试验设计的 24.24%。当忽略延滞效应时，（RTRT，RRRR）设计中药物效应的方差为 $\frac{\sigma_e^2}{12}$，而完整单病例随机对照试验设计中药物效应的方差为 $\frac{\sigma_e^2}{36}$。两种研究设计之间的相对效率提高到 33.33%。

因此，部分设计（RTRT，RRRR）的效率低于完整的单病例随机对照试验设计。当洗脱时间足够时，部分设计的相对效率增加，但仍低于完整设计。

## 10.5　样本量要求

在固定检验效能和显著性水平时，样本量的确定基于以下假设检验：

$$H_0:|D_T-D_R|>\theta \quad \mathrm{vs} \quad H_1:|D_T-D_R|\leqslant\theta$$

根据 ±20% 规则，如果试验药物效应的平均生物利用度与参比药物的差异在后者的 ±20% 范围内，则得出生物等效性，药物效果有一定的保证。因此，$\theta$ 通常用 $\nabla\mu_R$ 表示，其中 $\nabla=20\%$，假设检验可以重写为：

$$H_0:\mu_T-\mu_R<-\nabla\mu_R \text{ 或 } \mu_T-\mu_R>\nabla\mu_R \quad \mathrm{vs} \quad H_a:-\nabla\mu_R\leqslant\mu_T-\mu_R\leqslant\nabla\mu_R$$

检验效能函数可以写成：

$$P(R)=F_v\left(\left[\frac{\nabla-R}{CV\sqrt{b/n}}\right]-t(\alpha,v)\right)-F_v\left(t(\alpha,v)-\left[\frac{\nabla+R}{CV\sqrt{b/n}}\right]\right) \text{（详见本章附录）}$$

其中 $R=\frac{\mu_T-\mu_R}{\mu_R}$ 是相对变化，$CV=\frac{S}{\mu_R}$，$\mu_T$ 和 $\mu_R$ 分别是试验药物和参比药物的平均生物利用度，$S$ 是每个交叉设计方差分析均方误差的平方根，$[-\nabla\mu_R，\nabla\mu_R]$ 是生物等效性极限，$t(\alpha,v)$ 是 $t$ 分布第 $\alpha$ 百分位数的上限，$F_v$ 为 $t$ 分布的累积分布函数，$b$ 为药物效应方差的常数值。

因此，当 $R=0$ 时的精确样本量计算公式为：

$$n\geqslant b\left[t(a,v)+t\left(\frac{\beta}{2},v\right)\right]^2[CV/\nabla]^2$$

当 $R>0$ 时，近似样本量计算公式为：

$$n \geqslant b[t(\alpha,v)+t(\beta,v)]^2[CV/(\nabla-R)]^2 \text{（详见本章附录）}$$

设 $\nabla=0.2$，为了达到在 5% 显著性水平上检验效能为 80% 或 90%，（RTRT，RRRR）设计和完整的单病例随机对照试验设计所需的样本量如表 10.2 和 10.3 所示。

表 10.2 （RTRT，RRRR）设计所需的受试者数量（$\nabla=0.2$，$\alpha=5\%$）

| 检验效能（%） | CV（%） | R | | | |
| --- | --- | --- | --- | --- | --- |
| | | 0% | 5% | 10% | 15% |
| 80 | 10 | 32 | 40 | 80 | 300 |
| | 12 | 44 | 52 | 112 | 432 |
| | 14 | 56 | 68 | 152 | 588 |
| | 16 | 72 | 88 | 196 | 764 |
| | 18 | 88 | 112 | 244 | 968 |
| | 20 | 108 | 136 | 300 | 1 192 |
| | 22 | 128 | 164 | 364 | 1 440 |
| | 24 | 152 | 196 | 432 | 1 716 |
| | 26 | 180 | 228 | 508 | 2 012 |
| | 28 | 208 | 264 | 588 | 2 332 |
| | 30 | 236 | 300 | 672 | 2 676 |
| | 32 | 268 | 344 | 764 | 3 044 |
| | 34 | 304 | 388 | 864 | 3 436 |
| | 36 | 340 | 432 | 968 | 3 852 |
| | 38 | 376 | 480 | 1 076 | 4 292 |
| | 40 | 416 | 532 | 1 192 | 4 752 |
| 90 | 10 | 40 | 52 | 108 | 416 |
| | 12 | 52 | 72 | 152 | 596 |
| | 14 | 68 | 96 | 208 | 812 |
| | 16 | 88 | 124 | 268 | 1 056 |
| | 18 | 112 | 152 | 340 | 1 336 |
| | 20 | 136 | 188 | 416 | 1 648 |
| | 22 | 164 | 228 | 504 | 1 996 |
| | 24 | 192 | 268 | 596 | 2 372 |
| | 26 | 224 | 316 | 700 | 2 784 |
| | 28 | 260 | 364 | 812 | 3 228 |
| | 30 | 300 | 416 | 932 | 3 704 |
| | 32 | 340 | 472 | 1 056 | 4 216 |
| | 34 | 380 | 532 | 1 192 | 4 756 |
| | 36 | 428 | 596 | 1 336 | 5 332 |
| | 38 | 476 | 664 | 1 488 | 5 940 |
| | 40 | 524 | 736 | 1 648 | 6 584 |

表 10.3  完整的单病例随机对照试验设计所需的受试者数量（V＝0.2，α＝5%）

| 检验效能（%） | CV（%） | R | | | |
|---|---|---|---|---|---|
| | | 0% | 5% | 10% | 15% |
| 80 | 10 | 16 | 16 | 16 | 48 |
| | 12 | 16 | 16 | 16 | 64 |
| | 14 | 16 | 16 | 32 | 80 |
| | 16 | 16 | 16 | 32 | 96 |
| | 18 | 16 | 16 | 32 | 128 |
| | 20 | 16 | 32 | 48 | 160 |
| | 22 | 32 | 32 | 48 | 176 |
| | 24 | 32 | 32 | 64 | 224 |
| | 26 | 32 | 32 | 64 | 256 |
| | 28 | 32 | 48 | 80 | 288 |
| | 30 | 32 | 48 | 96 | 336 |
| | 32 | 48 | 48 | 96 | 384 |
| | 34 | 48 | 48 | 112 | 432 |
| | 36 | 48 | 64 | 128 | 480 |
| | 38 | 48 | 64 | 144 | 528 |
| | 40 | 64 | 80 | 160 | 592 |
| 90 | 10 | 16 | 16 | 16 | 64 |
| | 12 | 16 | 16 | 32 | 80 |
| | 14 | 16 | 16 | 32 | 112 |
| | 16 | 16 | 16 | 48 | 144 |
| | 18 | 16 | 32 | 48 | 176 |
| | 20 | 32 | 32 | 64 | 208 |
| | 22 | 32 | 32 | 64 | 256 |
| | 24 | 32 | 48 | 80 | 304 |
| | 26 | 32 | 48 | 96 | 352 |
| | 28 | 48 | 48 | 112 | 400 |
| | 30 | 48 | 64 | 128 | 464 |
| | 32 | 48 | 64 | 144 | 512 |
| | 34 | 48 | 80 | 160 | 592 |
| | 36 | 64 | 80 | 176 | 656 |
| | 38 | 64 | 96 | 192 | 736 |
| | 40 | 80 | 96 | 208 | 800 |

另一种确定样本量的方法是基于试验生物类似药和参比制剂之间的药物效应比值。考虑 $\delta \in (0.8, 1.25)$ 是 $\mu_T / \mu_R$ 的生物等效性范围，假设将变为：

$$H_0 : \frac{\mu_T}{\mu_R} < 0.8 \text{ 或 } \frac{\mu_T}{\mu_R} > 1.25 \quad \text{vs} \quad H_a : 0.8 \leqslant \frac{\mu_T}{\mu_R} \leqslant 1.25$$

在偏态分布的情况下，假设被转换为对数函数：

$$H_0 : \log\mu_T - \log\mu_R < \log(0.8) \text{ 或 } \log\mu_T - \log\mu_R > \log(1.25) \text{ vs}$$

$$H_a : \log(0.8) \leqslant \log\mu_T - \log\mu_R \leqslant \log(1.25)$$

下面给出了不同 $\delta$ 下的样本量计算公式（详见本章附录）：

$$n \geqslant b\left[t(\alpha,v) + t\left(\frac{\beta}{2},v\right)\right]^2 \left[\mathrm{CV}/\ln 1.25\right]^2, \text{ 若 } \delta = 1$$

$$n \geqslant b\left[t(\alpha,v) + t(\beta,v)\right]^2 \left[\mathrm{CV}/(\ln 1.25 - \ln\delta)\right]^2, \text{ 若 } 1 < \delta < 1.25$$

$$n \geqslant b\left[t(\alpha,v) + t(\beta,v)\right]^2 \left[\mathrm{CV}/(\ln 0.8 - \ln\delta)\right]^2, \text{ 若 } 0.8 < \delta < 1$$

为了在 5% 显著性水平上使检验效能达到 80% 或 90%，表 10.4 和表 10.5 分别显示了（RTRT，RRRR）设计和完整的单病例随机对照试验设计所需的样本量。

表 10.4　（RTRT，RRRR）设计所需的受试者数量 $[\alpha = 5\%$，相似性界值区间为 $(0.8, 1.25)]$

| 检验效能 (%) | CV (%) | $\delta$ | | | | | | | |
|---|---|---|---|---|---|---|---|---|---|
| | | 0.85 | 0.90 | 0.95 | 1.00 | 1.05 | 1.1 | 1.15 | 1.2 |
| 80 | 10 | 104 | 30 | 16 | 14 | 16 | 26 | 56 | 226 |
| | 12 | 148 | 42 | 22 | 18 | 20 | 36 | 80 | 324 |
| | 14 | 200 | 56 | 28 | 24 | 26 | 48 | 108 | 438 |
| | 16 | 260 | 72 | 34 | 30 | 34 | 60 | 140 | 572 |
| | 18 | 330 | 90 | 44 | 36 | 42 | 76 | 176 | 724 |
| | 20 | 406 | 110 | 52 | 44 | 52 | 94 | 216 | 892 |
| | 22 | 492 | 132 | 64 | 52 | 62 | 112 | 260 | 1 080 |
| | 24 | 584 | 156 | 74 | 62 | 72 | 134 | 310 | 1 284 |
| | 26 | 684 | 184 | 88 | 72 | 86 | 156 | 364 | 1 508 |
| | 28 | 794 | 212 | 102 | 84 | 98 | 180 | 420 | 1 748 |
| | 30 | 910 | 244 | 116 | 96 | 112 | 206 | 482 | 2 006 |
| | 32 | 1 036 | 276 | 132 | 108 | 128 | 234 | 548 | 2 282 |
| | 34 | 1 170 | 312 | 148 | 122 | 144 | 264 | 620 | 2 576 |
| | 36 | 1 310 | 350 | 166 | 136 | 160 | 296 | 694 | 2 888 |
| | 38 | 1 460 | 388 | 184 | 152 | 178 | 330 | 772 | 3 216 |
| | 40 | 1 618 | 430 | 204 | 168 | 198 | 366 | 856 | 3 564 |
| 90 | 10 | 142 | 40 | 20 | 16 | 20 | 34 | 76 | 310 |
| | 12 | 204 | 56 | 28 | 22 | 28 | 48 | 110 | 446 |
| | 14 | 276 | 76 | 36 | 28 | 36 | 64 | 148 | 606 |

（续表）

| 检验效能<br>（%） | CV<br>（%） | δ | | | | | | | |
|---|---|---|---|---|---|---|---|---|---|
| | | 0.85 | 0.90 | 0.95 | 1.00 | 1.05 | 1.1 | 1.15 | 1.2 |
| 90 | 16 | 360 | 98 | 48 | 36 | 46 | 84 | 192 | 792 |
| | 18 | 456 | 122 | 60 | 46 | 58 | 104 | 242 | 1 002 |
| | 20 | 562 | 150 | 72 | 56 | 70 | 128 | 298 | 1 236 |
| | 22 | 680 | 182 | 86 | 66 | 84 | 154 | 360 | 1 494 |
| | 24 | 808 | 216 | 102 | 78 | 100 | 184 | 428 | 1 778 |
| | 26 | 948 | 254 | 120 | 92 | 116 | 216 | 502 | 2 088 |
| | 28 | 1 098 | 294 | 140 | 106 | 136 | 250 | 582 | 2 420 |
| | 30 | 1 260 | 336 | 160 | 120 | 154 | 286 | 668 | 2 778 |
| | 32 | 1 434 | 382 | 180 | 136 | 176 | 324 | 760 | 3 160 |
| | 34 | 1 618 | 430 | 204 | 154 | 198 | 366 | 856 | 3 568 |
| | 36 | 1 814 | 482 | 228 | 172 | 222 | 410 | 960 | 3 998 |
| | 38 | 2 022 | 538 | 254 | 192 | 246 | 456 | 1 070 | 4 456 |
| | 40 | 2 240 | 596 | 282 | 212 | 274 | 506 | 1 186 | 4 936 |

表 10.5　完整的单病例随机对照试验设计乘法模型所需的受试者数量 [$\alpha=5\%$，相似性界值区间为 (0.8, 1.25)]

| 检验效能<br>（%） | CV<br>（%） | δ | | | | | | | |
|---|---|---|---|---|---|---|---|---|---|
| | | 0.85 | 0.90 | 0.95 | 1.00 | 1.05 | 1.1 | 1.15 | 1.2 |
| 80 | 10 | 32 | 16 | 16 | 16 | 16 | 16 | 16 | 64 |
| | 12 | 48 | 16 | 16 | 16 | 16 | 16 | 32 | 80 |
| | 14 | 64 | 16 | 16 | 16 | 16 | 16 | 32 | 112 |
| | 16 | 80 | 32 | 16 | 16 | 16 | 16 | 48 | 144 |
| | 18 | 96 | 32 | 16 | 16 | 16 | 32 | 48 | 192 |
| | 20 | 112 | 32 | 16 | 16 | 16 | 32 | 64 | 224 |
| | 22 | 128 | 48 | 32 | 16 | 16 | 32 | 64 | 272 |
| | 24 | 144 | 48 | 32 | 32 | 32 | 48 | 80 | 320 |
| | 26 | 176 | 48 | 32 | 32 | 32 | 48 | 96 | 368 |
| | 28 | 208 | 64 | 32 | 32 | 32 | 48 | 112 | 432 |
| | 30 | 224 | 64 | 32 | 32 | 32 | 64 | 128 | 496 |
| | 32 | 256 | 80 | 48 | 32 | 32 | 64 | 144 | 560 |
| | 34 | 288 | 80 | 48 | 32 | 48 | 80 | 160 | 640 |
| | 36 | 320 | 96 | 48 | 48 | 48 | 80 | 176 | 704 |
| | 38 | 368 | 96 | 48 | 48 | 48 | 96 | 192 | 784 |
| | 40 | 400 | 112 | 64 | 48 | 64 | 96 | 224 | 880 |

（续表）

| 检验效能（%） | CV（%） | δ | | | | | | | |
|---|---|---|---|---|---|---|---|---|---|
| | | 0.85 | 0.90 | 0.95 | 1.00 | 1.05 | 1.1 | 1.15 | 1.2 |
| 90 | 10 | 48 | 16 | 16 | 16 | 16 | 16 | 32 | 80 |
| | 12 | 64 | 16 | 16 | 16 | 16 | 16 | 32 | 112 |
| | 14 | 80 | 32 | 16 | 16 | 16 | 16 | 48 | 160 |
| | 16 | 96 | 32 | 16 | 16 | 16 | 32 | 48 | 208 |
| | 18 | 112 | 32 | 16 | 16 | 16 | 32 | 64 | 256 |
| | 20 | 144 | 48 | 32 | 16 | 32 | 32 | 80 | 304 |
| | 22 | 176 | 48 | 32 | 32 | 32 | 48 | 96 | 368 |
| | 24 | 208 | 64 | 32 | 32 | 32 | 48 | 112 | 448 |
| | 26 | 240 | 64 | 32 | 32 | 32 | 64 | 128 | 512 |
| | 28 | 272 | 80 | 48 | 32 | 48 | 64 | 144 | 592 |
| | 30 | 320 | 96 | 48 | 32 | 48 | 80 | 176 | 688 |
| | 32 | 352 | 96 | 48 | 48 | 48 | 80 | 192 | 768 |
| | 34 | 400 | 112 | 64 | 48 | 64 | 96 | 224 | 880 |
| | 36 | 448 | 128 | 64 | 48 | 64 | 112 | 240 | 976 |
| | 38 | 496 | 144 | 64 | 48 | 64 | 112 | 272 | 1 088 |
| | 40 | 544 | 160 | 80 | 64 | 80 | 128 | 304 | 1 200 |

　　为了比较两种设计之间的样本量，我们有一个汇总表（表 10.6），包含了（RTRT，RRRR）设计和完整的单病例随机对照试验设计的受试者数量，检验效能为 80%，CV=20%，$\theta$=5% 和 10%。

　　表 10.7 总结了（RTRT，RRRR）设计和完整的单病例随机对照试验设计乘法模型之间的受试者数量，检验效能为 80%，CV=20%，$\delta$=0.90 和 1.00。

**表 10.6　加法模型总结**

| | R | |
|---|---|---|
| | 5% | 10% |
| （RTRT，RRRR）设计 | 136 | 300 |
| 完整单病例随机对照试验设计 | 32 | 48 |

**表 10.7　乘法模型总结**

| | $\delta$ | |
|---|---|---|
| | 0.90 | 1.00 |
| （RTRT，RRRR）设计 | 110 | 44 |
| 完整单病例随机对照试验设计 | 32 | 16 |

## 10.6 结语

2×4平行交叉设计（RTRT，RRRR）和完整的单病例随机对照试验设计，即有3个互换（4个给药周期），均可评估在互换和交替情况下的药物互换性。（RTRT，RRRR）设计作为完整单病例随机对照试验设计的部分设计，适用于评估从R到R、从R到T和从T到T的转换。该设计也适用于评估从R到R到R、从R到T到R以及从T到R到T的转换。然而，与部分设计不同的是，完整的单病例随机对照试验设计带来了更广泛的互换和交替框架。在共计有16个序列时，所有可能的互换和交替下的结果都可以用来证明药物的互换性。与（RTRT，RRRR）设计相比，完整的单病例随机对照试验设计包含了更多试验药物和参比药物的信息，为全面评估药物的生物相似性和互换性提供了机会。

就药物效应的方差和相对效率而言，（RTRT，RRRR）设计的效率低于完整的单病例随机对照试验设计。对临床试验中可能存在的一级延滞效应进行调整后，（RTRT，RRRR）设计中试验药物效应与参比制剂效应之间差异的方差大于完全单病例随机对照试验设计。部分设计的相对效率为完整设计的24.24%（对于固定的样本量 $n=48$）。当洗脱时间足够长，可以忽略延滞效应时，完整的单病例随机对照试验设计下药物效应的方差更小，评估药物互换性的效率更高。为了达到在两种常见假设下评估生物相似性/互换性的预期检验效能，部分设计需要比完整设计更大的样本量。由于完整的单病例随机对照试验设计所需的样本量较小，在完整设计下进行药物试验可以节省金钱和时间，而且比部分设计更有效。然而，在完整设计中，太多的序列会导致每个序列分配的受试者数量太少。在有受试者退出的情况下，完整设计可能会面临数据缺失的问题，这对评价的影响比部分设计更大。

在本章中，只有一种试验药物和一种对照药物参与了对这两种设计的评价。但在实际应用中，试验药物和对照药物可能会有所不同。在包含一种以上试验药物和对照药物的情况下，上述分析也适用于药物互换性的分析，但是会更复杂。在涵盖两种以上药物的情况下，预期完整的单病例随机对照试验设计在相对效率和所需样本量方面比部分设计表现更好。

## 附录

### 基于加法效应的假设

$$H_0: \mu_T - \mu_R < -\nabla\mu_R \text{ 或 } \mu_T - \mu_R > \nabla\mu_R \quad \text{vs} \quad H_a: -\nabla\mu_R \leqslant \mu_T - \mu_R \leqslant \nabla\mu_R$$

由于检验效能$=P$（拒绝$H_0 | H_a$为真），检验效能函数可以推导为：

$$P\left[\frac{-(\mu_T - \mu_R) - \nabla\mu_R}{\text{sd}(\bar{Y}_T - \bar{Y}_R)} + t(\alpha, v) \leqslant \frac{\bar{Y}_T - \bar{Y}_R - (\mu_T - \mu_R)}{\text{sd}(\bar{Y}_T - \bar{Y}_R)} \leqslant \frac{-(\mu_T - \mu_R) + \nabla\mu_R}{\text{sd}(\bar{Y}_T - \bar{Y}_R)}\right.$$

$$\left. -t(\alpha, v) \mid -\nabla\mu_R \leqslant \mu_T - \mu_R \leqslant \nabla\mu_R\right]$$

$$= P\left[\frac{\bar{Y}_T - \bar{Y}_R - (\mu_T - \mu_R)}{\text{sd}(\bar{Y}_T - \bar{Y}_R)} \leqslant \frac{-(\mu_T - \mu_R) + \nabla\mu_R}{\text{sd}(\bar{Y}_T - \bar{Y}_R)} - t(\alpha, v) \mid -\nabla\mu_R \leqslant \mu_T - \mu_R \leqslant \nabla\mu_R\right]$$

$$=F_v\left[\left(\nabla-\frac{\mu_T-\mu_R}{\mu_R}\right)\Big/\frac{S}{\mu_R}\sqrt{\frac{b}{n}}-t(\alpha,v)\right]-F_v\left[\left(-\nabla-\frac{\mu_T-\mu_R}{\mu_R}\right)\Big/\frac{S}{\mu_R}\sqrt{\frac{b}{n}}+t(\alpha,v)\right]$$

$$=F_v\left(\left[\frac{\nabla-R}{\mathrm{CV}\sqrt{\frac{b}{n}}}\right]-t(\alpha,v)\right)-F_v\left(t(\alpha,v)-\left[\frac{\nabla+R}{\mathrm{CV}\sqrt{\frac{b}{n}}}\right]\right)$$

因此，对于样本量计算公式，当 $R=0$ 时有：

$$P\left[\frac{-\nabla}{\mathrm{CV}\sqrt{\frac{b}{n}}}+t(\alpha,v)<\frac{(\bar{Y}_T-\bar{Y}_R)/\mu_R}{\mathrm{CV}\sqrt{\frac{b}{n}}}<\frac{\nabla}{\mathrm{CV}\sqrt{\frac{b}{n}}}-t(\alpha,v)\right]\geqslant1-\beta$$

由于中心 $t$ 分布在 0 左右对称，所以上下端点在 0 左右也对称；因此，

$$\frac{\nabla}{\mathrm{CV}\sqrt{\frac{b}{n}}}-t(\alpha,v)=-\left[\frac{-\nabla}{\mathrm{CV}\sqrt{\frac{b}{n}}}+t(\alpha,v)\right]$$

设 $t(\alpha,v)$ 是 $t$ 分布的上侧 $\alpha$ 分位数，$t\left(\frac{\beta}{2},v\right)$ 是 $t$ 分布的上侧 $\frac{\beta}{2}$ 分位数，则

$$\left|\frac{\nabla}{\mathrm{CV}\sqrt{\frac{b}{n}}}-t(\alpha,v)\right|\geqslant t\left(\frac{\beta}{2},v\right)$$

$$\Rightarrow n\geqslant b\left[t(\alpha,v)+t\left(\frac{\beta}{2},v\right)\right]^2\left[\mathrm{CV}/\nabla\right]^2$$

当 $R>0$ 时，

$$P\left[\frac{-\nabla-R}{\mathrm{CV}\sqrt{\frac{b}{n}}}+t(\alpha,v)<\frac{(\bar{Y}_T-\bar{Y}_R)/\mu_R-R}{\mathrm{CV}\sqrt{\frac{b}{n}}}<\frac{\nabla-R}{\mathrm{CV}\sqrt{\frac{b}{n}}}-t(\alpha,v)\right]\geqslant1-\beta$$

在这种情况下，上下端点关于 0 不对称，因为：

$$-\left[\frac{\nabla-R}{\mathrm{CV}\sqrt{\frac{b}{n}}}-t(\alpha,v)\right]=\frac{-\nabla+R}{\mathrm{CV}\sqrt{\frac{b}{n}}}+t(\alpha,v)>\frac{-\nabla-R}{\mathrm{CV}\sqrt{\frac{b}{n}}}+t(\alpha,v)$$

因此，为了以较不保守的方式推导出样本量，检验效能函数可以写为：

$$P\left[\frac{(\bar{Y}_T-\bar{Y}_R)/\mu_R-R}{\mathrm{CV}\sqrt{\frac{b}{n}}}<\frac{\nabla-R}{\mathrm{CV}\sqrt{\frac{b}{n}}}-t(\alpha,v)\right]\geqslant1-\beta$$

$$\frac{\nabla-R}{\mathrm{CV}\sqrt{\frac{b}{n}}}-t(\alpha,v)\geqslant t(\beta,v)$$

$$\Rightarrow n\geqslant b\left[t(\alpha,v)+t(\beta,v)\right]^2\left[\mathrm{CV}/(\nabla-R)\right]^2$$

## 基于乘法效应的假设

$$H_0: \log\mu_T - \log\mu_R < \log(0.8) \text{ 或 } \log\mu_T - \log\mu_R > \log(1.25) \quad \text{vs}$$
$$H_a: \log(0.8) \leqslant \log\mu_T - \log\mu_R \leqslant \log(1.25)$$

同样，根据假设检验得到的检验效能函数也可以写成：

$$F_v\left(\left[\frac{\log(1.25) - \log(\mu_T/\mu_R)}{CV\sqrt{\frac{b}{n}}}\right] - t(\alpha, v)\right) - F_v\left(t(\alpha, v) - \left[\frac{\log(0.8) - \log(\mu_T/\mu_R)}{CV\sqrt{\frac{b}{n}}}\right]\right)$$

设 $\delta = \frac{\mu_T}{\mu_R}$，当 $\delta = 1$ 时，

$$P\left[\frac{\log(0.8)}{CV\sqrt{\frac{b}{n}}} + t(\alpha, v) < \frac{\log\bar{Y}_T - \log\bar{Y}_R}{CV\sqrt{\frac{b}{n}}} < \frac{\log(1.25)}{CV\sqrt{\frac{b}{n}}} - t(\alpha, v)\right] \geqslant 1 - \beta$$

在这种情况下，下端点和上端点在 0 左右不对称，因此采用较不保守的方法，可以根据以下步骤得到样本量：

$$\frac{\log(1.25)}{CV\sqrt{\frac{b}{n}}} - t(\alpha, v) \approx -\left[\frac{\log(0.8)}{CV\sqrt{\frac{b}{n}}} + t(\alpha, v)\right]$$

然后有

$$\left|\frac{\log(1.25)}{CV\sqrt{\frac{b}{n}}} - t(\alpha, v)\right| \geqslant t\left(\frac{\beta}{2}, v\right)$$

$$\Rightarrow n \geqslant b\left[t(\alpha, v) + t\left(\frac{\beta}{2}, v\right)\right]^2 [CV/\ln 1.25]^2$$

当 $1 < \delta < 1.25$ 时，

$$P\left[\frac{(\log\bar{Y}_T - \log\bar{Y}_R) - \log\delta}{CV\sqrt{\frac{b}{n}}} < \frac{\log(1.25) - \log\delta}{CV\sqrt{\frac{b}{n}}} - t(\alpha, v)\right] \geqslant 1 - \beta$$

$$\frac{\log(1.25) - \log\delta}{CV\sqrt{\frac{b}{n}}} - t(\alpha, v) \geqslant t(\beta, v)$$

$$\Rightarrow n \geqslant b[t(\alpha, v) + t(\beta, v)]^2 [CV/(\ln 1.25 - \ln\delta)]^2$$

当 $0.8 < \delta < 1$ 时，

$$P\left[\frac{(\log\bar{Y}_T - \log\bar{Y}_R) - \log\delta}{CV\sqrt{\frac{b}{n}}} > \frac{\log(0.8) - \log\delta}{CV\sqrt{\frac{b}{n}}} + t(\alpha, v)\right] \geqslant 1 - \beta$$

$$\Rightarrow n \geqslant b[t(\alpha, v) + t(\beta, v)]^2 [CV/(\ln 0.8 - \ln\delta)]^2$$

# 11

# 两阶段适应性无缝试验设计

## 11.1 引言

在过去的十年中，临床研究中的适应性设计方法引起了广泛的关注，因为它们不仅为主要研究者提供了识别试验治疗临床效益的灵活性，而且还可提高研发过程的效率。FDA的适应性设计草案定义了适应性设计，即可以制定前瞻性计划，基于受试者数据分析（通常为中期分析），为修改研究设计中的一个或多个特定方面和假设提供机会（FDA，2010，2019c）。正如许多研究者/科研人员所认识到的那样，在临床试验中使用适应性设计方法可以使研究人员纠正在计划阶段使用的假设，并尽早选择最有希望的选项。此外，适应性设计利用了正在进行的试验的累积信息，这为研究者提供了对意外做出早期反应的机会，无论结果是积极还是消极。因此，适应性设计方法可能会增加药物开发成功的可能性。

尽管在使用适应性设计时，有第二次机会修改试验可能会带来一些额外的好处，但这同样可能会引入一定的偏差，而带来更多的问题。正如 FDA 指南草案所指出的，在审查中期（无盲）数据后，在进行适应性试验和（或）统计程序时，可能会出现操作偏差。因此，能否保证试验的科学完整性和有效性是一个值得关注的问题。Chow 和 Chang（2011）指出，试验程序包括但不限于纳入/排除标准、剂量/剂量方案和治疗时间、终点选择和评估，以及（或）所采用的实验室检测程序。而统计程序则指研究设计、统计假设（可以反映研究目的）、终点选择、样本量计算的检验效能分析、样本量重新估计和（或）样本量调整、随机化方案以及统计分析计划（SAP）。关于这些试验和统计程序，通常采用的中期调整包括但不限于：在中期分析时重新估计样本量；对治疗分配不平等进行适应性随机化（例如，从 1∶1 的比例变化到 2∶1 的比例）；在审查中期数据后，删除、添加或修改治疗组；由于方案修改、统计方法的不同而改变患者群体；改变研究终点［例如，癌症试验中改变反应率和（或）对疾病时间进展的生存率］；改变假设/目标（例如，将优效性假设转换为非劣效性假设）。因此，在临床试验中使用适应性设计方法似乎很有前途，因为它们具有潜在的灵活性，可以确定任何可能的临床受益、信号和（或）与所研究的试验治疗的有效性和安全性有关的趋势。然而，重大的调整可能会对临床试验的完整性和有效性产生影响，并可能进而影响对正在研究的试验治疗进行评估的准确性和可靠性。这些关键点包括：①在预先指定的显著性水平上对总体第一类错误率的控制；②得到的置信区间的可靠性。最重要的是，重大的调整可能会导致完全不同的试验，使得研究最初想要回答的科学/医学问题并不能得到明确的回答。

正如 Chow（2011）所指出的，无缝试验设计被定义为将两个独立试验结合为单一研究的试验设计，可以达到单个研究的研究目标。无缝适应性设计也被称为无缝试验设计，它将在最终分析中使用适应性调整之前和之后收集的数据。在实践中，两阶段无缝适应性设计通常包括两个阶段（时期）：学习（或探索）阶段（阶段 1）和确认阶段（阶段 2）。学习阶段的目标不仅是获得有关所研究的试验治疗的不确定性信息，而且还为研究人员提供机会，根据累积的数据，基于安全性和（或）无效/有效性而提前停止试验，或者在第一阶段结束时采用一些适应性随机化。第二阶段的目标是确认从第一阶段观察到的结果。两阶段无缝适应性试验设计具有以下优点：①可以缩短研究之间的前置时间（传统方法）；②为研究者提供了在第一阶段结束时审查累积数据并重新设计试验的第二次机会。最重要的是，为了充分利用从试验中收集的所有数据，对所研究的试验治疗进行更准确和可靠的评估，将对两个阶段收集的数据进行最终分析。

正如 Chow 和 Tu（2008）以及 Chow（2011）所述，在实践中，根据研究目标和不同阶段的研究终点，两阶段无缝适应性试验设计可分为以下四类。

表 11.1 显示，根据不同阶段的研究目标和（或）研究终点是否相同，有四种不同类型的两阶段无缝适应性设计。例如，第Ⅰ类设计（即 SS 设计）包括那些具有相同研究目标和相同研究终点的设计，而第Ⅱ类和第Ⅲ类设计（即 SD 和 DS 设计）分别指具有相同研究目标但研究终点不同和研究目标不同但研究终点相同的设计。第Ⅳ类设计（即 DD 设计）是指具有不同研究目标和不同研究终点的设计。在实践中，不同的研究目标可以是阶段 1 的治疗选择和阶段 2 的疗效确认；不同的研究终点可以是生物标志物、替代指标，或与第二阶段的临床终点相比持续时间更短的第一阶段临床终点。注意，带有中期分析计划的成组序贯设计通常被认为是 SS 设计。

**表 11.1　两阶段无缝适应性设计的类型**

| 研究目标 | 研究终点 | |
| --- | --- | --- |
| | 相同（S） | 不相同（D） |
| 相同（S） | Ⅰ＝SS | Ⅱ＝SD |
| 不相同（D） | Ⅲ＝DS | Ⅳ＝DD |

资料来源：Chow（2011）。

在实践中，两阶段无缝适应性设计的典型例子包括两阶段无缝适应性Ⅰ/Ⅱ期设计和两阶段无缝适应性Ⅱ/Ⅲ期设计。对于两阶段无缝适应性Ⅰ/Ⅱ期设计，第一阶段的研究目标可能是生物标志物的开发，第二阶段的研究目标通常是建立早期疗效。对于两阶段无缝适应性Ⅱ/Ⅲ期设计，第一阶段的研究目标通常是治疗选择（或剂量探索），而第二阶段的研究目标是疗效确认。在本章中，我们的重点将放在第Ⅱ类设计上。该结果也同样适用于第Ⅲ类和第Ⅳ类设计。

需要注意的是，术语"无缝"（seamless）和"Ⅱ/Ⅲ期"（phase Ⅱ/Ⅲ）没有在 FDA 的任何指南中使用，因为它们有时被用于描述各种设计特征（FDA，2010，2019c）。在本章中，两阶段无缝适应性Ⅱ/Ⅲ期设计仅指包含阶段 1（Ⅱ期试验的探索阶段）和阶段 2（Ⅲ期试验的验证阶段）的研究，而在两个阶段（时期）收集的数据都将用于最终分析。

在临床试验中应用两阶段无缝适应性设计时，常见的问题之一是样本量的计算/分配。对于第Ⅰ类两阶段无缝设计（即第Ⅰ类设计 SS），可以采用 Chow 和 Chang（2011）描述

的基于个体 $p$ 值的方法。但是，对于其他类型的两阶段无缝试验设计（即第Ⅱ类至第Ⅳ类），成组序贯设计的标准统计方法不合适，因此不应直接应用。对于第Ⅱ类至第Ⅳ类试验设计，检验效能分析和（或）数据分析的统计方法对生物统计学家来说同样是一个挑战。例如，一个常见的问题是："我们如何在一个预先指定的显著性水平上控制总体的第一类错误率？"在判断早期中止试验的过程中，"如何确定停止边界"是研究者和生物统计学家面临的挑战。在实践中，确定典型的 O'Brien-Fleming 型边界是否可行通常是很有意义的。另一个挑战是"如何结合从不同阶段收集的数据进行有效的分析？"为解决这些问题，Chow（2011）讨论了多阶段过渡无缝适应性设计的概念，该设计考虑了不同的研究目标和研究终点。

## 11.2　两阶段适应性设计的特性

与传统方法（即有两个独立的研究）相比，在控制第一类错误率和检验效能方面，首选两阶段无缝适应性设计。为了比较对总体第一类错误率的控制，可以考虑结合Ⅱ期试验和Ⅲ期试验的两阶段适应性试验设计。令 $\alpha_{\mathrm{II}}$ 和 $\alpha_{\mathrm{III}}$ 分别为Ⅱ期试验和Ⅲ期试验相应的第一类错误率。因此，对于传统方法，总体第一类错误率可以由 $\alpha = \alpha_{\mathrm{II}} \alpha_{\mathrm{III}}$ 得到。在两阶段无缝适应性Ⅱ/Ⅲ期设计中，实际期望的 $\alpha$ 由 $\alpha = \alpha_{\mathrm{III}}$ 给出。因此，与传统方法相比，两阶段适应性Ⅱ/Ⅲ期设计的 $\alpha$ 实际约为其 $1/\alpha_{\mathrm{II}}$ 倍。与之相似，令 $\mathrm{Power}_{\mathrm{II}}$ 和 $\mathrm{Power}_{\mathrm{III}}$ 分别是Ⅱ期试验和Ⅲ期试验的检验效能。传统方法的检验效能是 $\mathrm{Power} = \mathrm{Power}_{\mathrm{II}} * \mathrm{Power}_{\mathrm{III}}$，在两阶段适应性Ⅱ/Ⅲ期设计中，检验效能由 $\mathrm{Power} = \mathrm{Power}_{\mathrm{III}}$ 给出。因此，与传统方法相比，两阶段适应性Ⅱ/Ⅲ期设计的检验效能是其 $1/\mathrm{Power}_{\mathrm{II}}$ 倍。

两阶段无缝适应性试验设计具有以下优点：首先，它可能有助于减少传统方法中研究之间的前置时间。在实践中，从Ⅱ期试验结束到Ⅲ期试验开始之间的前置时间估计约为 6～12 个月。这是因为通常Ⅲ期试验在Ⅱ期试验的最终临床报告完成之前不会开始。在临床研究完成后，通常需要大约 4～6 个月的时间来清理和锁定数据库、编程和分析数据，以及撰写最终报告。此外，在我们开始Ⅲ期试验之前，方案设计、中心选择/启动和 IRB 审查/批准也将需要一些时间。因此，使用两阶段适应性Ⅱ/Ⅲ期试验设计肯定会减少研究之间的时间。此外，适应性试验设计的性质也将允许研究者尽早做出一个"继续/不继续"的决定（比如在第一阶段结束时）。根据所需的样本量，与传统方法相比，两阶段适应性Ⅱ/Ⅲ期设计可能需要更小的样本量。最重要的是，两阶段适应性Ⅱ/Ⅲ期试验设计使我们能够充分利用从两个阶段收集的数据进行联合分析，这将为研究中的试验治疗提供更准确和可靠的评估。

下面概述了两阶段设计的不同类型（即第Ⅰ～Ⅳ类）的统计方法（另见 Chow 和 Lin，2015）。此外，还展示了一个采用第Ⅳ类适应性设计对丙型肝炎患者的试验治疗进行评价的案例研究。

## 11.3　第Ⅰ类适应性设计的分析

在不同阶段具有相同研究目标和相同研究终点的第Ⅰ类设计被认为类似于典型的成组序贯设计。因此，通常采用成组序贯设计的标准统计方法。但是，应该指出的是，由于应用了各种调整，这些标准的统计方法可能不合适。在实践中，有许多文献展示了有趣的第

Ⅰ类设计方法。这些方法包括：①组合独立 $p$ 值的 Fisher 标准（Bauer 和 Kohne，1994；Bauer 和 Rohmel，1995；Posch 和 Bauer，2000）；②加权检验统计（Cui 等，1999）；③条件误差函数法（Liu 和 Chi，2001；Proschan 和 Hunsberger，1995）；④条件检验效能法（Li 等，2005）。

在这些方法中，组合 $p$ 值的 Fisher 方法在选择基于子样本个体假设的统计检验时可以提供很大的灵活性。但是 Fisher 方法存在边界选择缺乏灵活性的问题（Muller 和 Schafer，2001）。对于第Ⅰ类适应性设计，已经研究了许多相关的问题。例如，Rosenberger 和 Lachin（2003）探索了因变量适应性随机化的潜在应用。Chow 等（2005）研究了由于方案修订而导致的人群迁移对结果的影响。Li 等（2005）研究了带有生存终点的两阶段适应性设计，而 Hommel 等（2005）研究了带有相关数据的两阶段适应性设计。Todd（2003）研究了一种具有双变量终点的适应性设计。Tsiatis 和 Mehta（2003）的研究显示，对于任何进行样本量调整的适应性设计，都存在一个更强大的成组序贯设计。

为便于说明，在下面的内容中，我们将介绍 Chang（2007）以及 Chow 和 Chang（2011）基于 $p$ 值之和的方法（method based on the sum of $p$-value，MSP）。MSP 遵循了考虑来自不同阶段 $p$ 值线性组合的想法。

### 11.3.1　理论框架

与第 2 章第 2.4 节中描述的统计方法类似，可以考虑采用一个 $k$ 期设计的临床试验。试验的目标可以表述为以下来自中期分析的各个假设检验的交集：

$$H_0 : H_{01} \bigcap \cdots \bigcap H_{0K} \tag{11.1}$$

其中 $H_{0i}$（$i=1,\cdots,k$）是在第 $i$ 期分析中检验的原假设。需要指出的是，这里对 $H_{0i}$ 存在一些限制，即拒绝任何 $H_{0i}$（$i=1,\cdots,k$）将导致相同的临床意义（例如，药物是有效的）。因此，所有的 $H_{0i}$（$i=1,\cdots,k$）用于在一个试验中检验相同的终点。否则，全局假设就无法被解释。

在实践中，要检验的感兴趣的假设可以写成：

$$H_{0i} : \eta_{i1} \geqslant \eta_{i2} \quad \text{vs} \quad H_{ai} : \eta_{i1} < \eta_{i2} \tag{11.2}$$

其中 $\eta_{i1}$ 和 $\eta_{i2}$ 为两个治疗组在第 $i$ 阶段的结局指标。在 $H_0$ 下，当 $\eta_{i1} = \eta_{i2}$ 时，假设第 $i$ 阶段的子样本的 $p$ 值 $p_i$ 均匀分布在 $[0,1]$。在原假设下，Chang（2007）提出了以下 $p$ 值的线性组合：

$$T_k = \sum_{i=1}^{K} \omega_{ki} p_i, \quad i = 1, \cdots, K \tag{11.3}$$

其中 $\omega_{ki} > 0$ 和 $K$ 为计划进行的中期分析数。当 $\omega_{ki} = 1$ 时，式（11.3）变成：

$$T_k = \sum_{i=1}^{K} p_i, \quad i = 1, \cdots, K \tag{11.4}$$

可以验证的是，第 $k$ 阶段的错误率可由下式计算：

$$\pi_k = \psi_k(\alpha_k) \tag{11.5}$$

因此，实验第一类错误率为 $\pi_k$（$k=1,\cdots,K$）之和：

$$\alpha = \sum_{k=1}^{K} \pi_k \tag{11.6}$$

值得注意的是，可以通过适当选择 $\alpha_k$ 来确定停止边界（另请参见第 2.4 节）。调整后的 $p$ 值计算与经典的成组序贯设计中的计算相同（Jennison 和 Turnbull，2006）。关键思想是，当第 $k$ 阶段的检验统计量 $T_k = t = a_k$ 时（即恰巧因有效性停止的边界上），$p$ 值等于 $\alpha$ 损耗函数 $\sum_{i=1}^{k} \pi_i$。无论使用哪个误差损耗函数，都是正确的，并且与传统设计下的 $p$ 值定义一致。如 Chang（2007）的研究所示，在第 $k$ 阶段观察到的检验统计量 $T_k = t$ 对应的调整 $p$ 值可以定义为：

$$p(t;k) = \sum_{i=1}^{k-1} \pi_i + \psi_k(t), \quad k = 1,\cdots,K \tag{11.7}$$

请注意，$p_i$ 是来自第 $i$ 阶段子样本的阶段（未调整）$p$ 值，而 $p(t;k)$ 是从检验统计量计算出的调整 $p$ 值，它基于试验停止时第 $k$ 阶段所累积的样本量。不管 $p_i$ 是通过什么方式得到的，式（11.6）和式（11.7）总是有效的。

## 11.3.2　两阶段设计

在本节中，为简单起见，我们将考虑 MSP 并应用 Chang（2007）以及 Chow 和 Chang（2011）提出的两阶段设计的一般框架。该设计适合以下适应性设计：①早期因有效性停止；②早期因有效性和无效性停止；早期因无效性停止。下面将简要描述这些适应性的设计。

**早期因有效性停止**　为简单起见，考虑 $K=2$（即一个两阶段的设计），它允许早期因有效性停止（即 $\beta_1 = 1$）。通过式（11.5），在阶段 1 和阶段 2 所耗费的第一类错误率计算如下式：

$$\pi_1 = \psi_1(\alpha_1) = \int_0^{\alpha_1} \mathrm{d}t_1 = \alpha_1 \tag{11.8}$$

和

$$\pi_2 = \psi_2(\alpha_2) = \int_{\alpha_1}^{\alpha_2}\!\!\int_t^{\alpha_1} \mathrm{d}t_2 \, \mathrm{d}t_1 = \frac{1}{2}(\alpha_2 - \alpha_1)^2 \tag{11.9}$$

由式（11.8）和式（11.9），式（11.6）变为：

$$\alpha = \alpha_1 + \frac{1}{2}(\alpha_2 - \alpha_1)^2 \tag{11.10}$$

对 $\alpha_2$ 求解，我们得到：

$$\alpha_2 = \sqrt{2(\alpha - \alpha_1)} + \alpha_1 \tag{11.11}$$

其中 $\alpha_1$ 为原假设条件下阶段 1 的停止概率（所损耗的误差），$\alpha - \alpha_1$ 为阶段 2 所损耗的误差。因此，如果检验统计量 $t_1 = p_1 > \alpha_2$，则可以肯定的是，$t_2 = p_1 + p_2 > \alpha_2$。因此，当 $p_1 > \alpha_2$ 时，试验应该因无效性停止。

基于式（11.10）中给出的 $\alpha_1$、$\alpha_2$ 以及 $\alpha$ 之间的关系，可以通过适当选择 $\alpha_1$、$\alpha_2$ 和 $\alpha$ 来考虑各种停止边界。为便于说明，表 11.2 提供了式（11.10）和式（11.11）中停止边界的一些示例。通过组合式（11.7）至式（11.11），调整后的 $p$ 值为：

$$p(t;k) = \begin{cases} t & \text{若 } k=1 \\ \alpha_1 + \dfrac{1}{2}(t-\alpha_1)^2 & \text{若 } k=2 \end{cases} \tag{11.12}$$

其中如果试验在第一阶段停止，则 $t = p_1$；如果试验在第二阶段停止，则 $t = p_1 + p_2$。表 11.3 提供了式（11.12）中停止边界的一些例子。

**表 11.2　两阶段有效性设计的停止边界**

| 单侧 $\alpha$ | $\alpha_1$ | 0.005 | 0.010 | 0.015 | 0.020 | 0.025 | 0.030 |
|---|---|---|---|---|---|---|---|
| 0.025 | $\alpha_2$ | 0.2050 | 0.1832 | 0.1564 | 0.1200 | 0.0250 | — |
| 0.05 | $\alpha_2$ | 0.3050 | 0.2928 | 0.2796 | 0.2649 | 0.2486 | 0.2300 |

资料来源：Chang（2007）。

**表 11.3　两阶段有效性和无效性设计的停止边界**

| 单侧 $\alpha$ | | $\beta_1 = 0.15$ | | | | |
|---|---|---|---|---|---|---|
| 0.025 | $\alpha_1$ | 0.005 | 0.010 | 0.015 | 0.020 | 0.025 |
| | $\alpha_2$ | 0.2154 | 0.1871 | 0.1566 | 0.1200 | 0.0250 |
| | | $\beta_1 = 0.2$ | | | | |
| 0.05 | $\alpha_1$ | 0.005 | 0.010 | 0.015 | 0.020 | 0.025 |
| | $\alpha_2$ | 0.3333 | 0.3155 | 0.2967 | 0.2767 | 0.2554 |

资料来源：Chang（2007）。

**早期因有效性和无效性停止**　对于这种情况，很明显，如果 $\beta_1 \geqslant \alpha_2$，则停止边界与早期因有效性停止相同。然而，当 $\beta_1 \geqslant \alpha_2$ 时，无效边界 $\beta_1$ 预计会影响到假设检验的检验效能。所以可以得出：

$$\pi_1 = \int_0^{\alpha_1} dt_1 = \alpha_1 \tag{11.13}$$

和

$$\pi_2 = \begin{cases} \displaystyle\int_{\alpha_1}^{\beta_1}\int_{t_1}^{\alpha_2} dt_2 \, dt_1 & \text{对于 } \beta_1 \leqslant \alpha_2 \\ \displaystyle\int_{\alpha_1}^{\alpha_2}\int_{t_1}^{\alpha_2} dt_2 \, dt_1 & \text{对于 } \beta_1 > \alpha_2 \end{cases} \tag{11.14}$$

因此，可以证实：

$$\alpha = \begin{cases} \alpha_1 + \alpha_2(\beta_1 - \alpha_1) - \dfrac{1}{2}(\beta_1^2 - \alpha_1^2) & \text{对于 } \beta_1 < \alpha_2 \\ \alpha_1 + \dfrac{1}{2}(\alpha_2 - \alpha_1)^2 & \text{对于 } \beta_1 \geqslant \alpha_2 \end{cases} \tag{11.15}$$

同样，在式（11.15）下，通过适当选择 $\alpha_1$、$\alpha_2$、$\beta_1$ 和 $\alpha$，可以得到各种边界值。调整后的 $p$ 值为：

$$p(t;k) = \begin{cases} t & \text{若 } k = 1 \\ \alpha_1 + t(\beta_1 - \alpha_1) - \dfrac{1}{2}(\beta_1^2 - \alpha_1^2) & \text{若 } k = 2, \quad \beta_1 < \alpha_2 \\ \alpha_1 + \dfrac{1}{2}(t - \alpha_1)^2 & \text{若 } k = 2, \quad \beta_1 \geqslant \alpha_2 \end{cases} \tag{11.16}$$

其中如果试验停止在第一阶段，则 $t = p_1$；如果试验停止在第二阶段，则 $t = p_1 + p_2$。

**早期因无效性停止**　以早期因无效性停止为特征的试验实际上是上述设计的特例，即在式（11.15）中，满足条件 $\alpha_1 = 0$。因此，我们有：

$$\alpha = \begin{cases} \alpha_2\beta_1 - \dfrac{1}{2}\beta_1^2 & \text{对于 } \beta_1 < \alpha_2 \\ \dfrac{1}{2}\alpha_2^2 & \text{对于 } \beta_1 \geqslant \alpha_2 \end{cases} \tag{11.17}$$

对 $\alpha_2$ 求解，可以得到：

$$\alpha_2 = \begin{cases} \dfrac{\alpha}{\beta_1} + \dfrac{1}{2}\beta_1 & \text{对于 } \beta_1 < \alpha_2 \\ \sqrt{2\alpha} & \text{对于 } \beta_1 \geqslant \alpha_2 \end{cases} \tag{11.18}$$

表 11.4 为采用式（11.18）得到停止边界的示例。调整后的 $p$ 值可以由式（11.16）得到，其中 $\alpha_1 = 0$，即：

$$p(t;k) = \begin{cases} t & \text{若 } k = 1 \\ \alpha_1 + t\beta_1 - \dfrac{1}{2}\beta_1^2 & \text{若 } k = 2, \quad \beta_1 < \alpha_2 \\ \alpha_1 + \dfrac{1}{2}t^2 & \text{若 } k = 2, \quad \beta_1 \geqslant \alpha_2 \end{cases} \tag{11.19}$$

**表 11.4　两阶段无用设计的停止边界**

| 单边 $\alpha$ | $\beta_1$ | 0.1 | 0.2 | 0.3 | $\geqslant$0.4 |
|---|---|---|---|---|---|
| 0.025 | $\alpha_2$ | 0.3000 | 0.2250 | 0.2236 | 0.2236 |
| 0.05 | $\alpha_2$ | 0.5500 | 0.3500 | 0.3167 | 0.3162 |

资料来源：Chang（2007）。

## 11.3.3 条件检验效能

在适应性试验设计中，通常会考虑带有或不带有临床试验模拟的条件检验效能，用于样本量重估计。如前所述，因为大多数现有方法的停止边界都是基于 $z$（$z$-scale，也称 $z$ 评分）或 $p$ 值，为了将 $z$（$z$-scale，也称 $z$ 评分）和 $p$ 值联系起来，我们将考虑 $p_k = 1 - \Phi(z_k)$ 或者相反过来 $z_k = \Phi^{-1}(1 - p_k)$，其中 $z_k$ 和 $p_k$ 分别为第 $k$ 阶段子样本的正态 $z$ 评分和 $p$ 值。需要注意的是，在备择假设下，$z_2$ 具有 $N(\delta/se(\hat{\delta}_2), 1)$ 的渐近正态分布，其中 $\hat{\delta}_2$ 为第二阶段处理差异的估计值，并且

$$se(\hat{\delta}_2) = \sqrt{2\,\hat{\sigma}^2/n_2} \approx \sqrt{2\sigma^2/n_2}$$

当拒绝原假设 $H_0$ 时，条件检验效能可以在备择假设下评估。也就是说：

$$z_2 \geqslant B(\alpha_2, p_1) \tag{11.20}$$

因此，给定第一阶段初始 $p$ 值的条件概率，第二阶段的 $p_i$ 为：

$$P_C(p_1, \delta) = 1 - \Phi\left(B(\alpha_2, p_1) - \frac{\delta}{\sigma}\sqrt{\frac{n_2}{2}}\right), \quad \alpha_1 < p_1 \leqslant \beta_1 \tag{11.21}$$

例如，对于基于阶段 $p$ 值乘积的方法（method based on the product of stage-wise $p$-values，MPP），第二阶段的拒绝标准为：

$$p_1 p_2 \leqslant \alpha_2, \quad \text{即 } z_2 \geqslant \Phi^{-1}(1 - \alpha_2/p_1)$$

因此

$$B(\alpha_2, p_1) = \Phi^{-1}(1 - \alpha_2/p_1)$$

同样，对于 MSP，第二阶段的拒绝标准为：

$$p_1 + p_2 \leqslant \alpha_2, \quad \text{即 } z_2 = B(\alpha_2, p_1) = \Phi^{-1}(1 - \max(0, \alpha_2 - p_1))$$

另一方面，对于反正态法式（11.21），第二阶段的拒绝标准为：

$$w_1 z_1 + w_2 z_2 \geqslant \Phi^{-1}(1 - \alpha_2)$$

即

$$z_2 \geqslant (\Phi^{-1}(1 - \alpha_2) - w_1 \Phi^{-1}(1 - p_1))/w_2$$

其中 $w_1$ 和 $w_2$ 是前置权重，满足 $w_1^2 + w_2^2 = 1$。需要注意的是，成组序贯设计和 CHW（Cui-Hung-Wang）方法（Cui 等，1999）是逆正态法的特殊情况。因为逆正态法需要两个额外的参数（$w_1$ 和 $w_2$），为简单起见，我们将只比较 MPP 和 MSP 的条件检验效能。为了进行有效的比较，这两种方法都使用了相同的 $\alpha_1$。从方程（Lehmacher 和 Wassermer，1999）中可以看出，条件检验效能的比较等价于函数 $B(\alpha_2, p_1)$ 的比较。等同于双正态 $B(\alpha_2, p_1)$，我们有：

$$\frac{\hat{\alpha}_2}{p_1} = \tilde{\alpha} - p_1 \tag{11.22}$$

其中 $\hat{a}_2$ 和 $\tilde{\alpha}_2$ 分别为 MPP 和 MSP 的最终拒绝边界。由式（11.22）求解 $p_1$，我们得到了 $p_1$ 的临界点。

$$\eta = \frac{\tilde{\alpha}_2 \mp \sqrt{\tilde{\alpha}_2^2 - 4\tilde{\alpha}_2}}{2} \tag{11.23}$$

式（11.23）显示，当 $p_1 < \eta_1$ 或 $p_2 > \eta_2$ 时，MPP 比 MSB 有更高的条件检验效能；当 $\eta_1 < p_1 < \eta_2$ 时，MSP 比 MPR 有更高的条件检验效能。例如，对于 $\alpha = 0.025$ 的单侧检验，如果我们选择 $\alpha_1 = 0.01$ 和 $\beta_1 = 0.3$，则 $\hat{a}_2 = 0.0044$ 且 $\tilde{\alpha}_2 = 0.2236$，由式（11.23）得到 $\eta_1 = 0.0218$ 和 $\eta_2 = 0.2018$。

请注意，非条件检验效能 $P_w$ 只不过是对条件检验效能的期望值，即：

$$P_w = E_\delta [P_C(p_1, \delta)] \tag{11.24}$$

因此，MSP 和 MPP 之间的非条件检验效能的差异取决于 $p_1$ 的分布，也即取决于真实的差异 $\delta$ 和第一阶段的停止边界 $(\alpha_1, \beta_1)$。

请注意，在 Bauer 和 Kohne 的方法中使用 Fisher 组合（Bauer 和 Kohne，1994）可得到以下方程：

$$\alpha_1 + \ln(\beta_1/\alpha_1) e^{-(1/2)\chi_{4,1-\alpha}^2} = \alpha$$

显然，$\beta_1$ 的不确定导致了唯一的 $\alpha_1$ 和 $\alpha_2$。这是一种不灵活的方法。然而，可以证实该方法可推广到 $\alpha_1 + \alpha_2 \ln \beta_1/\alpha_1 = \alpha$，其中 $\alpha_2$ 不需要是

$$e^{-(1/2)\chi_{4,1-\alpha}^2}$$

值得注意的是，Tsiatis 和 Mehta（2003）指出，对于任何具有样本量调整的适应性设计，都存在一个更强大的成组序贯设计。然而，需要注意的是，在经典的成组序贯设计下获得有效性的结果是以成本为代价的。例如，随着中期分析数量的增加（如从 3 增加到 10），相关的成本可能会大幅增加。而且最优设计是基于一个预先指定的误差损耗函数，但适应性设计一般不需要一个固定的误差损耗函数。

## 11.4　第 Ⅱ 类适应性设计的分析

现在，考虑第 Ⅱ 类两阶段无缝适应性 Ⅱ/Ⅲ 期设计，两阶段具有相同的研究目标，但具有不同的研究终点（连续终点）。设 $x_i$ 为 Ⅱ 期试验（阶段 1）第 $i$ 个受试者在研究终点（例如生物标志物）的观察值，$i = 1, \cdots, n$；$y_j$ 为 Ⅲ 期试验（阶段 2）第 $j$ 个受试者在研究终点（即主要临床终点）的观察值，$j = 1, \cdots, m$。假设 $x_i$ 和 $y_j$ 相互独立且分布相同，$E(x_i) = v$，$\mathrm{Var}(x_i) = \tau^2$，且 $E(y_j) = \mu$，$\mathrm{Var}(y_j) = \sigma^2$。Chow 等（2007）提出，在生物标志物和临床终点之间已建立的关系下，基于从生物标志物（或替代终点）收集的数据，获得临床终点的预测值。然后，将这些预测值与在验证阶段（阶段 2）收集的数据相结合，以得出对所研究的治疗效果的统计推断。为简单起见，假设 $x$ 和 $y$ 可由以下线性关系进行关联：

$$y = \beta_0 + \beta_1 x + \varepsilon \tag{11.25}$$

其中 $\varepsilon$ 为随机误差，其均值为零，方差为 $\varsigma^2$。假设 $\varepsilon$ 独立于 $x$。在实践中，我们假设上述关系已经确立。换句话说，假设参数 $\beta_0$ 和 $\beta_1$ 已知。根据式（11.25），在第一阶段观测到的观测值 $x_i$ 可以转换为 $\beta_0$ 和 $\beta_1 x_i$（记为 $\hat{y}_i$）。而后即可考虑将 $\hat{y}_i$ 作为临床终点的观察结果，并结合在第二阶段收集的观察结果 $y_i$ 去估计处理的平均值 $\mu$。Chow 等（2007）提出了以下加权均值估计量：

$$\hat{\mu} = \omega \bar{\hat{y}} + (1-\omega)\bar{y} \tag{11.26}$$

其中 $\bar{\hat{y}} = \frac{1}{n}\sum_{i=1}^{n}\hat{y}_i$，$\bar{y} = \frac{1}{m}\sum_{j=1}^{m}y_j$，且 $0 \leq \omega \leq 1$。应注意，$\hat{\mu}$ 为所有加权均值估计量中的最小方差无偏估计量，其中

$$\omega = \frac{n/(\beta_1^2 \tau^2)}{n/(\beta_1^2 \tau^2) + m/\sigma^2} \tag{11.27}$$

如果 $\beta_1$、$\tau_2$ 和 $\sigma_2$ 已知。在实践中，$\tau_2$ 和 $\sigma_2$ 通常未知，则常由下式进行估计：

$$\hat{\omega} = \frac{n/s_1^2}{n/s_1^2 + m/s_2^2}, \tag{11.28}$$

其中 $s_1^2$ 和 $s_2^2$ 分别为 $\hat{y}_i$ 和 $y_j$ 的样本方差。$\mu$ 的相应估计量可记为：

$$\hat{\mu}_{GD} = \hat{\omega}\bar{\hat{y}} + (1-\hat{\omega})\bar{y} \tag{11.29}$$

并被称为 $\mu$ 的 Graybill-Deal（GD）估计值。请注意，Meier（1953）提出了一个 GD 估计量方差的近似无偏估计量，该估计量的偏差为 $O$ 阶（$n^{-2} + m^{-2}$）。Khatri 和 Shah（1974）以无穷级数的形式给出了该估计量方差的精确表达式，具体如下：

$$\widehat{\mathrm{Var}}(\hat{\mu}_{GD}) = \frac{1}{n/S_1^2 + m/S_2^2}\left[1 + 4\hat{\omega}(1-\hat{\omega})\left(\frac{1}{n-1} + \frac{1}{m-1}\right)\right]$$

基于 GD 估计值，两种处理方法可以通过检验以下假设进行比较：

$$H_0 : \mu_1 = \mu_2 \quad \mathrm{vs} \quad H_1 : \mu_1 \neq \mu_2 \tag{11.30}$$

设 $\hat{y}_{ij}$ 为预测值（基于 $\beta_0 + \beta_1 x_{ij}$），作为 II 期试验（第一阶段）第 $i$ 次治疗下第 $j$ 名受试者的 $y$ 值预测。由式（11.29）可知，GD 估计值为：

$$\hat{\mu}_{GDi} = \hat{\omega}_i \bar{\hat{y}}_i + (1-\hat{\omega}_i)\bar{y}_i \tag{11.31}$$

其中

$$\bar{\hat{y}}_i = \frac{1}{n_i}\sum_{j=1}^{n_i}\hat{y}_{ij}, \bar{y}_i = \frac{1}{m_i}\sum_{j=1}^{m_i}y_{ij}$$

且

$$\hat{\omega}_i = \frac{n_i/S_{1i}^2}{n_i/S_{1i}^2 + m_i/S_{2i}^2}$$

其中 $S_1^2$ 和 $S_2^2$ 分别为 $(\hat{y}_{i1}, \cdots, \hat{y}_{in_i})$ 和 $(y_{i1}, \cdots, y_{im_i})$ 的样本方差。对于假设 (11.30)，请考虑以下检验统计量：

$$\tilde{T}_1 = \frac{\hat{\mu}_{GD1} - \hat{\mu}_{GD2}}{\sqrt{\widehat{Var}(\hat{\mu}_{GD1}) + \widehat{Var}(\hat{\mu}_{GD2})}} \tag{11.32}$$

其中

$$\widehat{Var}(\hat{\mu}_{GDi}) = \frac{1}{n_i/S_{1i}^2 + m_i/S_{2i}^2} \left[ 1 + 4\hat{\omega}_i(1 - \hat{\omega}_i) \left( \frac{1}{n_i - 1} + \frac{1}{m_i - 1} \right) \right]$$

作为 $Var(\hat{\mu}_{GDi})$ $(i = 1, 2)$ 的估计量。因此，可以得出 $100(1 - \alpha)\%$ 置信区间约为：

$$(\hat{\mu}_{GD1} - \hat{\mu}_{GD2} - z_{\alpha/2}\sqrt{V_T}, \quad \hat{\mu}_{GD1} - \hat{\mu}_{GD2} + z_{\alpha/2}\sqrt{V_T}) \tag{11.33}$$

其中 $V_T = Var(\hat{\mu}_{GD1}) + Var(\hat{\mu}_{GD2})$。因此，对于原假设 $H_0$，如果上述置信区间不包含 0，则被拒绝。因此，在 $H_1: \mu_1 - \mu_2 = \delta \neq 0$ 的局部备择假设下，达到 $1 - \beta$ 检验效能所需的样本量满足

$$-z_{\alpha/2} + |\delta|/\sqrt{Var(\hat{\mu}_{GD1}) + Var(\hat{\mu}_{GD2})} = z_\beta$$

因此，如果我们让 $m_i = \rho n_i$ 且 $n_2 = \gamma n_1$，然后用 $N_T$ 表示总样本量，则为了达到检测两种治疗之间有临床意义差异所需的检验效能，所需的总样本量为 $(1 + \rho)(1 + \gamma)n_1$，方程如下：

$$n_1 = \frac{1}{2}AB\left(1 + \sqrt{1 + 8(1 + \rho)A^{-1}C}\right) \tag{11.34}$$

其中

$$A = \frac{(z_{\alpha/2} + z_\beta)^2}{\delta^2}$$

$$B = \frac{\sigma_1^2}{\rho + r_1^{-1}} + \frac{\sigma_2^2}{\gamma(\rho + r_2^{-1})}$$

和

$$C = B^{-2} \left[ \frac{\sigma_1^2}{r_1(\rho + r_1^{-1})^3} + \frac{\sigma_2^2}{\gamma^2 r_2(\rho + r_2^{-1})^3} \right]$$

且 $r_i = \beta_1^2 \tau_i^2 / \sigma_i^2$ $(i = 1, 2)$。

如果希望检验以下优效性假设：

$$H_1: \mu_1 - \mu_2 = \delta_1 > \delta$$

那么达到 $1 - \beta$ 检验效能所需的样本量应满足：

$$-z_\alpha + (\delta_1 - \delta)/\sqrt{Var(\hat{\mu}_{GD1}) + Var(\hat{\mu}_{GD2})} = z_\beta$$

得到

$$n_1 = \frac{1}{2}DB\left(1 + \sqrt{1 + 8(1 + \rho)D^{-1}C}\right) \tag{11.35}$$

其中 $D = \dfrac{(z_\alpha + z_\beta)^2}{(\delta_1 - \delta)^2}$。对于在显著性水平 $\alpha$ 下检验等效性的情况，考虑局部备择假设 $H_1 : \mu_1 - \mu_2 = \delta_1$，其中 $|\delta_1| < \delta$。达到 $1 - \beta$ 检验效能所需的样本量满足：

$$-z_\alpha + (\delta - \delta_1)/\sqrt{\mathrm{Var}(\hat{\mu}_{\mathrm{GD1}}) + \mathrm{Var}(\hat{\mu}_{\mathrm{GD2}})} = z_\beta$$

因此，对于两个治疗组的总样本量为 $(1+\rho)(1+\gamma)n_1$，有：

$$n_1 = \frac{1}{2} EB \left(1 + \sqrt{1 + 8(1+\rho)E^{-1}C}\right) \tag{11.36}$$

其中 $E = \dfrac{(z_\alpha + z_{\beta/2})^2}{(\delta - |\delta_1|)^2}$。

需要注意的是，对于其他数据类型，如二分类响应和事件-时间终点，检验相等性、非劣效性、优效性和等效性的样本量计算和分配公式也可以以类似的方法得到。

---

## 11.5　第Ⅲ类和第Ⅳ类适应性设计的分析

在本节中，将讨论第Ⅲ类和第Ⅳ类无缝适应性Ⅱ/Ⅲ期设计的统计推断。对于第Ⅲ类设计，在不同阶段的研究目标是不同的（如剂量选择与疗效确认），但研究终点在不同的阶段是相同的。对于第Ⅳ类设计，不同阶段的研究目标和终点都是不同的（如剂量选择与疗效确认，替代终点与临床研究终点）。

如前所述，当在确证性临床试验中采用适应性设计方法时，如何在一个预先设定的水平上控制总体第一类错误率是主要的监管问题之一。另一个关注点是如何对样本量的计算/分配进行检验效能分析，以实现最初由两个独立研究（不同阶段）达到的特定研究目标。此外，还有一个关注点是如何将从这两个阶段收集的数据结合起来，以进行合并和有效的最终分析。另外，在第Ⅲ类或第Ⅳ类无缝适应性Ⅱ/Ⅲ期设计下，研究者计划在每个阶段进行中期分析。因此，如果我们将研究的启动、第一次中期分析、第一阶段结束时的分析、第二次中期分析和最终分析作为关键里程碑，那么两阶段适应性设计将成为四阶段无缝过渡试验设计。在接下来的内容中，我们将分别重点分析一个没有（非适应性版本）和有（适应性版本）适应性的四阶段无缝过渡设计。

### 11.5.1　非适应性版本

对于一个给定的比较 $k$ 个治疗组的临床试验 $(E_1, \cdots, E_k)$，有一个对照组 $C$，假设有一个替代（生物标志物）终点和一个确定的临床终点可用于评估治疗效果。用 $\theta_i$ 和 $\psi_i$（$i = 1, \cdots, k$）表示治疗效果，分别通过评价替代（生物标志物）终点和临床终点来比较 $E_i$ 与 $C$ 的治疗效果。在替代终点和临床终点下，治疗效果可以通过以下假设来检验。对于临床终点，假设为：

$$H_{0.2} : \psi_1 = \cdots = \psi_k \tag{11.37}$$

对于替代（生物标志物）终点，假设为：

$$H_{0,1}:\theta_1=\cdots=\theta_k \tag{11.38}$$

Chow 和 Lin（2015）假设 $\psi_i$ 是相应 $\theta_i$ 的单调递增函数，并提出基于四次中期分析的累积数据在三个阶段（即阶段 1、阶段 2a、阶段 2b 和阶段 3）检验假设（11.37）和（11.38）。下面将简要描述他们所建议的检验。为简单起见，替代（生物标志物）终点和临床终点的方差用 $\sigma_2$ 和 $\tau_2$ 表示，假定这是已知的。

**阶段 1：** 在这个阶段，$(k+1)n_1$ 个受试者以 $1:1$ 的比例被随机分配到接受 $k$ 个治疗之一或对照组。在这种情况下，我们在每一组中都有 $n_1$ 个受试者。在第一次中期分析中，将根据替代（生物标志物）终点选择最有效的治疗方法，并进入后续阶段。对于两两比较，将考虑检验统计量 $\hat{\theta}_{i,1}$（$i=1,\cdots,k$）和 $S=\mathrm{argmax}_{1\leqslant j\leqslant k}\hat{\theta}_{j,1}$。因此，对于一些预先指定的临界值 $c_1$，如果 $\hat{\theta}_{S,1}\leqslant c_1$，则试验停止，结论为支持 $H_{0,1}$；如果 $\hat{\theta}_{S,1}>c_{1,1}$，则我们将认为 $E_S$ 为最有希望的治疗方法，并进入后续阶段。接受最有希望的治疗的受试者或对照组的受试者将进一步随访临床终点。对所有其他受试者进行的治疗评估将终止，但仍将进行必要的安全性监测。

**阶段 2a：** 在第 2a 阶段，另外 $2n_2$ 个受试者将被同样随机分配，接受治疗 $E_S$ 或进入对照组 $C$。第二次中期分析安排在这 $2n_2$ 个阶段 2 受试者，以及接受 $E_S$ 治疗或者对照 $C$ 的 $2n_1$ 个阶段 1 受试者的主要终点测量结果可用时。令 $T_{1,1}=\hat{\theta}_{S,1}$ 和 $T_{1,2}=\hat{\psi}_{S,1}$ 分别为阶段 1 中基于替代终点和主要终点的成对检验统计量，且 $\hat{\theta}_{S,2}$ 是阶段 2 基于替代终点的统计量。如果

$$T_{2,1}=\sqrt{\frac{n_1}{n_1+n_2}}\hat{\theta}_{S,1}+\sqrt{\frac{n_2}{n_1+n_2}}\hat{\theta}_{S,2}\leqslant c_{2,1}$$

则停止试验，并接受 $H_{0,1}$。如果 $T_{2,1}>c_{2,1}$ 且 $T_{1,2}>c_{1,2}$，则停止试验，同时拒绝 $H_{0,1}$ 和 $H_{0,2}$。否则，如果 $T_{2,1}>c_{2,1}$，但是 $T_{1,2}<c_{1,2}$，我们将进入阶段 2b。

**阶段 2b：** 在阶段 2b 不令招募其他受试者。第三个中期分析将在阶段 2a 的受试者完成主要终点测量时进行。

$$T_{2,2}=\sqrt{\frac{n_1}{n_1+n_2}}\hat{\psi}_{S,1}+\sqrt{\frac{n_2}{n_1+n_2}}\hat{\psi}_{S,2}$$

其中 $\hat{\psi}_{S,2}$ 为阶段 2b 的成对检验统计量。如果 $T_{2,2}>c_{2,2}$，则停止试验并拒绝假设。否则，我们将进入阶段 3。

**阶段 3：** 在阶段 3，即最后一个阶段，再另外招募 $2n_3$ 个受试者并随访直至达到主要终点。在第四次中期分析中，

$$T_3=\sqrt{\frac{n_1}{n_1+n_2+n_3}}\hat{\psi}_{S,1}+\sqrt{\frac{n_2}{n_1+n_2+n_3}}\hat{\psi}_{S,2}+\sqrt{\frac{n_3}{n_1+n_2+n_3}}\hat{\psi}_{S,3}$$

其中 $\hat{\psi}_{S,3}$ 是阶段 3 的成对检验统计量。如果 $T_3>c_3$，则停止试验并拒绝 $H_{0,2}$；否则，接受 $H_{0,2}$。上述设计中的参数 $n_1$、$n_2$、$n_3$、$c_{1,1}$、$c_{1,2}$、$c_{2,1}$、$c_{2,2}$ 和 $c_3$ 是被测定的，并使过程的第一类错误率为 $\alpha$，目标检验效能为 $1-\beta$。

在上述设计中，第一阶段的替代终点数据用于选择最有前途的治疗方法，而不是评估

$H_{0,1}$。这意味着在完成第一阶段后，剂量并不需要有显著性意义，以达到后续阶段的使用标准。在实践中，建议的选择标准是基于精度分析（期望精度或允许的最大误差），而不是检验效能分析（期望检验效能）。这一特性对研究者很有吸引力，因为不会因为样本量有限而缺乏检验效能。

如上所述，在四阶段无缝过渡设计下，有两组假设即 $H_{0,1}$ 和 $H_{0,2}$ 将被测试。由于拒绝 $H_{0,2}$ 会得到对有效性的证明，因此这些假设是我们首先需要关注的。然而，为了将总体第一类错误率控制在一个预先设定的显著性水平，$H_{0,1}$ 需要按照封闭检验过程的原则进行检验，通过这种方式来避免所有可能的统计惩罚。

综上所述，两阶段无缝适应性Ⅱ/Ⅲ期设计由于其效率（即可能会减少研究之间的前置时间——Ⅱ期试验和Ⅲ期研究）和灵活性（即尽早做出决定并采取适当的行动——例如早期停止试验或删除/添加剂量组）而具有吸引力。

## 11.5.2 适应性版本

在前一节中讨论的非适应性版本的试验设计方法基本上是一个带有临时治疗选择的成组序贯程序，不涉及任何额外调整。当有额外的调整（适应性版本）时，Tsiatis 和 Metha（2003）以及 Jennison 和 Turnbull（2006）认为，适应性设计通常会遭受效率的损失，因此在常规实践中通常不推荐使用。然而，Proschan 等（2006）也指出，在某些情况下，特别是当没有足够的主要结果信息时，只要适应性程序在统计上是有效和合理的，使用它就有一定的竞争力。多阶段设计的过渡性特征使我们不仅能够验证替代（生物标志物）终点能否预测临床结果，而且还能够在回顾中期数据后适应性地修改设计。一种可能的修改是调整临床结果的治疗效果，同时验证替代（如生物标志物）终点和临床结果之间的关系。在实践中，通常假定 $\psi$ 和 $\theta$ 之间存在局部线性关系，这一假设在我们只关注最佳治疗 $E_S$ 附近值时非常合理。因此，在阶段 2a 结束时，我们可以通过下式重新评估主要终点的治疗效果：

$$\hat{\delta}_S = \frac{\hat{\psi}_{s,1}}{\hat{\theta}_{s,1}} T_{2,1}$$

因此，可以根据主要终点的改良治疗效果 $\delta = \max\{\delta_s, \delta_0\}$，在阶段 3 重新评估样本量，其中 $\delta_0$ 是最小临床相关治疗效果。假设 $m$ 是基于 $\delta$ 重新估计的阶段 3 样本量，那么当 $m \leqslant n_3$ 时，过程无须修改。如果 $m > n_3$，那么在阶段 3 每组将招募 $m$ 个（而不是原计划的 $n_3$ 个）受试者。以上改变的详细理由可以在 Chow（2011）的文章中找到。

## 11.5.3 病例研究——丙型肝炎病毒感染

一家制药公司有兴趣进行一项临床试验，以评估针对丙型肝炎病毒感染（HCV）的试验治疗的安全性、耐受性和有效性。为此，考虑采用两阶段无缝适应性设计。提出的试验设计是将两项独立研究（一个Ⅰb期试验是一项关于治疗选择的研究，一个Ⅲ期试验是一项疗效确认的研究）合并为单一研究。因此，本研究包括两个阶段：治疗选择（阶段 1）和疗效确认（阶段 2）。阶段 1 的研究目标是选择治疗，而阶段 2 的研究目标是确定从阶段 1 选择的治疗与标准治疗（standard of care，SOC）相比的非劣效性。因此，这是一个典型的第Ⅳ类设计（在不同阶段具有不同研究目标的两阶段适应性设计）。

对于基因型 1 的 HCV 患者，治疗时间通常为 48 周，然后进行 24 周的随访。已确定的临床终点是第 72 周时的持续病毒学应答（sustained virologic response，SVR）。SVR 被定义为在第 72 周时无法检测到 HCV 的 RNA 水平（<10 IU/ml）。因此，观察一次应答将需要很长时间。该制药公司希望研究一种生物标志物或替代终点，如短时间内的常规临床终点，以便在阶段 1 结束时早期决定正在研究的 4 种积极治疗方法的治疗选择。因此，在第 12 周时，早期病毒学应答（early virologic response，EVR）的临床终点被认为是第一阶段治疗选择时的替代终点。在这方面，试验设计已成为一个典型的第 IV 类适应性试验设计（即两阶段适应性设计——不同阶段的研究终点和研究目标均不同）。图 11.1 简要概述了第 IV 类适应性设计。

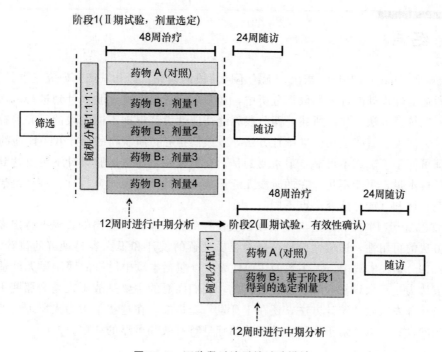

**图 11.1**　四阶段过渡无缝试验设计

**阶段 1**　在这个阶段，设计从 5 个组（4 个阳性治疗组和 1 个对照组）开始。合格的受试者被随机分配，以 1∶1∶1∶1∶1 的比例接受 5 个治疗组中的一个。在所有阶段 1 的受试者完成了 12 周的治疗后，将在第 12 周根据 EVR 进行中期分析，以进行治疗选择。治疗选择将假设第 12 周的 EVR 可以预测第 72 周的 SVR。在这种假设下，将在一些预先指定的选择标准下使用精度分析来选择最有前途的治疗组。换句话说，将选择统计学显著性置信水平最高的治疗组（即观察到的差异不是偶然产生的）。阶段 1 中尚未完成研究方案的受试者将会完成研究，即在计划的 48 周内继续他们指定的治疗，并在第 72 周进行最后一次随访。选定的治疗组将进入第二阶段。

**阶段 2**　在阶段 2，将对阶段 1 中选择的治疗组与对照组（SOC）进行非劣效性比较。一组单独的受试者将被随机分配，以 1∶1 的比例分别接受阶段 1 中选定的治疗或对照治疗（SOC）。当所有阶段 2 的受试者完成 12 周治疗，50% 的受试者（阶段 1 和阶段 2 合并）完成 48 周的治疗和 24 周的随访时，将进行第二次中期分析。这个中期分析的目的有两个：首先，验证第 12 周的 EVR 可以预测第 72 周的 SVR；其次，进行样本量重估计，以确定如果所观察的治疗持续到研究结束，该试验能否以期望的检验效能实现研究目标（建立非劣效性）。

前一节所述的统计检验将用于在中期分析和阶段分析结束时检验非劣效性假设。对于计划中的两项中期分析，第 12 周 EVR 的发生率以及安全数据将由一个独立的数据安全监查委员会（data safety monitoring board，DSMB）进行审查。常用的 O'Brien-Fleming 型保守边界将用于使总体第一类错误率控制在 5%。可以根据 DSMB 的建议进行调整，例如早期停止试验，停止选定的治疗组，以及根据预先指定的标准重新估计样本量。该研究的停止规则将由 DSMB 根据他们正在进行的数据分析和他们的章程来规定。

## 11.6 结语

Chow 和 Chang（2011）指出，无论不同阶段的研究目标和（或）研究终点是否相同，在两阶段适应性设计的计划和数据分析中，通常应用成组序贯试验（计划进行一次中期分析）的标准统计方法。如前所述，两阶段无缝适应性设计根据不同阶段的研究目标和研究终点可分为四类。直接应用标准统计方法导致人们担心，所获得的治疗效果评估的 $p$ 值和置信区间可能不正确或不可靠。最重要的是，在标准成组序贯试验设计下可以达到期望检验效能的样本量，可能不足以在两阶段无缝适应性设计下实现研究目标，特别是当不同阶段的研究目标和（或）研究终点不同时。

正如 2010 年 FDA 关于适应性临床试验设计的指南草案所指出的，根据特定设计的成熟统计方法的可用性，适应性设计可分为容易理解的设计和不太容易理解的设计（FDA，2010，2019c）。在实践中，大多数的适应性设计（包括本章中讨论的两阶段无缝适应性设计）都被认为是不太容易理解的设计。因此，我们面对的主要挑战不仅是为那些不太被人理解的设计开发有效的统计方法，还在于开发一套标准，在这些不太为人所理解的设计中选择适当的设计，以便对正在研究的试验治疗进行有效和可靠的评估。

# 12

## 主方案——平台试验设计

## 12.1 引言

在临床试验中，主方案被定义为设计有多个子研究的方案[①]，这些子研究可以有不同的目标，并且相互协调，从而在整个试验框架内对一个或多个疾病亚型中的一种或多种研究药物进行评估（Woodcock 和 LaVange，2017）。使用主方案思想的临床试验通常称为平台试验，这类试验可同时检验一种药物对于多种疾病的临床效果，也可同时检验多种药物对于一种疾病的临床效果，或者同时检验多种药物对于多种疾病的临床效果。Woodcock 和 LaVange（2017）指出，主方案可用于探索性研究或支持申请上市的试验，并且可以被构建为与各自的对照组平行比较或与单个共同对照组相比较来评估不同的药物。申办方可以使用固定或适应性设计来制定主方案，其中适应性设计可以修改方案，在主方案中纳入或终止个别子研究。在主方案下的单个药物子研究可以纳入一个初始的剂量探索阶段，例如在儿童患者中，当有足够的成人数据来确定起始剂量，且研究药物为儿童患者提供了有直接临床获益的前景时。

主方案可能涉及对多种疾病的一种或多种干预，或对单一疾病（根据当前疾病分类的定义）的多种干预，每种干预针对特定生物标志物定义的人群或疾病亚型。在这个广义的定义下，主方案有三种类型——伞式、篮式和平台试验，分别如表 12.1、图 12.1 和图 12.2 所示。

**表 12.1　主方案的类型**

| 试验类型 | 目标 |
| --- | --- |
| 伞式 | 研究治疗一种疾病的多种目标疗法 |
| 篮式 | 研究治疗多种疾病或疾病亚型的一种目标疗法 |
| 平台 | 持久研究治疗一种疾病的多种目标疗法，允许各种疗法根据一定的决策算法进入或退出平台 |

---

① 《药物临床试验适应性设计指导原则（试行）》中对主方案的定义为"主方案试验设计是指一个整体临床试验方案含有多个子方案，不同的子方案可同时检验一种药物对于多种疾病的临床效果，也可同时检验多种药物对于一种疾病的临床效果，或者同时检验多种药物对于多种疾病的临床效果"。——译者注

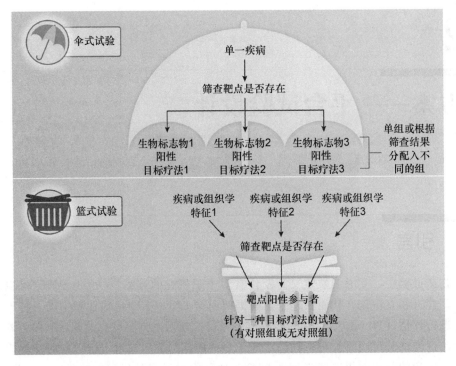

**图 12.1** 伞式试验和篮式试验（Woodcock 和 LaVange，2017）

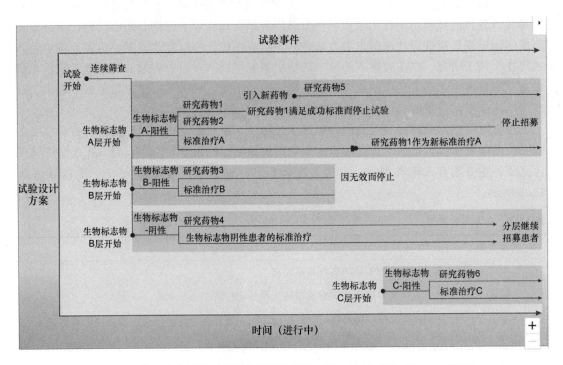

**图 12.2** 单一疾病平台试验可能采用的设计（Woodcock 和 LaVange，2017）

　　主方案可能涉及对竞争疗法的直接比较，或平行评估相对于各自对照的不同疗法。有些使用现有的框架去利用试验之间的相似之处获益，有些则需要建立一个针对主方案的新试验网络。所有这些方案都需要提供所评估治疗的申办方以及参与试验实施和管理的各方做好充分的试验前讨论，以确保试验数据的使用、发表权以及监管申请的时机等问题都在试验开始之前解决好。

平台试验是一项探索性的多臂临床试验，在一个或多个队列（或人群）中评估一种或多种治疗方法，目的是筛选和确定与某些队列相关的有前景的治疗方法，以供进一步研究。因此，平台试验设计具有大幅提高药物研发成本效果的潜力，为患有严重甚至危及生命的疾病的患者提供更多改善生活质量的药物。平台试验设计在罕见病和肿瘤研究领域非常有用。在罕见病领域中，对于传统试验设计，可能很难招募足够的患者；在肿瘤学领域也是如此，因为随着分子水平认识的不断增加，由生物标志物定义的数量较少的亚组很难招募足够数量的患者进行临床试验。在实践中，平台试验之后通常会进行确证性研究，以进一步研究根据筛选结果确定的潜在疗法。

正如 Saville 和 Berry（2016）所指出的，平台试验是一种有效的试验设计，旨在评估异质性患者群体中的多种治疗方法和治疗组合，其有能力在未来增加新的治疗方法，并排除缺乏疗效的试验治疗。

本章的目的不仅是回顾具有主方案的平台试验设计，而且从多个角度概述了潜在的挑战。在下一节中，将简要介绍主方案（平台试验）的类型，包括篮式和伞式试验。监管方面的观点将在第 12.3 节中讨论，包括对真实世界数据和真实世界证据的潜在应用。统计学所关注的统计有效性（潜在的操作偏倚）和效率方面的挑战见第 12.4 节。平台试验设计在罕见病药物和肿瘤药物研发中的一些应用将在第 12.5 节中讨论。结论性意见见本章的最后一节。

## 12.2　主方案——篮式和伞式试验

FDA 关于主方案的指南草案将主方案定义为有多个子研究设计的方案，子研究可以有不同的目标，并且相互协调，在整个试验框架内评估针对一个或多个疾病亚型的一种或多种研究药物（FDA，2018c）。在实践中，根据研究设计和目标，有几种类型的主方案。通常考虑的主方案是篮式试验和伞式试验，下面将简要介绍。

### 12.2.1　篮式试验

旨在根据所处疾病阶段、组织学特征、先前疗法数量、基因或其他生物标志物或者人口统计学特征定义的不同人群中，测试单一试验药物或药物组合的主方案，通常被称为篮式试验。一个典型的篮式试验设计如图 12.3 所示。

一项篮式试验涉及多种疾病或组织学特征（如癌症）。靶标筛选阳性者纳入试验；因此，试验可能涉及许多不同的疾病或组织学特征。一项篮式试验的主方案可以包含多个层次，测试各种配对的生物标志物-药物组合。

从图 12.3 可以看出，篮式试验中的子研究常被设计为单臂活性评估试验，以总缓解率（overall response rate，ORR）作为主要终点。若在子研究中看到强烈的应答信号，则可以考虑扩展该子研究，以产生可能支持上市批准的数据。每个子研究应该包括具体的目标，纳入每个人群的科学依据，以及详细的统计分析计划（statistical analysis plan，SAP），其中包括样本量确定的依据和因无效而停止的规则。

采用篮式试验主方案设计的一个实例是评估维莫非尼在具有 BRAF V600 突变的多种非黑色素瘤癌症中应用的Ⅱ期试验（图 12.4）。

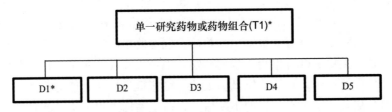

*T=研究药物；D=方案定义的多种疾病亚型的亚人群。

**图 12.3** 篮式试验主方案设计示意图

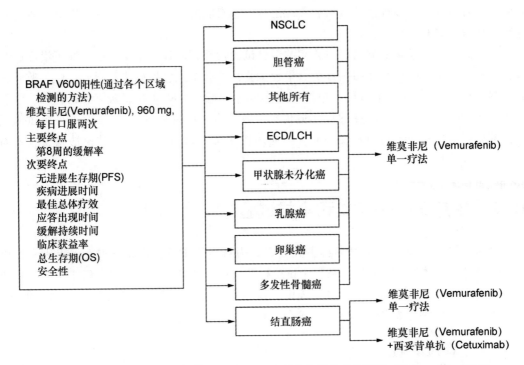

**图 12.4** 维莫非尼用于治疗携带 BRAF V600 突变的非黑色素瘤癌症（Hyman 等，2015）

\* NSCLC，非小细胞肺癌；ECD，埃德海姆-切斯特病；LCH，朗格汉斯细胞组织细胞增生症。

## 12.2.2 伞式试验

旨在评估单个疾病人群中作为单一药物或药物组合施用的多种试验药物的主方案，通常被称为伞式试验。一个典型的伞式试验如图 12.5 所示。

伞式试验评估一种常规定义疾病的各种亚组（通常由生物标志物定义）。对患有这种疾病的患者进行生物标志物或其他特征的筛查，然后根据结果分层。在不同层对多种药物进行研究，根据所研究的疾病，设计方案可以采用随机化或使用外部对照（Woodcock 和LaVange，2017）。

正如 FDA 指南草案所述，伞式试验可采用随机对照设计来比较研究药物与共同对照

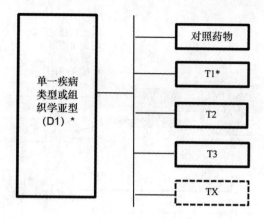

**图 12.5**　伞式试验主方案设计示意图

\* T，研究药物；D，方案定义的单个疾病亚型的亚人群；TX，虚线边框描绘了未来的治疗组。

药物的活性。选择作为随机子研究对照臂的药物应该是目标人群的标准治疗（SOC），如果有新药替代了 SOC，对照药物会随之改变。

　　伞式试验主方案设计的一个实例是原始的 Lung-MAP 试验（Herbst 等，2015）。这是一项多药、多子研究、生物标志物驱动的用于治疗晚期/转移性肺鳞状细胞癌患者的试验。将符合条件的患者基于其生物标志物分配到相应子研究中，或将不符合生物标志物特异性子研究条件的患者分配到非匹配治疗子研究中。在这些子研究中，患者被随机分配到生物标志物驱动的目标治疗组或 SOC 治疗组（图 12.6）。

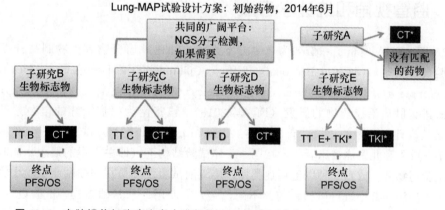

**图 12.6**　在肺鳞状细胞癌患者中进行的 Lung-MAP 试验（Herbst 等，2015）

## 12.2.3　其他试验设计

　　主方案设计还可以包括篮式试验和伞式试验的共同设计特征，并且可以评估针对多种肿瘤类型的多种研究药物和（或）联合药物方案。一个具有复杂试验的主方案设计的典型例子是 NCI-MATCH 试验，其目的是确定在实体瘤或血液恶性肿瘤中发现的某一感兴趣的基因通路中有一个或多个肿瘤突变、扩增或易位的患者，如果在单臂设计中使用针对该特定通路的药物治疗，能否有临床获益（图 12.7）。

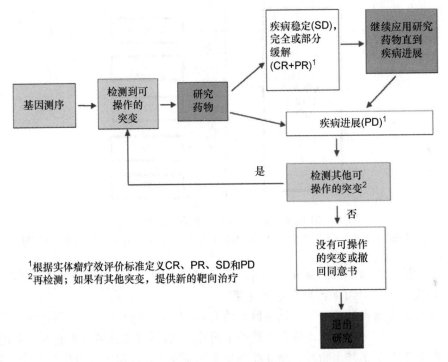

**图 12.7** 美国国家癌症研究所匹配试验设计框架（Abrams 等，2014）

# 12.3 监管视角和统计学考量

2018 年，FDA 发布了一份名为《主方案设计：加速肿瘤药物和生物制品开发的高效临床试验设计策略》（Master Protocols：Efficient Clinical Trial Design Strategies to Expedite Development of Oncology Drugs and Biologics）的行业指南草案，协助申办方以更有效的方式进行肿瘤治疗药物的研发（FDA，2018）。该指南为癌症治疗的申办方提供了关于临床试验设计和实施的建议［首次人体（first-in-human，FIH）试验除外］，这些试验的目的在于在成人和儿童癌症患者中，在同一整体试验结构下（即主方案的概念）同时评估一种以上试验药物和（或）一种以上癌症类型。传统的试验设计是在一项临床试验中将单一药物用在单一疾病人群中进行试验；与此不同，主方案使用一个基础结构、试验设计和方案，在多个子研究中同时评估多种药物和（或）疾病人群，从而实现高效和快速的药物研发。

该指南旨在为 FDA、申办方、学术界和公众之间的持续讨论提供建议和要点。正如 FDA 指出，该指南描述了主方案设计和试验实施的各个方面以及相关考虑，概述如下。

## 12.3.1 生物标志物研发考量

如果使用主方案来评估生物标志物定义的人群，则应解释或证明为什么生物标志物的使用具有合理性，并且体外诊断（in vitro diagnostic，IVD）检测的使用需要经过分析验证。这主要是因为 IVDs 使用不当可能导致对所研究药物的评估不准确和（或）不可靠。此外，临床试验使用未经充分验证的 IVD 检测违反了药物临床试验质量管理规范（good clinical practice，GCP），因此可能会因为在实现研究目标方面的不足而被临床搁置。所以，可能要求申办方提交用于对 IVD 检测进行分析/科学验证的数据，以便 FDA 确定临床结果是否可靠且具有可解释性。

在实践中，我们建议申办方在生物标志物研发项目中尽早建立样本采集、处理以及测试和分析计划的程序。此外，当临床试验使用试验性 IVD 时，还建议申办方和机构伦理委员会（institutional review board，IRBs）使用 21 CFR 812.2 中描述的标准评估应用试验器械所适用的应用要求，该标准涉及器械对试验受试者的风险水平（例如显著风险和非显著风险）。FDA 鼓励申办方与 FDA 的相关中心保持联系，例如设备和放射健康中心（Center for Devices and Radiological Health，CDRH）或生物制品评审和研究中心（Center for Biologics Evaluation and Research，CBER）。此外，FDA 还鼓励申办方提交有关肿瘤联合研发项目的所有信息，包括提交给药物评审和研究中心（Center for Drug Evaluation and Research，CDER）或 CBER 的试验性新药申请（investigational new drug application，IND）中的 IVD 信息，以便对预期试验进行风险评估。对研发特定生物标志物检测（作为器械）感兴趣的申办方应咨询 FDA 的相关中心，如负责 IVD 审查的 CDRH 或 CBER。

## 12.3.2　安全性考量

使用主方案时的另一个考量因素是安全问题和监测。对于安全性评估，2018 年 FDA 指南建议考虑以下内容：①知情同意文件；②安全监测和报告计划；③独立安全评估委员会；④IRB/独立伦理委员会（independent ethics committee，IEC）（FDA，2018）。下面简要介绍这些内容。

**知情同意文件**　对于临床试验，知情同意文件必须提交给 IRB 进行审查，以保护患者。除了向 IRB 提交知情同意文件供审查外，申办方可能需要在 IND 中提交原始的和所有更新的知情同意文件，以便 FDA 评估患者是否具有足够的信息依据做出参与试验的知情同意。

除了新的安全信息外，知情同意文件的更新还应包括所有临床上重要的方案修改。根据 21 CFR 312.30 条款提交的方案修订应附有修订后的知情同意文件，除非为了患者安全而需要立即修改方案，此时申办方应尽快提交修订后的知情同意文件。

**安全监测和报告计划**　申办方要确保对研究进行适当的监测，并确保研究按照 IND 中包含的一般研究计划和方案进行。申办方应建立一种系统的方法，确保根据 IND 安全报告法规与临床研究人员和监管机构快速沟通严重的安全问题。此外，该方法应描述快速实施方案修订以解决严重安全问题的过程。2018 年 FDA 指南还指出，如 21 CFR 312.32（c）（3）条款所述，原始 IND 应包含一份定期提交累积安全性总结的建议计划，该计划中的提交频率应高于每年一次。安全性总结应包括在整个试验药物临床研发项目的报告期内，对每种试验药物因安全原因而采取的任何措施的信息。申办方应参考最新的累积安全性报告，以支持提议修改现有或新的子研究方案。鉴于这些试验的复杂性和普遍的快速招募特性，患者未能及时发现不良事件的风险增加，申办方应选择在癌症研究和临床试验实施方面受过培训和有经验的医疗监查员，以便能够及时评估安全信息。

**独立安全评估委员会**　对于所有的主方案，申办方应设立一个独立安全评估委员会（independent safety assessment committee，ISAC）或一个独立数据监查委员会（independent data monitoring committee，IDMC），以评估安全性和有效性。申办方应在 IND 中描述该委员会的构成并定义其职责。委员会应完成 FDA 规定的所有严重不良事件的实时审查，并定期评估研发项目中的全部安全信息。ISAC 或 IDMC 应负责进行预先指定的和临时的安全性评估，以建议进行方案修改或采取其他行动，包括但不限于以下内容：

ⅰ. 根据从方案中或从试验外部获得的安全信息，终止或修改子研究；

ⅱ. 如果某一特定亚组的干预风险似乎更高，则更改资格标准；

ⅲ. 如果观察到的不良事件可能通过改变用药方案而减轻，则改变药物剂量和（或）用药时间表；

ⅳ. 制定筛查程序，以确定那些发生特定不良事件风险增加的受试者；

ⅴ. 确定修改知情同意文件所需的信息，从而将新发现的风险告知当前和未来的受试者，并在适当情况下建议当前受试者重新同意继续参与试验。

**IRB/独立伦理委员会（IEC）**　在 IRB 或 IEC 审查并批准方案之前，申办方不得启动临床试验，且试验仍需由 IRB 持续审查。一旦获得批准，研究者应向 IRB 提供累积的安全信息以及 IRB 要求的其他信息，以便 IRB 符合自身职责要求。由于主方案的复杂性，一般来说，申办方应该每年至少进行一次安全性评估，并向研究者提供这些信息。申办方需要"让每个参与研究者了解由申办方发现或向申办方报告的关于药物的新观察结果，特别是关于不良反应和安全使用方面的内容"。

研究者必须在 IRB 持续审查期间将这些信息传达给 IRB，如果这些信息涉及受试者或他人风险，则应尽早传达给 IRB。这些信息包括对及时、定期沟通试验进展的详细计划的描述，累积的安全信息，以及 ISAC 或 IDMC 的其他报告。这些信息对于 IRB 评估，正在进行的研究对患者的风险以及知情同意书的充分性等十分必要。为了便于 IRB 对主方案的审查，FDA 建议使用中心 IRB。中心 IRB 应有足够的资源和适当的专业知识来及时和彻底地审查主方案。必要时，IRB 可以邀请在特定领域有能力的个人（即顾问）来协助审查超出 IRB 所拥有专业知识的复杂问题。

鉴于安全数据的快速积累和试验设计的复杂性，IRB 应考虑召开额外的会议（即现有 IRB 的特别会议）来审查不断变化的安全信息，前提是能够满足 21 CFR 第 56 部分的监管要求，例如法定人数。或者可以建立一个单独的、正式成立的专业 IRB，专门负责在短时间内召开会议，审查新的信息和（或）对主方案试验的修改。这样的 IRB 需要满足与所有 IRB 相同的要求（即 21 CFR 第 56 部分）；然而，它可以通过将成员人数保持在最低限度来达到法定人数（例如 21 CFR 56.107 要求每个 IRB 至少有 5 名成员），并由有经验的成员组成，他们有能力在短时间内开会和审查试验相关的材料。对于促进审查具有主方案的试验，基于现有 IRB 召开特别会议或建立一个单独的专业 IRB 都是可以接受的方法，如果组成和运作得当，可以满足 IRB 监督的监管要求。无论所使用的是哪种类型的 IRB，如果主方案计划中纳入儿童患者，我们建议 IRB 包括一名或多名具有儿童肿瘤患者管理专业知识，并在监管要求方面（包括父母许可和同意要求）有经验的个人（作为成员或受邀的无投票权专家），以便将儿童患者纳入临床研究。

## 12.3.3　其他监管考量

**非随机化活动估计设计**　在主要终点为 ORR 的非随机方案中，根据观察到的缓解率的 95% 置信区间下限，计划样本量应足以排除临床上不重要的缓解率。分析计划应描述所要进行的无效性分析。FDA 推荐使用类似 Simon 两阶段试验的设计类型，以限制对无效药物的暴露。如果申办方预计结果可构成上市申请中疗效声明的主要依据，临床方案和 SAP 应确保所收集的数据有足够的质量来达到这一目的。

此外，SAP 应预先规定最终分析的时间，确保对所有患者的有效性和安全性信息进行充分的数据收集和随访，并描述对每个子研究中的实体肿瘤确认 ORR 的独立审查计划。如果一项或几项子研究的初步结果表明，新疗法与现有疗法相比有重大改进，则申办方应与审查部门开会商讨对方案的修改。

**随机化设计**　如果申办方在伞式试验设计中采用随机化，FDA 强烈建议尽可能使用一个共同的对照组。

**采用适应性/贝叶斯设计的主方案**　在采用适应性设计的主方案中，SAP 应提供行业指南《药物和生物制品临床试验适应性设计》（*Adaptive Design Clinical Trials for Drugs and Biologics*）和行业指南草案《支持人用药和生物制品批准的临床试验富集策略》（*Enrichment Strategies for Clinical Trials to Support Approval of Human Drugs and Biological Products*）中描述的所有信息，并描述无效性分析的计划。主方案可以使用贝叶斯统计方法或其他方法来计划或修改样本大小、放弃某一治疗组或其他适应性策略。SAP 应该包括应用贝叶斯或其他方法的细节。

**具有生物标志物定义亚组的主方案**　在采用篮式或复杂设计的主方案中，将患者分配到治疗组的依据为是否存在特定的感兴趣的生物标志物，方案应明确规定如何将具有多个感兴趣的生物标志物的患者分配到子研究中。FDA 认为，从临床试验设计的角度来看，有两种方法可以用于进行这样的分配，但其他方法也可能适用。一种方法是对生物标志物或治疗方法进行优先排序。例如，在 BATTLE-1 试验中，研究者根据预测值对生物标志物组进行排序，并将具有多种生物标志物的患者分配到具有最高预测值的生物标志物组。另一种方法是基于预先指定的随机化比。例如，Lung-MAP 试验使用了患病率的反向比。使用反向患病率比，则试验中具有低患病率生物标志物的肿瘤患者更有可能被分配到低患病率人群的子研究中。

## 12.3.4　统计学考量

除了对主方案设计和试验实施的监管考量外，本节将重点关注主方案设计和试验实施的统计学考量。统计学考量包括但不限于：①随机化（例如基于疗效的适应性随机化）；②适应性剂量探索［例如选择、删除、修改和（或）增加治疗组］；③选择标准；④第一类错误的控制；⑤样本量计算的检验效能分析。下文简要概述了这些方面。

**随机化**　对于采用主方案设计概念的临床研究，包括篮式设计、伞式设计和平台试验设计，通常会考虑采用适应性随机化，如基于疗效的适应性随机化，以提高成功的概率。使用基于疗效的适应性随机化有以下优点：①将更多的患者分配到更有前景（或有效）的治疗组；②减少了患者治疗失败的情况；③有助于为有效的治疗组获得更多的安全性和有效性信息；④最重要的是，缩短了有效治疗组的评估时间。然而，使用基于疗效的适应性随机化也有以下局限性：①可能导致某些协变量在各治疗组间不平衡；②可能由于样本间存在依赖关系而产生有偏的估计；③在实践中更为复杂；④可能导致入组和响应之间不可预期的延迟；⑤最重要的是，针对特定主方案设计的统计方法可能没有完全研究出来，鉴于其复杂性，可能会产生具有挑战性的统计问题。

**适应性剂量选择**　在癌症临床研究中，复杂的创新设计，如使用主方案的两阶段无缝适应性试验设计，经常被用于剂量探索或治疗选择研究。两阶段无缝适应性设计包括两个阶段：第一阶段是剂量探索或治疗选择，第二阶段是疗效确认。在第一阶段，通常在审查中期分析结果后选择最有前景的剂量。在中期，可用于对研究中各治疗组的治疗效果进行准确和可靠评估的受试者（数据）数量有限。因此，如果根据中期的有限数据来选择有前景的治疗组，会让人担忧选择错误。

在实践中，在用于剂量探索或治疗选择的两阶段无缝适应性设计下，两个重要的问题不可避免，即多重性和剂量/治疗选择的标准。多重性与以下因素有关：①基于安全性或有效性的早期停止/暂停规则或选择标准；②总体第一类错误率的控制。Zheng 和 Chow（2019）比较了以下剂量探索或治疗选择的标准：①精度分析；②检验效能分析（条件检验效能）；③成功的预测概率；④在各种情况下（中期可用的受试者数量有限）成为最佳剂量或治疗的概率。

如果我们还做出以下选择，那么多重性和剂量选择标准的问题可能会更为棘手：①在试验期间增加新的治疗组；②优先选择治疗组开始试验，并在试验期间增加治疗组。如果使用阳性对照和（或）同期对照而不是所有对照，适应性剂量探索设计可能会更复杂。

**第一类错误率的控制**　对于平台试验设计来说，第一类错误率可以在两个不同的层面上进行控制：在单个试验臂层面和在试验层面。对于臂层面的第一类错误的控制，应该仔细评估错误地将无效治疗确定为有效治疗的概率。对于试验层面总体的第一类错误控制，应该评估从一项有多种无效治疗的研究中错误地选择至少一种无效治疗作为有前景的治疗的概率。

需要注意的是，对试验层面第一类错误率的控制取决于研究目标（并-交概念与交-并概念）。在无效假设下，一些统计方法，如 Bonferroni 校正法（Bonferroni，1936）、Holm 法（Holm，1979）、Hochberg 法（Hochberg，1988）和 Hommel 法（Hommel，2001）可用于评估多重性，以控制第一类错误率。

**样本量计算的检验效能分析**　对于比较多个治疗组的平台试验来说，样本量计算的检验效能分析通常是基于臂层面检验效能（控制臂层面的第一类错误率）或试验层面检验效能（控制试验层面第一类错误率）来进行的。臂层面检验效能是指正确识别有效治疗的概率，而试验层面检验效能的定义则取决于研究目标。当目标是找到一个有效的治疗时，试验层面的检验效能定义为正确选择至少一种有效治疗作为有前景的治疗的概率。当目标是找到最有效的治疗时，试验层面的检验效能定义为正确选择一种最有效的治疗作为有前景的治疗的概率。然后可以得到在备择假设下实现给定检验效能的样本量要求。

在实践中，我们可以考虑总的最大样本量（即每个治疗组最大样本量的总和）。然而需要注意的是，由此产生的样本量可能并不可行，特别是对于样本量有限的罕见病药物研发。

检验效能计算是在备择假设下进行的。由于平台试验设计的复杂性，临床试验模拟经常被考虑用于评估操作特性，包括多重比较或检验的检验效能分析。

**统计方法**　由于特定平台试验设计的复杂性，特定的统计方法可能还不完善。在实践中，建议考虑对包含所有治疗组的全模型进行分析。在全模型下，从各个治疗组收集的数据将被结合在一起，对治疗效果进行更准确和可靠的评估。全模型分析的优点是，我们可以充分利用从所有治疗组收集的数据。然而，全模型分析的一个复杂问题是，不同治疗组的人群可能具有异质性。此外，可能存在治疗不平衡的情况。在这种情况下，如何控制试验层面的第一类错误率是一个非常值得关注的问题。

另外，为了达到治疗平衡，可以考虑应用贝叶斯分析方法来借用相关治疗组的信息。在临床试验中，众所周知，更多的信息可以提高估计的精确性和可靠性。问题不仅在于如何获得（借用）更多的信息以及可以借用哪些信息。一个直观的方法是借用其他类似研究的信息，包括在同一人群中使用不同的药物，在不同人群中使用相同的药物，或者在同一人群中使用具有不同 SOCs 的某种药物的组合。然而，在实践中，由于研究、药物（治疗）和人群之间可能存在相互作用，借用的信息有可能不充分。借用信息可能会影响第一类错误率和检验效能。例如，当所有治疗组实际上都无效时，我们可能会降低第一类错误。而当所有治疗组实际上都有效时，我们可能会增加检验效能。当混合有无效治疗组和有效治疗组时，我们可能会降低有效治疗组的检验效能，但会增加无效治疗组的第一类错误。在实践中，尽管借用信息时采用贝叶斯方法是有用的，但应该谨慎使用。

## 12.4 平台试验设计的应用

### 12.4.1 I-SPY2 项目

应用主方案的一个典型例子是 I-SPY 项目（通过想象和分子分析预测治疗反应的系列学术研究）。I-SPY2 项目的任务是加快 I-SPY 项目改进 y＝治疗的进展，该项目旨在整合和连接 Ⅰ 期（I-SPY 1 期）、Ⅱ 期（I-SPY2）和 Ⅲ 期（I-SPY3）评估，以建立动态的新药物管线。该项目的核心是 Ⅱ 期 I-SPY2 适应性随机研究（I-SPY2 Trial：Neoadjuvant and Personalized Adaptive Novel Agents to Treat Breast Cancer）。该研究采用了主方案，将多个试验组与一个共同的对照组进行比较（Rugo 等，2016；Park 等，2016；Esserman 等，2019）。I-SPY2 研究的主要特点是采用了主方案，允许来自多家公司的多种药物同时参与试验进行评估。

I-SPY2 试验是一项生物标志物驱动的研究。因此，所有参与者都接受了激素受体（hormone receptor，HR）状态、HER2 状态和与复发风险相关的 70-基因检测（Cardoso 等，2016）的基线评估。然后，每个受试者被分为八种预先定义的疾病亚型之一。I-SPY2 旨在提高 Ⅲ 期试验的检验效能，评估特定药物对哪些疾病亚型具有更大的益处，并缩短 Ⅲ 期试验的研发过程（表 12.2）。在 I-SPY2 试验中，使用贝叶斯适应性随机化程序将受试者分配到相互竞争的药物方案中。换句话说，贝叶斯适应性随机化将女性分配到其相应肿瘤亚型更有可能获得良好结局的药物组。因此，与传统的随机临床试验不同，I-SPY2 中被分配到每个治疗组（药物）的患者数量受到试验结果的影响。

I-SPY2 试验的主要终点是手术时组织病理学评估完全缓解（pathologic complete response，pCR）。为了评估每个疗法/药物的疗效，前瞻性地定义了 10 个临床相关的特征。这些与随机化中使用的子类型相似。随着试验的进行，针对每个疗法/药物，都会根据预先定义的成功或失败标准，对这 10 个特征里的每个特征进行持续评估。基于贝叶斯适应性方法，I-SPY2 试验结果以 10 个特征中每个特征的概率来报告：①对于某一给定特征，药物组/对照组中估计的 pCR 率；②药物优于对照的贝叶斯概率；③在假设有 300 例患者的 Ⅲ 期临床试验中成功的贝叶斯概率（Rugo 等，2016）（图 12.8）。

红色曲线代表用 V/C 加紫杉醇再加 AC 治疗的患者，蓝色曲线代表同期对照。每条曲线都显示了相应的 95％概率分布（用曲线的宽度表示）。每个分布的平均值是估计的 pCR 率。

表 12. 2　I-SPY2 研究设计

| 原则 | 解决方法 |
| --- | --- |
| 最关键的试验靶点 | ● 新辅助治疗、预后差的癌症<br>● 整合相关人员进行研究设计 |
| 快速学会定制药物 | ● 适应性设计<br>● 新辅助治疗<br>● 生物标志物的整合，采用影像学检查 |
| 优化Ⅲ期试验 | ● 在给定生物标志物的Ⅲ期试验中根据预测的成功概率筛选出药物 |
| 提高组织效率 | ● 适应性设计<br>● 主方案 IND 新药研究申请和主方案 CTA 临床研究申请<br>● 在许多公司中，按类别试验药物<br>● 分析的共享成本<br>● 财政支持与药品供应分离<br>● 共享 IT 基础设施<br>● 方案和知情同意书（ICF）结构，以最小化延迟 |
| 采用团队工作的方法 | ● 数据本地访问<br>● 共享信誉和机会<br>● 协作性的研发过程 |

资料来源：Esserman 等（2019），表 1.1，p. 7。

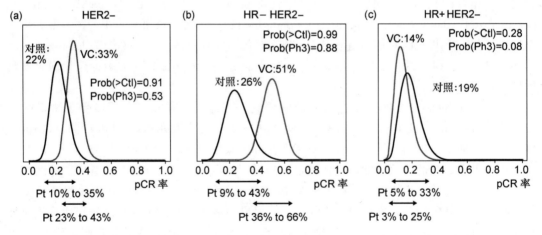

**图 12. 8**　在 HER2 阴性患者中评估 V/C 组与对照组的 pCR 率估计值

（a）所有 HER2 阴性患者的概率分布；（b）TNBC 患者（HR 阴性/HER2 阴性）的概率分布；（c）HR 阳性、HER2 阴性患者的概率分布。（Rugo 等，2016）

## 12. 4. 2　埃博拉出血热平台试验设计

　　另一个典型的例子是使用平台试验设计来评估埃博拉出血热。基于最近致命性埃博拉出血热的爆发，学术界和产业界已经合作，预先计划了一个平台试验设计，可以在下一次疫情中使用（Berry 等，2016）。埃博拉出血热的独特之处在于，所关注的结局时间相对较短（14 天死亡率），而且目前尚无有效的治疗方法。由于该疾病和第三世界地区所特有的一些原因，每个试验采用一种或两种试验疗法进行传统临床试验不切实际。相反，在这种情况下，专注于疾病最佳治疗方法的平台试验较为理想。此时，基于疗效的适应性随机化至关重要，因为我们希望迅速去除无效的疗法，将患者分配到更有前景的治疗组。该试验有主药和辅药，以及主药加辅药的组合。有争议的是，还可以包括一个 SOC 组，该组至少接受 20% 的患者，直到被更有效的药物取代。剩下的患者 50% 被分配到单药组，50% 被分配到联合药物组。然而，主方案允许排除对照组，这取决于疫情发生时的可用疗法。该设计结合了基于疗效的贝叶斯适应性随机化和人口漂移的模型。

该设计的一个显著特点是，主方案中的治疗标签完全通用。当实施这个试验时，只需根据主方案将这些特定的药物/药剂插入试验中，并根据可用治疗的数量更新模拟，试验设计便可以开始实施。在这种情况下，速度至关重要，因为试验必须在疫情达到高峰期之前开始招募患者（图 12.9）。

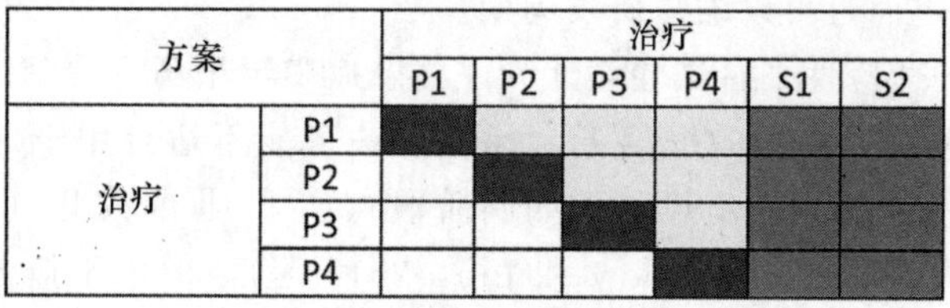

| 方案 | | 治疗 | | | | | |
|---|---|---|---|---|---|---|---|
| | | P1 | P2 | P3 | P4 | S1 | S2 |
| 治疗 | P1 | | | | | | |
| | P2 | | | | | | |
| | P3 | | | | | | |
| | P4 | | | | | | |

图 12.9　埃博拉出血热平台试验设计

## 12.4.3　其他应用

平台试验设计最近在许多不同的疾病研究领域非常流行，包括各种类型的癌症（例如第 12.4.1 节所述的 I-SPY 项目）、传染病（例如第 12.5.2 节中所述的埃博拉出血热）、阿尔茨海默病、抗生素以及囊性纤维化（cystic fibrosis，CF）（Saville 和 Berry，2019），下文将简要介绍。

**阿尔茨海默病**　欧洲阿尔茨海默病性痴呆预防联盟（European Prevention of Alzheimer's Dementia Consortium，EPAD）启动了一项阿尔茨海默病的 2 期平台试验，目的是了解该疾病的早期阶段，并在症状出现之前预防痴呆（EPAD，2018）。该试验在多组生物标志物驱动的亚组内将患者随机分配到多种干预措施组。主分析采用创新的贝叶斯模型，对给定治疗组与安慰剂组的疾病的进展率进行比较。试验设计包括监管的主方案演变分析，并根据测量的认知效应监测干预措施的早期无效性或是否成功。

**抗生素**　正如 Saville 和 Berry（2019）所指出的，ADAPT 是一种抗生素平台试验设计，目的是提供一种有效的途径，在多个身体部位评估多种潜在的新型药物，在这种独特的背景下，对耐药病原体的成功治疗应尽可能少地使用，以保持其有效性（APD，2017）。该试验设计包括在多个药物治疗组共享一个对照组，采用潜在的持久时间框架，适应性地启动和停止新型药物，并在身体各部位分层借用信息。然而，该试验设计没有使用基于疗效的适应性随机化，因为寻找第二好和第三好的药物也是很重要的目标，而不仅仅是寻找最佳药物。

**囊性纤维化**　澳大利亚目前也正在计划一项平台试验设计，以研究治疗 CF 患者的方法。CF 是一种以持续性呼吸道感染为特征的遗传性疾病。该试验设计纳入了治疗 CF 引起的肺部恶化的多种方法，如主要抗生素、辅助抗生素、黏液活性疗法、免疫调节疗法和气道清除，其中每种方法都包括多种不同的治疗方案。

## 12.5　结语

平台试验设计是一种具有成本-效果和吸引力的研究设计，用于多臂临床试验，在一个或多个队列（或人群）中评估一种或多种治疗方法，目的是筛选和确定与某些队列相关的有前景的治疗方法。平台试验设计在罕见病药物研发中非常有用，特别是当研究目标是在相对较短的时间内，用有限的受试者来确定像埃博拉出血热这种单一疾病的有前景的治疗剂量（在药物产品的若干剂量中）或治疗方法时。使用复杂的创新试验设计，如使用主方案（篮式、伞式或平台试验）的适应性试验设计，结合真实世界数据/真实世界证据，不仅具有成本-效果，而且可以缩短研发周期。

虽然本章讨论的适应性平台试验设计为评估癌症和罕见病等关键疾病的多种治疗方法提供了一条路径，但在主方案的框架下，标准方法可能不适合用于评估所研究的治疗效果。然而，对于某些复杂的创新设计，如两阶段（如Ⅰ/Ⅱ期或Ⅱ/Ⅲ期）无缝适应性设计，统计方法已经被提出（参见 Chow 和 Lin，2015 等），但用于篮式、伞式和（或）平台试验主方案的复杂适应性试验设计的统计方法尚不完善。此领域仍需要进一步的监管指南和（或）统计方法研究。

# 13

## 罕见病的基因治疗

### 13.1　基因治疗的定义

　　基因治疗是一种通过修改个人基因以治疗或治愈疾病的技术。基因疗法可以通过多种机制起作用：①用健康的基因副本取代致病基因；②灭活功能不佳的致病基因；③将新的或修饰的基因引入体内以帮助治疗疾病。正如 2018 年 FDA 关于人类基因治疗产品给药后长期随访的指南所示，人类基因治疗通过改变或操纵基因的表达或改变活细胞的生物学特性以达到治疗的目的（FDA，2018a，b）。关于基因治疗产品用于治疗各种疾病（如癌症、遗传性疾病和传染病）的研究正在进行中。

　　目前已有各种类型的基因治疗产品，包括：①质粒 DNA；②病毒载体；③细菌载体；④人类基因编辑技术；⑤患者来源的细胞基因治疗产品。相对于质粒 DNA，环状 DNA 分子可以通过基因工程将治疗基因插入到人类细胞中。对于病毒载体，由于病毒具有将遗传物质携带到细胞中的天然能力，因此一些基因治疗产品来自病毒。若病毒已被修饰并消除了引起传染病的能力，则这些修饰的病毒就可以用作载体，将治疗基因携带到人体细胞中。对于细菌载体，可以对细菌进行修饰以防止它们引起传染病，然后用作载体将治疗基因携带到人体组织中。对于人类基因编辑技术，其目的是破坏有害基因或修复突变基因。对于患者来源的细胞基因治疗产品，其主要治疗过程为从患者身上取出细胞，进行基因修饰（通常使用病毒载体），然后回输到患者体内。

　　正如美国国家卫生研究院（NIH）的报告所述，近 7000 种罕见病影响着超过 2500 万美国人。大约 80% 的罕见病是由单基因缺陷引起的，且大约一半的罕见病影响到了儿童。由于大多数罕见病没有获批的治疗方法，因此大量对有效治疗的医疗需求未得到满足，而且许多罕见病是严重危及生命的疾病。此外，许多罕见病出现许多变体或亚型。因此，最近基因治疗产品在罕见病领域的开发变得非常流行。

　　本章的其余部分内容如下：在下一节中，我们对 FDA 关于罕见病基因治疗的指南进行了回顾。第 13.3 节中给出了一些统计注意事项。第 13.4 节详细介绍了最近 FDA 批准的基因治疗（基因治疗的监管递交）。本章最后一节给出了一些结语。

### 13.2　FDA 关于罕见病基因治疗的指南

　　为协助申办方开发用于罕见病的人类基因治疗产品，FDA 于 2018 年发布了关于人类罕见病基因治疗的指南（FDA，2018b）。该指南旨在为开发治疗成人和（或）儿科患者罕见病的人类基因治疗产品的申办方提供建议，涉及临床研发项目中的所有阶段，包括生产、临床前研究和临床试验设计等（FDA，2018a，b）。

许多罕见病都属于严重疾病，且没有获批的治疗方法，大量患者未得到足够的医疗服务。由于表型异质性，疾病在发病和严重程度的表现上可能有所不同。自然史研究可以提供关键信息，在各阶段指导药物的开发，从发现药物到确定药物治疗疾病的有效性和安全性（FDA，2015b）。然而，关于疾病自然史的信息可能不足以在未来的临床试验中为选择历史比较对象或临床终点提供借鉴。

在大多数类似疾病中，临床表现出现在生命早期，并且对于儿童参加临床试验存在伦理和监管方面的考虑。应将这些考虑因素纳入早期和后期临床试验的设计。有关基因治疗临床试验的一般注意事项及其更多详细信息，请参见单独的指南文件（FDA，2015c）。FDA建议，在临床开发用于治疗罕见病的基因治疗产品时，应考虑以下重要因素。

**研究人群** 应根据现有的临床前或临床数据选择研究人群，以确定研究对象的潜在风险和获益。此外，申办方应考虑纳入的研究人群是否能提供有关安全性和（或）有效性的数据信息（FDA，2015b，c）。在对罕见病进行基因治疗的临床试验时，遵循以下一般原则：

ⅰ．如FDA指南中所述，如果疾病是由遗传缺陷引起的，则申办方应对所有临床试验受试者的特定缺陷进行基因检测（FDA，2015b）。此信息对于确保正确诊断感兴趣的疾病非常重要且有用。由于许多疾病可能涉及特定基因内几个位点中的任何一个位点的缺失或功能突变，因此安全性和有效性可能以不可预测的方式与特定基因型相关联。综上，早期了解这些关联可能有助于未来临床试验的规划。

ⅱ．先前对所研究的基因治疗产品存在抗体可能会限制其治疗效果，因此FDA建议申办方可以排除先前对该产品存在抗体的患者。在这种情况下，强烈建议申办方开发体外伴随诊断试剂以检测对该产品的抗体。如果需要体外伴随诊断试剂来适当地选择患者进行研究，则应协同提交伴随诊断试剂的上市申请和产品的BLA（生物制品许可申请），以支持同期上市许可（FDA，2015b）。

ⅲ．在基因治疗临床试验的设计阶段，应考虑所研究疾病的严重程度以及受试者的预期风险和潜在获益（FDA，2015b）。此外，患有严重或晚期疾病的受试者可能会经历与潜在疾病相关的混杂不良事件（confounding adverse events），这些不良事件也应该考虑。

ⅳ．由于大多数罕见病是儿科疾病或在儿童时期开始有表现，因此儿科研究是药物开发的关键部分，需将其考虑在内。然而，对儿科患者的治疗必须在考虑伦理的情况下进行。如21 CFR 50.53所示，除非试验药物的风险不超过轻微增加的最低风险，否则在儿童中施用研究药物必须为入组的患者个体提供直接临床受益的可能，并且风险与预期获益必须是合理的。此外，预期的风险-获益状况必须至少与公认的替代疗法一样有利（21 CFR 50.52）。请注意，根据21 CFR 50.55.221，必须有足够的监管，以获得父母的许可和孩子的同意。

ⅴ．大多数基因治疗产品的风险包括永久性非预期影响（unintended effects）的可能性，以及产品使用中所必需的侵入性操作所造成的不良反应。由于存在这些风险，通常不认可将正常、健康的志愿者纳入基因治疗研究中。一份完善的知情同意书也是必不可少的。

**研究设计**  对于罕见病药物的开发，通常仅有少量合格的患者可纳入预期的临床研究。因此，在临床研究不同阶段招募足够的受试者进行所有研究不具有可行性。由于提前预估到受试者数量很有限，因此从首次人体研究开始，需要从每个受试者中收集尽可能多的相关数据（例如不良事件、疗效结果和生物标志物）。所有这些数据可能为后续研究设计提供很有价值的信息（例如选择研究人群和终点）。因此，建议申办方在开发罕见病的基因治疗产品时遵循以下一般原则来选择合适的研究设计（FDA，2015b）：

ⅰ. 在实践中，通常建议进行随机的、同期对照的试验，这被认为是确定有效性的金标准，并提供与治疗相关的安全性数据。FDA 指出，在可行的情况下，强烈鼓励在研发的早期阶段进行随机化。

ⅱ. 申办方应考虑将他们的首次人体研究设计为充分且有良好对照的研究，有可能提供所研究试验药物的有效性和安全性的实质性证据，以支持监管递交和市场应用。

ⅲ. 如果所研究的试验治疗的功能特点取决于疾病所处阶段或疾病严重程度，则鼓励申办方考虑基于疾病阶段/严重程度进行分层随机化。

ⅳ. 对于一些具有不同适应证（例如遗传性皮肤病）的基因疗法，受试者自身对照设计（例如单病例随机对照试验设计等交叉设计）可能有用。这种设计可以消除受试者之间的变异性，便于局部治疗效果的比较。

ⅴ. 在许多情况下，如果随机对照试验存在可行性问题，则可以考虑采用历史对照（有时包括初始观察期）的单臂试验。

ⅵ. 如果使用具有历史对照的单臂试验设计，那么了解疾病的自然史至关重要。自然史数据可能提供历史对照的基线情况，但前提是对照和治疗人群在人口统计学、同期治疗、疾病状态和其他相关因素方面充分可比（参见 FDA，2015b，c，2019a 等）。如果无法进行随机的、同期对照的试验，并且自然病程具有明显的特征，则申办方在设定试验药物疗效的性能目标或标准时，可以考虑可用疗法的临床效果（如果有的话）。

ⅶ. 由于样本量小和潜在受试者间的变异大，试验治疗疗效研究的检验效能可能会降低，FDA 建议考虑替代试验设计和统计技术，以使来自小样本且变异较大的受试者的数据最大化。FDA 还指出，理想情况下，利用在疾病自然过程中几乎从未发生过的治疗结果作为终点，将极大地便于小型试验的设计，并增强其说服力。

ⅷ. 此外，FDA 建议尽量采取适当措施减少偏倚。减少偏倚的首选方法是使用包含盲法的研究设计。

**剂量选择**  剂量选择在罕见病的基因治疗药物研发中起着重要作用。如 FDA 指南所示，应考虑以下一般原则（FDA，2015b）：

ⅰ. 剂量选择应以所有可用的临床信息来源（例如出版物、类似产品的经验、相关患者群体的经验）为依据。

ⅱ. 在某些情况下，利用在疾病动物模型和体外数据中获得的非人体数据可能是估计预期会获益的人体起始剂量的唯一方法。基于当前对体外酶动力学的理解（包括在相关细胞系中表征的酶动力学）和异速标定（allometric scaling），可以从预测模型中获得其他给药信息。

ⅲ. 对于早期研究，基因治疗产品的临床开发应包括两个或更多剂量水平的评估，以帮助确定潜在的治疗剂量。理想情况下，安慰剂对照应添加到每个剂量队列中。

ⅳ．在实践中，一些基因治疗产品可能具有较长的活性，因此在初步了解产品的毒性和活性持续时间之前，重复给药可能造成无法接受的风险。

**生物标志物考量**　在基因治疗产品开发方面，FDA 还鼓励申办方及早识别和验证生物标志物，并利用已发表的疾病或相关疾病调查的所有可用信息（FDA，2015b）。一些生物标志物或终点与疾病的潜在病理生理学密切相关（或可以预测后者）（例如，在关键的生物合成途径中缺少某种代谢物）。在这种情况下，生物合成代谢途径的完全或实质性恢复通常具有临床获益。这些生物标志物的变化可以在药物开发过程中用于剂量选择，甚至可以作为药物活性的早期证明。

**安全性考量**　为保证安全，FDA 表示基因治疗的临床试验应包括足以保护临床试验受试者安全的监测计划。监测计划的要素和程序应基于对基因治疗产品的了解，包括临床前毒理学信息、CMC（化学、制造和控制）信息，及以前对所提供的产品或相关产品的人体使用经验（如果已有）（FDA，2015b）。当对人体使用特定基因治疗产品的经验有限时，同时对几个受试者进行管理可能会使这些受试者面临不可接受的风险。在实践中，大多数基因治疗产品的首次人体试验应对连续入组的受试者交错给药，至少是对最初的一组受试者；然后在剂量队列之间交错给药。这种方法减少了可能暴露于意外安全风险的受试者数量（FDA，2015b）。

关于免疫原性，FDA 还指出，针对基因治疗产品的一个或多个组分［例如，针对载体和（或）转基因］发生的先天性和适应性免疫应答可能会影响产品的安全性和有效性。早期开发适当的检测方法来检测产品所致的免疫反应对于计划的成功可能至关重要。在整个临床试验过程中，应监测针对该产品的中和性和非中和性免疫反应的变化（FDA，2014b）。此外，由于涉及基因操纵作用机制的独特性质，可能存在严重的长期影响，这些影响在初始期甚至发展过程中可能不明显。基因治疗产品的长期安全性目前尚不清楚。合适的长期随访持续时间取决于产品的临床前研究结果、对疾病进程的知识以及其他科学信息（FDA，2018a）。

FDA 还指出，早期基因治疗临床试验方案通常应包括研究停止规则，即基于观察到的特定不良事件发生率来停止研究的标准（FDA，2015c）。制定研究停止规则的目的是在出现安全问题的情况下避免将受试者暴露于风险中。精心设计的停止规则可以让申办方评估和避免试验过程中确定的风险，并修改协议以减轻此类风险或确保人体受试者不会面临不合理和重大的不良疾病或伤害风险。病毒传播的问题应在药品开发早期解决（FDA，2015c）。

**疗效终点**　正如 FDA 所指出的，在许多罕见病中都没有成熟的评估基因治疗产品有效性的疗效终点（FDA，1998）。一般来说，基因治疗产品具有临床获益的证明遵循与其他药品相同的原则。然而，在某些情况下，基因治疗产品可能存在独有的特征，例如由基因治疗产品表达的蛋白质，其可能具有与标准酶替代疗法不同的生物活性，需要在批准前和上市后进行额外的考量。因此，在开始罕见病基因治疗产品的临床试验之前，与 FDA 讨论主要疗效终点至关重要。FDA 建议，罕见病基因治疗产品临床试验的终点选择应考虑以下因素：

ⅰ．申办方应在产品开发之初尽可能充分地利用疾病的病理生理学和自然病程信息。产品的审批不要求完全了解产品作用机制；然而，了解病理生理学对于临床试验方案中终点的选择很重要。

ⅱ. 对于正在考虑根据《联邦食品、药品和化妆品法案》（Federal Food，Drug，and Cosmetic Act，FD&C Act）第 506（c）条，基于替代终点寻求加速批准罕见病基因治疗产品的申办方，了解疾病的病理生理学表现和自然史尤为重要，以帮助识别可能预测临床获益的潜在的、合理的替代终点。

ⅲ. 申办方应确定对患者有意义的疾病特点，并且该特点可能还受到基因治疗产品活性的影响。

ⅳ. 随着时间的推移反复收集临床测量结果可以获得大量信息。这种纵向特征可用于评估主要由患者内部变化产生的效果，这种效果无法采用其他方法评估。

**患者体验**　由于患者体验数据可能提供有关基因治疗产品临床获益的重要附加信息，FDA 鼓励申办方在产品开发期间收集患者体验数据，并在上市申请中提交此类数据。

## 13.3　统计学／科学考量

除了上述需要考虑的重要因素外，在进行基因治疗罕见病的临床试验过程中，必然要纳入以下统计学考量。

**样本量小**　在临床研究中，通常要进行用于样本量计算的检验效能分析。其目的是在该差异确实存在的情况下，在预先指定的显著性水平上，达到正确检测有临床意义差异的期望能力。然而，在某些情况下，例如发病率极低的临床试验和罕见病药物开发临床试验，用于样本量计算的检验效能分析可能不可行，因为：①可能需要巨大的样本量来检测相对较小的差异；②不能纳入足够的合格患者，因为目标患者群体较小。在这些情况下，需要其他程序来确定具有一定统计可靠性的样本量。本书提出了一种基于概率监测程序的创新方法，用于确定样本量。其概念是选择适当的样本量来控制跨越安全性和（或）有效性边界的概率。对于罕见病临床研究，若采用多阶段适应性试验设计，则可采用适应性概率监测程序。

**终点的选择**　在临床试验中，选择合适的研究终点对于准确、可靠地评估所研究的试验治疗的安全性和有效性至关重要。对于给定的研究终点，期望该研究终点可以实现具有统计学意义和临床意义的研究目标。然而，在实践中，经常有多个研究终点用于测量疾病状态和（或）试验治疗的效果。例如，在癌症临床试验中，总生存期、反应率和（或）疾病进展时间通常被认为是评估试验治疗的安全性和有效性的主要临床终点。选择研究终点后，确定实现期望检验效能所需的样本量。然而，应该注意的是，不同的研究终点可能需要不同的样本量。在实践中，通常不清楚哪个研究终点可以最好地反映疾病状态并评价治疗效果。此外，不同的研究终点可能不会相互转化，尽管它们可能彼此高度相关。在本书中，我们打算开发一个创新的终点，即治疗指数，基于效用函数来组合和利用从所有研究终点收集的信息。有关治疗指数的更多详细信息请参见第 4 章。

**生物标志物的使用**　与生存率等硬终点（或金标准）相比，生物标志物通常具有以下特征：①可以更早、更容易和更频繁地测量；②有竞争性风险的受试者较少；③受其他治疗方式的影响较小；④可以检测到较大的效应量（即需要较小的样本量）；⑤可以预测临床终点。使用生物标志物具有以下优点：①可获得更好的目标人群；②可以用较小的样本量检测更大的效应量（临床获益）；③允许早期和更快的决策。因此，在假设生物标志物与临床结果之间存在良好关联性的情况下，在罕见病临床试验中使用生物标志物不仅可以在富集阶段筛选可能的应答者，还可以使早期检测潜在的安全性问题成为可能，并且可以在仅有少数患者被纳入试验的情况下为疗效提供证据支持。

**创新的试验设计** 如第 2 章所述，患者群体数量少对罕见病临床试验提出了挑战。因此，需要创新的试验设计，以便用少量的受试者获得大量证据，以满足相同的监管批准标准。这些创新的试验设计包括但不限于单病例随机对照试验设计、适应性试验设计、主方案和贝叶斯设计。使用创新的试验设计不仅可以解决难以获得样本的问题（例如采用单病例随机对照试验设计和主方案），还可以灵活、有效、准确、可靠地评估治疗效果，并提高预期临床试验的成功概率（例如结合贝叶斯方法、借用 RWD 的适应性试验设计）。有关这些可潜在用于罕见病药物临床开发的创新试验设计的更多详细信息，请参见第 10~12 章。

**非无效证明** 由于罕见病药物开发中可纳入的患者数量较少，Chow 和 Huang（2019）提议首先在有限数量的患者中证明试验治疗的非无效性（或非劣效性）。一旦确定了试验治疗的非无效性，就进行统计检验以排除不确定的可能性，然后得出试验治疗具有有效性的结论。沿着这个思路，Chow（2020）提出了一种用于罕见病药物开发的创新方法。该想法是通过一个两阶段的试验设计来实现的。在第一阶段，一旦证明试验治疗并非无效，将使用来自随机临床试验（RCT）的有限数量的患者来确定试验治疗的非无效性。在第二阶段，Chow（2020）建议将预期临床试验的临床数据和 RWD 数据结合起来，以排除正在研究的试验治疗的不确定性。如果试验结果表明试验治疗的不确定性可以忽略不计，则可以得出试验治疗有效的结论。

**将 RWE 用于监管批准** 美国国会于 2016 年 12 月通过的《21 世纪治愈法案》要求 FDA 制订一项计划，以评估真实世界证据（RWE）的潜在用途，该证据源自 RWD，以支持根据第 505(c) 条批准药物的新适应证，以及满足批准后的研究要求。尽管 RWE 提供了使用高质量数据和复杂方法来可靠地估计因果效应的机会，随机化依然可行。在本书中，我们已经证明，由于 RWD 的潜在选择和信息偏倚，基于 RWD 做出的治疗效果评估（RWE）可能存在偏倚。虽然在某些假设下，适合监管目的的 RWE 可能符合监管标准，但它与实质性证据（现行监管标准）不同。在实践中，当适合监管目的的 RWE 与实质性证据之间存在差异时，我们应该努力缩小差距，从而准确和可靠地评估治疗效果。

**罕见病临床试验结果的重现性** 尽管罕见病临床试验中可用的样本量小，进而导致没有足够的检验效能，但是我们可以根据观察到的治疗效果和与保证所需检验效能的样本大小来调整，根据观察到相关差异的变异性来考虑检验效能。如果这些研究在相似的实验条件下进行，则其经验效能也被称为未来研究中临床结果的重现性概率。Shao 和 Chow（2002）研究了如何在几种研究设计下使用这种方法评估重现性概率，以比较具有相等和不等方差的均值。当使用重现性概率来提供药品有效性的实质性证据时，估计检验效能法可能会得到乐观的结果。另外，Shao 和 Chow（2002）建议将重现性概率定义为第二次试验检验效能的置信区间下限。重现性概率可用于确定从罕见病临床试验中观察到的临床结果，此试验可为评估所研究的试验治疗的安全性和有效性提供实质性证据。

## 13.4 Luxturna 获准的研究案例

在本节中，我们将讨论有关基因治疗产品 Luxturna（voretigene neparvovec-rzyl）的

研究案例。该产品于 2017 年 12 月 19 日获得 FDA 批准。Luxturna 是一种新的基因疗法，用于治疗患有可能导致失明的遗传性视力丧失的儿童和成人患者。Luxturna 是美国批准的第一个针对特定基因突变引起的疾病的直接给药基因疗法。

## 13.4.1　背景

RPE65 双等位基因突变相关性视网膜营养不良是一种严重且威胁视力的常染色体隐性遗传性疾病。患者的视力功能，包括视敏度（visual acuity，VA）和视野，随着年龄的增长而下降，导致青年期完全失明。RPE65 等位基因突变相关性视网膜营养不良患者，由于临床表现和眼科检查结果各异，可能得到多种临床诊断。与 RPE65 双等位基因突变相关的两种常见临床诊断是 Leber 先天性 2 型黑矇（Leber congenital amaurosis type 2，LCA2）和 20 型视网膜色素变性（retinitis pigmentosa type 20，RP20）。在美国，大约有 1000～3000 名 RPE65 双等位基因突变相关性视网膜营养不良患者。

对于 RPE65 双等位基因突变相关性视网膜营养不良症的治疗，植入式设备"Argus Ⅱ型视网膜假体系统"在美国根据人道主义设备豁免（HDE）获得批准。该装置适用于 25 岁及以上、患有严重至极严重视网膜色素变性（双眼仅有光感或无光感）的患者，通过提供视网膜电刺激来诱导视觉感知。因此，对于 RPE65 双等位基因突变相关性视网膜营养不良，尚无批准的药物治疗。

Luxturna 是一种基于腺相关病毒载体的基因疗法，被批准用于治疗确诊的 RPE65 双等位基因突变相关性视网膜营养不良的患者，该营养不良导致视力丧失，并可能导致某些患者完全失明。Luxturna 的工作原理是将 RPE65 基因的正常副本直接递送到视网膜细胞中。然后，这些视网膜细胞产生正常蛋白质，将光转换为视网膜中的电信号，以恢复患者的视力。Luxturna 使用一种天然存在的腺相关病毒，该病毒已使用重组 DNA 技术进行修饰，作为将正常人类 RPE65 基因递送到视网膜细胞以恢复视力的载体。

遗传性视网膜营养不良是一大类遗传性视网膜疾病，与进行性视觉功能障碍有关，可由 220 多种不同基因中的任何一个基因突变引起。在美国，RPE65 双等位基因突变相关性视网膜营养不良影响约 1000～2000 名患者。等位基因突变携带者在特定基因的两个副本中都有突变（父系和母系突变，不一定是相同的突变）。RPE65 基因编码了一种酶（一种促进化学反应的蛋白质），这种酶对正常视力至关重要。RPE65 基因突变导致 RPE65 活性水平降低或缺失，阻断视循环并导致视力受损。患有 RPE65 双等位基因突变相关性视网膜营养不良的个体会随着时间的推移逐渐出现视力的进行性恶化。这种视力丧失通常出现在儿童期或青春期，并最终恶化至完全失明。

## 13.4.2　监管机构的审查/批准流程

根据一项旨在鼓励开发用于预防和治疗罕见儿科疾病的新药和生物制品的计划，申办方将获得"罕见儿科疾病优先审查权"。申办方可以在以后使用优先审查权，以获得对不同产品上市申请的优先审查。Luxturna 是 FDA 自该计划开始以来授予的第 13 张罕见儿科疾病优先审查证。FDA 授予 Luxturna BLA 优先审查权和突破性治疗称号。Luxturna 还获得了孤儿药认定，这为帮助和鼓励罕见病药物开发提供了激励措施（更多详细信息请参阅第 1 章第 1.2.1 节）。

## 13.4.3　FDA 的临床安全性和有效性综述

本节讨论了基于Ⅰ期和Ⅲ期临床研究，监管机构批准 Luxturna 的基础。这些研究为 BLA 的提交提供了安全性和有效性的主要证据。

**Ⅰ期和Ⅲ期研究**　Ⅰ期研究是一项开放性的剂量递增安全性研究，共涉及 12 例确诊的 RPE65 双等位基因突变相关性视网膜营养不良患者。12 例患者中有 11 例接受了视网膜下 Luxturna 注射，每只眼睛的注射时间从 1.7 年到 4.6 年不等。1 例患者仅一只眼睛接受了视网膜下注射。在Ⅰ期研究中评估了 3 个剂量。对于安全性、生物活性或初步疗效，没有明确的剂量效应。Ⅲ期研究选择了高剂量（$1.5 \times 1011$ 载体基因组，注射体积为 0.3 ml）。

Ⅲ期研究是一项开放标签的随机、对照、交叉试验。旨在评估向每只眼睛连续注射 Luxturna 的疗效和安全性。将患者以 2∶1 的比例随机分配到 Luxturna 治疗组或观察性对照组，并进行为期 1 年的随访以进行主要疗效评估。对照组患者在观察后交叉接受 Luxturna。Ⅲ期研究招募了来自美国两个地点的 31 名患者。在 31 例入组患者中，21 例患者被随机分配到治疗组，其中 1 例患者在基线访视时停药。10 例患者被随机分配到对照组，1 例患者在筛查访视中撤回知情同意。对照组的 9 例患者在观察 1 年后交叉接受 Luxturna 治疗。31 例患者的平均年龄为 15 岁（4～44 岁），其中 20 例（64%）儿科患者的年龄为 4～17 岁，11 例为成年患者。每位患者两只眼睛的视网膜下注射时间间隔 6～18 天。

**疗效评估**　Ⅲ期研究的主要疗效终点是在 Luxturna 给药 1 年后，从基线到第一年的多亮度移动测试（multi-luminance mobility testing，MLMT）表现的变化。MLMT 旨在测量功能性视力，通过患者在不同环境照明水平下以合理的速度准确定位的能力来评估。MLMT 分别用于测试两只眼睛，每只眼睛在 7 个光照水平中的一个或多个水平下进行评估，范围从 400 勒克斯（相当于明亮的办公室）到 1 勒克斯（相当于无月的夏夜）。每个光照级别被分配一个从 0 到 6 的分数代码。较高的分数表明患者能够在较低的光照水平下通过 MLMT。在 400 勒克斯的光照水平下无法通过 MLMT 的患者得分为 -1。每位患者的 MLMT 采用盲法由独立的分级师进行视频录像和评估。MLMT 评分由患者能够通过 MLMT 的最低光照水平决定。MLMT 评分变化被定义为基线时的评分与随访时的评分之间的差异。MLMT 分数的正变化表明 MLMT 表现有所改善。在第 1 年评估意向治疗（intention-to-treat，ITT）人群（定义为所有随机分组的患者）的主要疗效。其他疗效终点包括全场光敏度阈值（full-field light sensitivity threshold，FST）和 VA。在安全性方面，Luxturna 更严重的风险包括眼内炎（眼内感染）、VA 永久性下降、眼压升高、视网膜异常（如视网膜撕裂或破裂）以及白内障发展和（或）进展。Ⅰ期和Ⅲ期研究的监管回顾总结如下。

表 13.1 总结了与对照组相比，Luxturna 治疗组的主要疗效终点和从基线到第一年的中位 MLMT 评分变化。当对双眼或第一只治疗的眼睛进行评估时，在 Luxturna 治疗组中观察到中位 MLMT 评分变化为 2，而在对照组中观察到中位 MLMT 评分变化为 0。MLMT 评分变化为 2 或更大被认为对功能性视力具有临床意义。

表 13.2 和表 13.3 分别显示了第一年时双眼和单眼 MLMT 评分变化量级不同的患者的数量和百分比。如果我们考虑双眼，Luxturna 治疗组中有 11 名患者的 MLMT 评分变化为 2 或更高，而对照组中只有一名患者的 MLMT 评分变化为 2（表 13.2，另见图 13.1）。

如果我们分别考虑第一治疗眼和第二治疗眼，则在 Luxturna 治疗组有 15 例患者（占

21 例患者的 71％）MLMT 评分变化为 2 或更高，而对照组无患者评分变化为 2 或更高（表 13.3）。

**表 13.1　与基线相比，在第一年时Ⅲ期研究的疗效结果**

| 疗效结果 | Luxturna 组<br>n＝21 | 对照组<br>n＝10 | 差值（Luxturna 组减对照组） | p 值 |
|---|---|---|---|---|
| 对双眼进行评估时 MLMT 得分变化的中位数（最小值，最大值） | 2（0,4） | 0（−1,−2） | 2 | 0.001 |
| 对第一次接受治疗的眼睛进行评估时 MLMT 得分变化的中位数（最小值，最大值） | 2（0,4） | 0（−1,−1） | 2 | 0.003 |

资料来源：FDA 的统计和临床综述。

**表 13.2　在第一年时双眼 MLMT 评分变化的幅度**

| MLMT 评分变化 | Luxturna 治疗组<br>n＝21 | 对照组<br>n＝10 |
|---|---|---|
| −1 | 0 | 3（30％） |
| 0 | 2（10％） | 3（30％） |
| 1 | 8（38％） | 3（30％） |
| 2 | 5（24％） | 1（10％） |
| 3 | 5（24％） | 0 |
| 4 | 1（4％） | 0 |

资料来源：FDA 的统计和临床综述。

**表 13.3　在第一年时单眼 MLMT 评分变化的幅度（ITT）**

| 评分变化 | 第一治疗眼（n＝21） | 对照（n＝10） | 第二治疗眼（n＝21） | 对照（n＝10） |
|---|---|---|---|---|
| −1 | 0 | 1（10％） | 0 | 2 |
| 0 | 4（19％） | 6（60％） | 2（10％） | 5 |
| 1 | 2（10％） | 3（30％） | 2（19％） | 3 |
| 2 | 8（38％） | 0 | 8（38％） | 0 |
| 3 | 6（28％） | 0 | 5（23％） | 0 |
| 4 | 1（5％） | 0 | 1（5％） | 0 |
| 5 | 0 | 0 | 1（5％） | 0 |

资料来源：FDA 的统计和临床评论。

**安全性评估**　安全性评估人群包括接受视网膜下 Luxturna 治疗的总共 41 名患者（81 只眼睛；12 名患者来自Ⅰ期研究，29 名患者来自Ⅲ期研究）。27 名患者（共 41 名，占 66％）有眼部不良反应，涉及 46 只注射的眼睛（共 81 只，占 57％）。最常见的不良反应（发生率≥5％）是结膜充血、白内障、眼压升高、视网膜撕裂、角膜基质变薄、黄斑裂孔、眼部炎症、黄斑破裂、视网膜下沉积物、眼部刺激、眼痛和黄斑病变（黄斑表面起

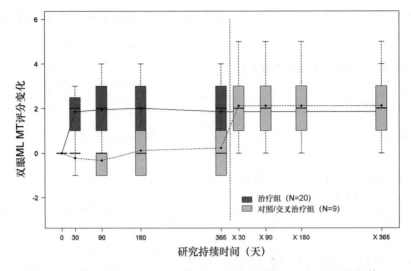

**图 13.1** 研究进行 2 年时的 MLMT 评分变化情况（对双眼进行评估）

皱）（表 13.4）。这些眼部不良反应可能与 Luxturna、视网膜下注射手术、同时使用皮质类固醇或这些手术和产品的综合效应有关。这些眼部不良反应大多是暂时的，可能是药物治疗的副作用。临床研究中没有死亡病例。有两种严重的眼部不良反应：①眼内炎（眼内感染）及由感染和治疗所致的一系列后续并发症；②由视网膜下注射致中央凹变薄而导致的视力丧失。系统性不良事件包括高血糖、恶心、呕吐和白细胞增多。这些系统性事件可能由全身使用皮质类固醇和对麻醉的反应引起。

**表 13.4** Luxturna 治疗后的眼部不良反应 （$n=41$）

| 不良反应 | 患者 $n=41$ | 治疗眼 $n=81$ |
|---|---|---|
| 结膜充血 | 27（66%） | 46（57%） |
| 白内障 | 9（22%） | 9（11%） |
| 眼压升高 | 8（20%） | 15（19%） |
| 视网膜撕裂 | 6（15%） | 8（5%） |
| 角膜基质变薄 | 4（10%） | 4（5%） |
| 黄斑裂孔 | 3（7%） | 3（4%） |
| 视网膜下沉积[a] 物 | 3（7%） | 3（4%） |
| 眼部发炎 | 3（7%） | 3（4%） |
| 眼部刺激 | 2（5%） | 4（5%） |
| 眼痛 | 2（5%） | 2（2%） |
| 黄斑病变（黄斑表面起皱） | 2（5%） | 2（2%） |
| 中央凹变薄和中央凹功能丧失 | 2（5%） | 3（4%） |
| 眼内炎（眼内感染） | 1（2%） | 2（2%） |
| 中央凹裂开（黄斑中心处视网膜层分离） | 1（2%） | 1（1%） |
| 视网膜出血 | 1（2%） | 1（1%） |

来源：根据申请人提交的 BLA 修改。

注：[a] 注射后 1～6 天在视网膜注射部位短暂出现环状沉积物，无症状。

在 41 例患者（治疗眼 81 只）中，观察到以下结果：①有 27 例（66%）患者的眼部未出现任何不良反应；②有 46 只（57%）治疗眼出现结膜充血；③分别有 9 例患者（22%）和 9 只治疗眼（11%）患有白内障；④分别有 8 例患者（20%）和 15 只治疗眼（19%）出现眼压升高；⑤分别有 6 例患者（15%）及 8 只治疗眼（10%）出现视网膜撕裂；⑥分别有 4 例患者（10%）和 4 只治疗眼（5%）出现角膜基质变薄；⑦分别有 3 例患者（7%）和 3 只治疗眼（4%）有黄斑裂孔；⑧分别有 3 例患者（7%）和 3 只治疗眼（4%）有视网膜下沉积物；⑨分别有 3 例患者（7%）及 3 只治疗眼（4%）出现眼部炎症；⑩分别有 2 例患者（5%）及 4 只治疗眼（5%）出现眼部刺激；⑪分别有 2 例患者（5%）和 2 只治疗眼（2%）出现眼痛；⑫分别有 2 例患者（5%）和 2 只治疗眼（2%）显示黄斑病变（黄斑表面起皱）；⑬分别有 2 例患者（5%）和 3 只治疗眼（4%）有中央凹变薄和中央凹功能丧失；⑭分别有 1 例患者（2%）和 2 只治疗眼（2%）有眼内炎（眼睛内部感染）；⑮分别有 1 例患者（2%）和 1 只治疗眼（1%）有中央凹裂开（黄斑中心处视网膜层分离）；⑯分别有 1 例患者（2%）和 1 只治疗眼（1%）有视网膜出血。

总之，在共纳入 41 例年龄为 4~44 岁患者的临床研发项目中，Luxturna 的安全性和有效性得到了确定。所有受试者都证实具有 RPE65 双等位基因突变。Luxturna 疗效的主要证据是基于一项针对 31 名参与者的Ⅲ期研究，该研究测量了受试者从基线到第 1 年时在不同光照水平下通过障碍的能力。与对照组相比，接受 Luxturna 的患者组在低光照水平下通过障碍的能力显著提高。采用 Luxturna 治疗最常见的不良反应包括眼睛发红（结膜充血）、白内障、眼压升高和视网膜撕裂。

正如 FDA 所指出的，Luxturna 应仅给予由治疗医生确定具有活视网膜细胞的患者。Luxturna 治疗必须分别在每只眼睛中进行，且在不同的日期实施，手术之间至少间隔 6 天。它由具有眼内手术经验的外科医生经由视网膜下注射给药。患者应接受短期口服泼尼松治疗，以限制对 Luxturna 的潜在免疫反应。

**咨询委员会的建议** 细胞、组织和基因疗法咨询委员会（Cellular, Tissue, and Gene Therapies Advisory Committee，CTGTAC）在 2017 年 10 月 12 日召开了一次会议，就 Luxturna 的临床疗效、安全性以及整体效益-风险评估向 FDA 提供反馈。CTGTAC 的讨论总结如下：

ⅰ. MLMT 中光改善等级为 2（即 MLMT 评分变化为 2）具有临床意义。

ⅱ. 视网膜下注射 Luxturna 和同时使用皮质类固醇的潜在风险在儿科患者中是可以接受的，即使在非常年轻的人群中也是如此。

ⅲ. 视网膜细胞增殖直到 8~12 月龄才完成，Luxturna 在细胞增殖过程中可能被稀释或丢失。

ⅳ. 如果 Luxturna 的疗效随着时间的推移而下降，则可能需要进一步的研究来支持先前治疗过的眼睛重复给药。

因此，CTGTAC 对以下问题投了 16 票"是"和 0 票"否"，即：对于确诊的 RPE65 双等位基因突变相关性视网膜营养不良引起的视力丧失患者，voretigene neparvovec-rzyl（Luxturna）是否具有总体上有利的效益-风险支持文件？并赞成批准 Luxturna。请注意，在监管部门批准后，申办方计划进行一项针对接受 Luxturna 治疗的患者的上市后观察性研究，以进一步评估长期安全性。

## 13.5 结语

在本章中，提供了有关 Luxturna 的案例研究。Luxturna 是一种罕见病药物，旨在治疗患有可能导致失明的遗传性视力丧失的儿童和成人患者。FDA 授予 Luxturna 优先审评资格、突破性治疗称号，并认定其为孤儿药，以协助申办方开发 Luxturna。如第 13.4 节所述，FDA 对 Luxturna 监管批准的建议是基于 I 期和 III 期临床研究提出的，仅涉及 31 名患者。

尽管 CTGTAC 投票赞成批准 Luxturna，但仍然存在一些问题和担忧。由于样本量小而可能出现的问题包括但不限于以下方面：①治疗效果可能受到某些协变量和（或）相互作用/混杂因素的影响；②没有科学/临床或统计学方面的理由支持所选择的终点或支持差异存在临床意义；③目前尚不清楚研究设计是否能够对治疗效果进行准确、可靠的评估；④评估治疗的统计方法可能不够充分（例如，治疗前后未进行偏移分析）。此外，其中一个主要关注点是，当仅有有限数量的患者时，Luxturna 的效果是否为偶然发生，以及其是否可以重现。基于快速评估，根据观察到的反应和与 31 名受试者的反应相关的变异性计算重现性概率（第 2 章第 2.5 节）。结果表明，如果将来在类似的试验条件下进行研究，则重现性概率不到 60%。

因此，建议在进行罕见病临床试验时，应考虑第 13.3 节中描述的统计学考量，以及一些有关研究设计和分析的创新思维。

# 14

# NASH 项目的临床研发

## 14.1 引言

非酒精性脂肪性肝病（nonalcoholic fatty live disease，NAFLD）的定义为：在没有大量酒精摄入、病毒感染或任何其他特定的肝病病因情况下，肝细胞中存在甘油三酯的蓄积。它代表的组织病理谱范围从单纯性脂肪变性到非酒精性脂肪性肝炎（nonalcoholic steatohepatitis，NASH）、肝纤维化和肝硬化（Sanyal，2011）。

NASH 在组织学上被定义为存在肝脂肪变性，有证据表明肝细胞损伤，伴有或不伴有纤维化。与 NASH 患者死亡率相关的最重要的组织学特征是存在显著的纤维化。尽管最近的数据表明，一些脂肪肝患者可以进展为 NASH 和临床显著的纤维化，但大多数纤维化进展似乎发生在 NASH 患者中。NASH 已被认为是造成成人肝硬化的主要原因之一，并且 NASH 相关的肝硬化目前是美国肝移植的第二大病因（Younossi 等，2016）。

全球脂肪性肝炎的患病率正在上升。患有肥胖、2 型糖尿病（T2DM）和胰岛素抵抗的患者尤其受影响。与年龄和性别匹配的一般人群相比，诊断为 NAFLD 的患者发生心血管疾病的风险显著升高，总死亡风险和肝脏相关的死亡风险也显著升高。NAFLD 还可能导致肝衰竭或肝细胞癌（Misra 等，2009）。

NASH 的诊断需要进行肝活检，随后确认特定的组织病理学表现。脂肪性肝炎的最低诊断标准包括大囊性脂肪变性、炎症和肝细胞气球样变的比例大于 5%，通常在成人中以中心小叶为主。NAFLD 活动度积分（NAFLD activity score，NAS）是一个有效的评分系统，可用于在成人和儿童 NASH 研究中评估组织学变化（Kleiner 等，2005）。它是脂肪变性、炎症和气球样变得分的未加权综合。虽然 NAS 5 分及以上者患有 NASH 的可能性更大，但并不一定能确诊 NASH。此外，NAS 还没有被验证可以作为评估疾病进展（如肝硬化、死亡）可能性和（或）对治疗产生反应的标志物（Brunt 等，2011）。NAS 的使用目前仅限于临床试验场景。此外，建议在 NASH 的临床试验中使用一种有效的 NASH 分期方法来评估疾病分期的变化。NASH 临床研究网络（Clinical Research Network，CRN）纤维化分期系统是目前最有效的系统，其总分范围为 0～4（无纤维化到肝硬化）（Brunt 等，1999）。

发展改善 NASH 预后的治疗方法的一个主要障碍是该疾病有漫长的自然史。一些纵向队列研究提供了有关 NASH 进展的数据。然而，纤维化的进展速度仍有待量化，而且对其了解甚少。在最近发表的一项研究中，有 108 名有连续活检的 NAFLD 患者，47% 的

NASH 患者出现纤维化进展，18％的患者在 6.6 年的中位随访期内出现纤维化自发消退（McPherson 等，2015）。

NASH 患者纤维化进展一个阶段大约需要 6～7 年（Singh 等，2015；Sorrentino 等，2004）。据报道，初次活检时存在炎症、年龄、血小板计数较低、AST/ALT（天冬氨酸转氨酶/丙氨酸转氨酶）比率较低以及基线活检时 FIB-4 评分较高与进展性纤维化的发展有关（McPherson 等，2015）。在一些研究（McPherson 等，2015；Singh 等，2015）中发现高血压是一个预测因素，但并非所有研究都如此（Argo 等，2009）。一些患者自发消退的漫长自然病史使临床试验中的数据有时难以解释。

在过去的十年里，临床研究中的适应性设计方法引起了人们的广泛关注，因为它们不仅在确定研究中试验治疗的临床获益方面具有潜在的灵活性，而且还在加快研发过程方面提高了效率。FDA 适应性设计指南草案将适应性设计定义为一项包括预先计划好的，可对研究设计的一个或多个特定方面进行修改的临床研究（FDA，2010，2018d）。在临床试验中使用适应性设计可以纠正计划阶段使用的假设，并及早选择最有前景的方案。此外，适应性设计利用了正在进行的试验所累积的信息，无论结果是阳性还是阴性，都为研究者提供了一个提前做出反应的机会。因此，适应性设计方法可以加快药物研发进程（Chow 和 Lin，2015）。

## 14.2　监管视角和注册途径

### 14.2.1　监管指南

由于目前尚无治疗 NASH 的获批药物，2018 年 12 月，FDA 发布了关于研发治疗 NASH 伴肝纤维化患者的药物的指南草案，以协助申办方研发用于治疗 NASH 伴肝纤维化的药物。如前所述，鉴于 NASH 的高患病率、有相关的并发症、终末期肝病负担加重以及器官移植肝脏供应有限，FDA 指南草案为临床前和临床研发提供了建议，包括试验设计和终点选择，以支持非肝硬化 NASH 治疗药物的审批。FDA 指南草案旨在协助申办方确定能够减缓、停止或逆转 NASH 和 NAFLD 进展的治疗方法，这将使尚未满足的医疗需求得到解决。然而，FDA 表示，这并不意味着该指南涵盖了治疗 NASH 所致肝硬化的药物研发，或可能用于该疾病治疗药物研发的体外诊断技术的研发。

**一般性考量**　如指南草案所述，NAFLD 包括 3 个连续的阶段：非酒精性脂肪肝（nonalcoholic fatty liver，NAFL）、非肝硬化 NASH 和伴有肝硬化的 NASH。该指南草案为申办方提供了一个便捷的概念框架，以确定未来潜在的药物研发领域。然而，由于患者的 NAFL 可以存在多年，而且可能不会发展为 NASH，所以在 NAFL 患者中可能很难证明药物治疗具有良好的效果-风险比。因此，建议申办方在研发治疗伴有肝纤维化的非肝硬化 NASH 的药物时，考虑以下一般性注意事项（FDA，2018c）：

首先，申办方应考虑使用 NASH 的动物模型来筛选和识别潜在的研究药物。申办方应根据所研究药物的作用机制选择特定的动物模型。

其次，如果动物毒理学研究发现可能存在肝毒性，申办方应在药物研发的早期制订适当的计划来监测肝脏安全。对于这样的计划，申办方应考虑有效识别慢性肝脏疾病（如 NASH）的肝脏信号所面临的挑战。

正如指南中所述，在申办方能够确定药物的初始耐受性、初步安全性和药代动力学之前，有肝脏合成功能异常的患者应被排除在早期试验［即Ⅰ期和早期概念验证（proof-of-concept，POC）临床试验］之外。此外，申办方应在药物研发项目的早期，在专门的肝脏研究中研究肝损伤对药物药代动力学的影响，以支持针对 NASH 肝病谱选择适当的剂量和做出剂量调整。

**具体考量**　除了一般性考量外，指南还提供了关于Ⅱ期、Ⅲ期研发和有关儿童的具体考量，总结如下。

对于Ⅱ期和Ⅲ期研究，FDA 建议申办方招募在 6 个月的招募期内组织学诊断为 NASH 伴肝纤维化的患者，并考虑患者的标准治疗和其他慢性病的背景治疗。FDA 还表示，患者的体重应在入组前 3 个月保持稳定。FDA 还指出，NASH 的Ⅲ期研究应采用双盲和安慰剂对照，研究目标是减缓、停止或逆转疾病进展，并改善临床结局。

由于 NASH 进展缓慢，且开展评估进展至肝硬化或存活等临床终点的试验需要时间，FDA 建议申办方考虑将几种肝脏组织学的改善作为终点，合理预测临床获益，以支持根据法规加速审批。FDA 建议的终点包括：①脂肪性肝炎在整体组织病理学读片结果上显示缓解，以及在 NASH CRN 纤维化评分上肝纤维化无恶化；②肝纤维化改善一个阶段及以上（NASH CRN 纤维化评分），以及在脂肪性肝炎无恶化（定义为 NAS 的气球化、炎症或脂肪变性评分无增加）；③脂肪性肝炎缓解和纤维化改善。

FDA 指南还为儿童 NASH 药物研发提供了一些注意事项。正如 FDA 指南所述，与成人 NASH 相比，儿童 NASH 似乎具有不同的组织学特征和不同的自然病史。由于目前尚不清楚的原因，儿童患者的疾病特征和进展可能与成人有所不同。

## 14.2.2　加速 / 有条件的上市审批

在实践中，FDA 已采取了一些政策，以加快对缺乏或没有治疗方法的严重疾病的药物研发。这是一个不断发展的过程，从 20 世纪 80 年代用于治疗 HIV 感染的药物开始，一直延续到现在用于促进患者获得新药的多个监管举措——这些举措旨在加速临床研究或加快监管机构审评，从而解决患者新药可用性的问题。例如，2014 年，FDA 发布了一份描述"针对严重疾病的加速计划"的指南，其中整合了关于快速通道疗法、突破性疗法、加速审批和优先审评的信息（FDA，2014a）。同样，2014 年，EMA（欧洲药品管理局）推出了"适应性许可"。与美国的加速审批途径一样，其目的也是为了加速整个欧盟的产品上市审批（EMA，2014）。对于治疗 NASH 的产品的研发，这些加速途径提供了使用替代终点来获得加速（美国）/有条件（欧盟）上市批准的可能性，在后续确证性研究中使用成熟和定义明确的临床结局来获得完全的上市批准。由于注册途径涉及两个阶段——先是使用替代终点的有条件上市审批，然后是使用定义明确的临床结局的全面上市审批——治疗 NASH 的药物研发项目似乎很适合采用持续的适应性临床研究。有条件/加速上市审批并不是新概念。例如，在 20 世纪 80 年代，一些治疗 HIV 感染的药物根据替代终点被加速批准上市，而完全批准则需要进行批准后研究。事实上，在 1997 年，Sheiner 的一篇颠覆性的创新论文描述了一种"学习-确证"的策略，建议我们摆脱独立的Ⅰ/Ⅱ/Ⅲ期研究的思维方式（Sheiner，1997）。尽管 Sheiner 的论文侧重于早期研究，但这一概念已被应用于整个研发过程中，即最初的研究是为了了解药物，后续的研究是为了确证良好的效益-风险比。然而，在设计适应性无缝研究时，需要考虑许多利益相关者（患者、监管者和支付者）。显然，一种模式并不适用于所有的医疗情况（Eichler 等，2015；Woodcock，2012）。然而，考虑到研发 NASH 疗法的挑战，似乎有理由认为，对于为获得上市许可而开展的研究（上市许可试验），适应性无缝设计具有"良好的适应性"，并且随着我们对这种新兴流行病的进一步了解，这些适应性设计将继续发展。

---

## 14.3 NASH 相关临床研发的终点

缺乏准确、可重复、易于应用的方法来评估 NASH 不仅限制了药物研发，而且非常不利于对 NASH 患者进行临床管理。

肝活检仍然是诊断 NASH 的金标准，但它有一些局限性。活检结果可能无法代表整个肝脏的纤维化程度，这种风险始终存在。增加肝活检的长度可以降低产生采样误差的风险。一般来说，除了肝硬化（微碎片可能足够）外，15 mm 长的活检已经足够用于评估，但 25 mm 长的活检被认为是进行准确评估的最佳标本。活检针的长度和口径对于获得足够大小的肝脏进行组织学评估都很重要：16 号针被认为适用于经皮肝活检（Sanyal 等，2011；Papastergiou 等，2012）。观察者之间的变异是另一个局限性，这与病理学家之间对活检的解释不一致有关。这种变异可高达 25%，但当活检评估由专业的肝脏病理学家完成时，这种变异便不那么明显了（Papastergiou 等，2012）。

除了活检的技术问题外，活检过程对患者来说并不愉快，而且费用昂贵，并有可能出现罕见但可能危及生命的并发症——这限制了肝活检用于大规模筛查。由于这些局限性并且 NASH 患者通常没有症状，而且患者的肝脏转氨酶通常正常，大多数 NASH 患者都没有被确诊。据报道，在美国只有少数（不到 25%）的学术型胃肠病学家和肝病学家定期对推测患有 NASH 的患者进行肝活检（Lominadze 等，2014）。这种未确诊的患者数量以及在 48～72 周内要进行两次肝活检的需求，为临床试验中患者的入组设置了一个重大障碍。

### 14.3.1 临床试验中的终点

尽管存在这些局限性，肝脏组织学表现目前仍然是用于分级、分期和追踪 NASH 进展的最佳短期方法。

NASH 治疗的主要目标是防止肝脏相关的发病和死亡，这主要是由于肝硬化的发展，而肝硬化的发展一般需要 10～20 年或更长时间。由于这种漫长的自然病史，需要有可避免肝硬化的替代标志物，从而避免肝脏相关的死亡。疾病进展的主要预测因素是纤维化的进展。另一方面，与单独的脂肪肝患者相比，脂肪性肝炎患者更有可能发生进展性疾病。因此，建议将 NASH 的完全缓解（即无气球样变，且无炎症或有轻微炎症）且纤维化无恶化以及纤维化的实际改善作为"替代终点，合理地预测在肝硬化进展和肝脏相关死亡方面的临床获益"（Sanyal 等，2014）（表 14.1）。理想情况下，在上市许可试验中应证明两个复合终点的共同主要终点：一是 NASH 完全缓解且纤维化无恶化，二是纤维化至少改善一个阶段且脂肪性肝炎无恶化。然而，旨在证明肝硬化进展和门静脉高压/肝硬化相关事件减少等临床结局的研究还需要进一步开展。

对于剂量范围试验，将 NAS 至少减少 2 分（包括气球样变或炎症方面至少减少 1 分）作为评估疾病活动改善的组织学终点的替代指标是可以接受的。值得注意的是，尽管

NAS 已被证明适用于比较分析和干预性研究，但它并不提供关于纤维化或病变位置的信息。因此，NAS 的减少必须与纤维化进展的减缓相关联。

**表 14.1　NASH 临床试验中的终点和人群**

| 阶段 | 主要终点 | 目标人群 |
| --- | --- | --- |
| 用于支持上市申请的试验 | 复合终点：脂肪性肝炎完全缓解，纤维化无恶化<br>复合终点：纤维化至少改善一个阶段且脂肪性肝炎无恶化（脂肪变性、气球样变或炎症没有进展）<br>提交时的临床结局：<br>组织病理学进展为肝硬化<br>在 13 岁及以下的人群中，MELD 评分变化＞2 分或 MELD 评分增加至＞15 分<br>● 死亡<br>● 移植<br>● 失代偿事件<br>　● 肝性脑病——West Haven 2 级及以上<br>　● 曲张静脉出血——需要住院治疗<br>　● 腹水——需要干预<br>　● 自发性细菌性腹膜炎 | 经活检确诊 NASH 且伴有中/重度纤维化（F2/F3）的患者 |
| 剂量范围/Ⅱ期研究 | 在疾病活动情况（NAS）/气球样变/不伴有纤维化恶化的炎症方面有改善是可以接受的<br>包括一个中/重度纤维化的亚人群（F2/F3），为Ⅲ期研究提供信息。 | 经活检确诊 NASH（NAS 4 分及以上）的患者<br>包括患有 NASH 和任何阶段肝纤维化的患者<br>包括患者 NASH 和纤维化 2 期及以上的患者，为Ⅲ期研究提供信息 |
| 早期试验/POC 试验 | 终点应基于药物的机制<br>考虑采用 NAS（气球样变和炎症）和（或）纤维化的改善<br>肝脂肪减少，且转氨酶持续改善 | 最理想的是经活检确诊 NASH 的患者，但可以接受 NASH 高风险患者（脂肪肝＋T2DM、代谢综合征和高转氨酶均可接受） |

注：MELD，终末期肝病模型。

资料来源：Filozof 等（2017）。

一般来说，在为期 12～24 周的 POC 试验中，由活检得到的终点不具有可行性。开展短期的 POC 研究主要是为了评估新药的耐受性和寻找无效性信号以指导进一步的研发决策。通过磁共振技术确定的肝脂肪变性改善可能合适，因为脂肪性肝炎的改善通常与肝脂肪的减少有关（Sanyal 等，2011）。肝转氨酶以及胰岛素敏感性、炎症、细胞凋亡和纤维化等相关的非侵入性生物标志物的改善可能有助于评估药物的疗效并支持决策。然而，需要注意的是，非侵入性生物标志物方法的使用仍被认为是实验性的，目前还没有经过验证的非侵入性生物标志物。

## 14.3.2　目标人群

在考虑 NASH 药物研发计划时，预防肝硬化和证明对定义明确的肝脏结局有积极作用是关键的临床目标。因此，对于旨在支持上市申请的试验来说，重要的是招募具有最大肝硬化风险的受试者（表 14.1）。在各个特征中，已证明肝纤维化与肝脏相关死亡具有最大的独立相关性。NASH 患者在 4～6 年内有 25％～50％的人出现了进行性纤维化，而有 15％～25％的人会发展为肝硬化（Musso 等，2011）。在另一项平均随访 13 年的研究中，13.3％纳入时有轻度至中度纤维化（1～2 期）的 NASH 患者和 50％纳入时纤维化为 3 期的患者发展为肝硬化（Ekstedt 等，2006）。在患有 NASH 和晚期纤维化（F2～F3）的患者中，发生肝硬化的概率远远高于早期纤维化（F1）患者，因此建议在这一人群中进行观察长期结局的临床试验，以增加在合理的时间框架内证明药物获益的机会。招募中/晚期纤维化患者进行长期结局（包括进展为肝硬化）的评估时，应确保根据文献资料获得基于各纤维化阶段进展率计算的预期事件数（参见 Ekstedt 等，2006；Argo 等，2009；Pagadala 和 McCullough，2012；Angulo 等，2015；Singh 等，2015）。在患有 NASH 和晚期纤维化（F2～F3）的患者中，纤维化为 3 期的患者进展率估计为每年 8％，纤维化为 2 期的患者进展率为每年 6％。由于一些具有其他进展风险因素（如存在 T2DM、代谢综合征、高转氨酶）的轻度纤维化患者可能进展很快，所以可以将这一亚组患者作为额外的探索组进行研究。

在剂量范围（Ⅱ期）试验中可以接受广泛的 NASH 患者群体，包括轻度纤维化患者。但是建议招募足够数量的中度和重度纤维化患者，以获得初步数据，为上市申请提供支持依据。

理想情况下，在早期 POC 试验中，目标人群也应该是经活检确诊的 NASH 患者。然而，NASH 高危患者，即脂肪肝、糖尿病和（或）伴有或不伴有高肝酶的代谢综合征患者，在这一阶段是可以接受的。在 POC 试验中，非侵入性血清生物标志物的检查可以用来富集人群（EA，2015）。

## 14.4　NASH 相关研究的适应性设计方法

### 14.4.1　统计学考量

最常被考虑的适应性设计之一可能是多阶段适应性无缝设计，它将几个独立的研究合并为一个单一的研究，可以达到各个研究预期的研究目标。对于两阶段的适应性设计，根据不同阶段的研究目标和研究终点，已经报道了四类（Chow 和 Tu，2008；Chow 和 Lin，2015）。这些类别包括：①在不同阶段具有相同研究目标和研究终点的设计；②在不同阶段具有相同研究目标但研究终点不同的设计；③在不同阶段具有相同研究终点但研究目标不同的设计；④在不同阶段具有不同研究目标和不同研究终点的设计。关于不同类别的两阶段适应性无缝设计的细节见第 11 章。使用适应性设计有一些优点和局限性（表 14.2）。虽然 2010 年的 FDA 指南草案（另见 FDA，2018）强调了两阶段适应性无缝设计是一种不太容易被理解的设计，因为当时有效的统计方法尚不完善（Chow 和 Corey，2011），但由于采用这种设计的监管申报材料越来越多，两阶段适应性设计已经逐渐被理解（参见 Lu 等，2009，2010，2012）。

表 14.2　NASH 中两阶段适应性设计的相对优点和局限性

| 特征 | 两个独立试验 | 两阶段适应性设计 |
| --- | --- | --- |
| 检验效能 | 90％×90％（81％） | 90％ |
| 样本量 | $N=N_1+N_2$ | $N<N_1+N_2$[a] |
| 操作偏倚 | 轻度 | 中到重度 |
| 数据分析 | 通过研究分析 | 合并分析 |
| 效率 | 研究间隔 6～12 个月 | 缩短了试验的间隔时间 |
| 灵活性/长期随访 | 基于以往数据进行新的研究设计。招募新的患者 | 基于中期分析（IA）进行调整；终止一个或多个研究组，或将更多患者随机分组等。继续随访 |
| 监管方面 | 标准惯例 | 启动前需要得到全球权威机构的认可 |
| 统计学角度 | 已经存在有效的统计方法 | 统计学方法正在发展 |
| 操作复杂性 | 低 | 高 |

来源：Filozof 等（2017）。
注：[a] 取决于适应性调整。
$N_1$ 是试验 1 的样本量。
$N_2$ 是试验 2 的样本量。

## 14.4.2　用于终点选择的效用函数

我们建议采用一个效用函数来连接不同阶段的所有 NASH 相关终点（Chow 和 Lin，2015）。我们提出了一个治疗指数函数，即假设两个终点不相同时，它们之间也有一个确定的关系，用于分析在每个阶段有不同的研究目标和研究终点的两阶段适应性设计。

为每个终点定义一个治疗指数函数。该函数将具有预先规定标准的不同终点考虑在内，而且是基于治疗指数函数的矢量而非单个终点。治疗指数矢量模型使研究者能够以更有效的方式准确、可靠地评估治疗效果（见"附录：效用函数和统计检验"）。直接应用标准的统计方法会使人担忧得到的用于评估治疗效果的 $p$ 值和置信区间可能不正确或不可靠。最重要的是，在标准的成组序贯试验设计下获得的达到期望检验效能所需的样本量可能不足以实现两阶段适应性无缝试验设计下的研究目标，特别是当不同阶段的研究目标和（或）研究终点不同时。

# 14.5　NASH 临床研发项目

## 14.5.1　上市许可试验

单一的Ⅲ～Ⅳ期适应性无缝试验设计（图 14.1）将患者从Ⅲ期滚动到Ⅳ期，允许对 NASH 患者进行持续暴露和长期随访。目前，一项中期分析（用于确定 NASH 在组织学上缓解且无纤维化恶化，以及纤维化改善且无 NASH 恶化的疗效）可能会实现加速/有条件的上市许可，但需要进行临床结局研究才能获得全面上市许可。

对于这个Ⅲ/Ⅳ期 NASH 试验，该药物将首先基于替代终点获得批准，需要通过考

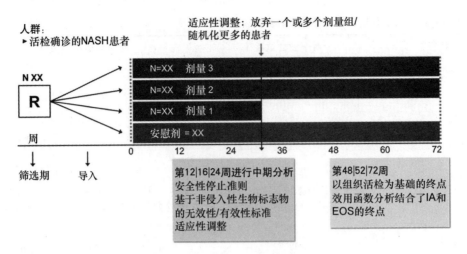

**图 14.1**　POC/剂量范围适应性设计试验

注：EOS，研究结束；IA，中期分析；N，每个研究组的受试者数量；R，进行随机化的患者。见 Filozof 等（2017）。

虑Ⅲ期结束时的中期 α 值以及Ⅳ期的最终 α 值来规划样本量。尽管Ⅲ期和Ⅳ期的主要终点应该正相关，但我们建议将 α 值分开做两个单独的检验（例如 0.01 和 0.04），以确保控制整个研究的第一类错误，并考虑到其他潜在关键次要终点的评估。由于加速审批可能是基于"软"替代终点来考虑的，因此我们强烈建议给第一次检验分配比第二次检验小得多的 α。

假设 F2、F3 期 NASH 患者的平均进展率为 7%，可以估计Ⅳ期研究的事件总数（参见 Ekstedt 等，2006；Argo 等，2009；Pagadala 和 McCullough，2012；Angulo 等，2015；Singh 等，2015）。然而，真正的统计推断将在达到 X 个事件时进行评估。此外，建议对中期安全性数据进行分析，并应由与试验申办方无关联的独立非盲数据分析小组（data analysis group，DAG）进行。

## 14.5.2　早期阶段的适应性设计

利用适应性无缝试验设计的单一 POC 剂量探索研究，允许患者以选定的一个或多个剂量从一个阶段继续到另一个阶段，在早期阶段也可能有一些优势。图 14.1 概述了 POC/剂量范围适应性设计试验。这种设计将纳入经活检确诊的 NASH 患者，并允许以最有前景的剂量对这些患者进行持续暴露，并根据需要在中期分析（interim analysis，IA）期间进行调整。肝脏脂肪变化的评估（通过磁共振技术评估），以及与肝功能、炎症和纤维化相关的非侵入性生物标志物，可以帮助在预先指定的 12~24 周后的 IA 期间做出决策。在这个时间点，有效性和无效性分析将可用于对后续研究进行调整〔即放弃某个或某些试验组，随机化更多的患者/停止研究（如果出现安全问题）〕。持续的随访可以评估所选剂量下的肝脏组织学变化。

对于这些Ⅱb/Ⅲ期 NASH 试验，我们可以进一步采用常用的无缝设计，但在Ⅲ期和Ⅳ期试验调整了 α 值后，对整体 α 值进行控制。对于这种Ⅱb/Ⅲ期试验的适应性设计，样本量的选择通常是为了使研究有足够的检验效能在Ⅲ期试验结束时检测出有意义的治疗效果。因此，在早期阶段，通常没有足够的检验效能用于关键决策（如检测临床有意义的差异以进行剂量选择或放弃疗效较差的治疗组）。在这种情况下，建议进行精度分析，以确保所选剂量能够具有统计学意义（即观察到的差异并非偶然），以及可以得到统计学推断，从而在中期可用的预先指定的样本量下做出关键决策。因此，通常会考虑以下标准来促进决策：

ⅰ. 选择达到统计学显著性时置信度最高的剂量。

ⅱ. 放弃达到统计学显著性时置信度低于 75% 的剂量。

还应注意的是，以置信区间方法进行的精度评估在操作上等同于比较均值的假设检验。值得注意的是，由于在Ⅱ期试验结束时进行的中期分析通常是为了选择剂量，而不是为了根据有效性而停止试验，有时趋势检验可能就足够了，并且由于中期分析结果为非盲，为了保护试验的完整性，需要分配一个微小的 α 值（例如 0.0001）。

为便于说明，图 14.2 和图 14.3 分别总结了Ⅲ/Ⅳ期试验适应性设计和Ⅱ/Ⅲ/Ⅳ期试验适应性设计。在 NASH 药物研究和开发中，申办方有时会考虑这些设计。

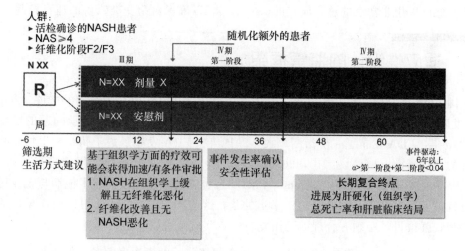

**图 14.2**　Ⅲ/Ⅳ期试验适应性设计（Filozof 等，2017）

缩写：N，每个研究组的受试者人数；R，进行随机化的患者。

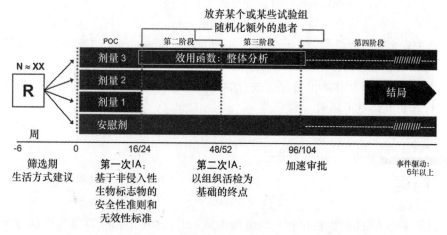

**图 14.3**　Ⅱ/Ⅲ/Ⅳ期试验适应性设计（Filozof 等，2017）

缩写：N，每个研究组的受试者人数；R，进行随机化的患者。

单一的Ⅲ/Ⅳ期试验适应性设计允许持续暴露和长期随访。可以采用一个治疗指数（或效用）函数来连接不同阶段的所有 NASH 终点。此外，可以在函数中分配不同的预先指定的权重。中期分析的终点有：①NASH 在组织学上缓解且无纤维化恶化；和（或）②纤维化改善且无 NASH 恶化。如果呈阳性，则必须进行长期随访以确认在改善临床结局方面的疗效。确保控制第一类错误很重要。目前，上市许可是基于有合理的可能可以预测发病或死亡获益的替代终点的，该替代终点是"基于流行病学数据"得到的，而不是"经明确研究验证的替代终点"。因此，与第二次检验相比，分配给第一次检验的 $\alpha$ 值较小（例如分别为 0.04 和 0.01）。

另一方面，Ⅱ/Ⅲ/Ⅳ期试验适应性设计允许调整、持续暴露和长期随访。终点和中期分析是 NAS 至少减少 2 分、NASH 在组织学上缓解且无纤维化恶化和（或）纤维化改善且无 NASH 恶化。一个（最有前景的剂量）或两个剂量可继续进入下一阶段。若上市后Ⅳ期试验能证明临床结局改善，将获得最终的上市许可。因为只根据一次试验来获得批准，所以建议采用非常小的总 $\alpha$ 值（即<0.001），以确保对第一类错误的适当控制。

## 14.6　适应性设计的监管框架

美国 FDA 和欧盟 EMA 都发布了描述适应性设计在临床研究中应用的文件。2007 年，EMA 发表了一份关于计划采用适应性设计开展确证性临床试验的方法学问题的反思性文章。2010 年，FDA 发布了一份指南草案；2019 年，FDA 发布了关于药物和生物制品适应性设计的修订指南（FDA，2010，2019c）。此外，日本药品和医疗器械管理局（Pharmaceuticals and Medical Devices Agency，PMDA）也发表了论文，描述了他们与企业讨论适应性设计的经验（Ando 等，2011）。幸运的是，这些监管机构之间使用适应性设计的思想似乎相似，强调设计必须有合理的理由支持。方案应解决以下典型问题：

ⅰ. 提供一份详细的策略（计划），说明在调整前后可能产生的操作偏倚。

ⅱ. 提供关于如何控制或保持总体第一类错误率的详细信息。

ⅲ. 就用于综合分析的统计方法的有效性提供理由。

ⅳ. 使用 O'Brien-Fleming 类型的边界是否可行？

ⅴ. 对于在中期为做出关键决策而进行的精度分析，是否开展了风险评估？

ⅵ. 数据安全监测委员会（data safety monitoring committee，DSMC）在采用适应性设计的临床试验中所起的作用。

ⅶ. 为样本量计算和样本量分配所进行的检验效能分析提供理由，特别是当不同阶段的研究目标和研究终点不同时。

ⅷ. 在两阶段适应性设计中，如何进行盲法试验的样本量重估计。

## 14.7　结语

NAFLD 和 NASH 的患病率在全球范围内呈上升趋势。NAFLD 是当今西方世界慢性肝病最常见的病因。目前，NASH 是导致肝移植的第二大病因，预计到 2020 年将成为第一大病因。由于患病率和健康负担的增加，迫切需要为 NASH 患者研发治疗策略。不幸的是，这种疾病的自然史漫长且呈双向发现（即一些患者在进展，但另一些患者会自发消退），加之其需要连续肝活检的要求，给临床研发带来了巨大的挑战。尽管进行了大量的研究和多项临床试验，但目前仍没有被批准的治疗方法。

治疗 NASH 的主要目标是防止与肝脏相关的发病和死亡，而这些发病和死亡通常会经历 10～20 年甚至更长的时间。除非像美国 FDA 这样的监管机构愿意考虑对替代终点进行审批，否则进行这样的研究不可行。使用替代终点进行加速和有条件的审批，并在之后确认药物对临床结局的积极影响，将促进临床研发项目的开展，并为患者提供治疗选择。另一方面，NASH 的适应性无缝临床设计为缩短新药注册的整体路径提供了机会，并为参加研究的患者提供了连续性的监测。在此，我们回顾了将适应性设计应用于 NASH 临床试验的统计学和逻辑特征。

虽然不是所有情况下都适合采用适应性设计来进行产品研发，但在全球范围内使用这些模式来获得上市许可的经验越来越多。NASH 治疗药物的研发似乎有很充分的理由来采用这种方法，从而很好地适应当前药物研发的监管框架。

## 附录：效用函数和统计检验

我们建议采用一个效用函数来连接所有不同阶段的 NASH 终点（Chow 和 Lin，2015）。我们提出以下统计检验方法来分析在不同阶段有不同研究目标和研究终点的两阶段适应性设计。假设即使两个终点不相同，它们之间也有一个确定的关系。

设 $y=\{y_1, y_2, \cdots, y_m\}$ 为由 $m$ 个终点组成的我们感兴趣的复合终点。对于每个终点，$y_i$ 是一个关于标准（criteria）的函数 $y_i(x)$；$x \in X$，其中 $X$ 是一个关于标准的空间。然后，我们可以将终点定义为如下治疗指数函数：

$$U_{sk} = \sum_{j=1}^{m} w_{skj} = \sum_{j=1}^{m} w(y_{skj}), \ k=1,\cdots,K, \ s=1,\cdots,S \tag{14.1}$$

其中，$U_{sk}$ 表示从多阶段适应性设计的第 $s$ 个阶段的治疗指数函数得出的第 $k$ 个终点，$\omega_{skj}$（$j=1,\cdots,m$；$k=1,\cdots,K$）是预先指定的权重。例如，如果 $K=1$，则 $U_{sk}=U_s$，即简化为一个单一的复合指数，如在第 $s$ 个阶段 NAS≥4 和（或）F2/F3（纤维化 2 期和纤维化 3 期）。当 $K=2$ 时，则终点的治疗指数函数表示共同主要终点，即在第 $s$ 个阶段的 $U_{s1}$ 和 $U_{s2}$。例如，我们可以考虑以下两个共同主要终点：

ⅰ. 纤维化改善至少一个阶段，且 NASH 没有恶化（定义为肝细胞气球样变或小叶炎症没有增加）。

ⅱ. 根据整体组织病理学解释定义为 NASH 缓解，且纤维化没有恶化。

上述治疗指数函数将具有预先规定标准的不同终点考虑在内，而且基于治疗指数函数的矢量而非单个终点。治疗指数矢量模型使研究者能够以更有效的方式准确、可靠地评估治疗效果。

Chow 和 Lin（2015）建议在计划进行中期分析的两阶段适应性设计下，假设不同阶段的研究终点不同（即第一阶段为生物标志物或替代终点，第二阶段为临床终点），在不同阶段检验两组假设。Chow 和 Lin（2015）首先将计划进行中期分析的两阶段适应性设计转换成多阶段适应性设计。

现在，假设预期的两阶段适应性设计是将 $k$ 个治疗组（$E_1, \cdots, E_k$）与对照组 $C$ 进行比较，并假设有一个替代（生物标志物）终点和一个明确的临床终点可用于评估治疗效果。我们假设这样的生物标志物或替代终点可以从前一小节所述的效用函数中获得。治疗组 $E_i$ 与对照组 $C$ 比较得到的治疗效果用 $\theta_i$ ［基于替代（生物标志物）终点］和 $\psi_i$（基于临床终点）表示，$i = 1, \cdots, k$。

与第 11.5.1 节所述类似，在替代终点和临床终点下，治疗效果可以通过以下假设来检验。基于临床终点的假设为：

$$H_{0,2} : \psi_1 = \cdots = \psi_k \tag{14.2}$$

基于替代（生物标志物）终点的假设为：

$$H_{0,1} : \theta_1 = \cdots = \theta_k \tag{14.3}$$

Chow 和 Lin（2015）假设 $\psi_i$ 是相应 $\theta_i$ 的单调递增函数。下面将简要描述他们提出的检验。为简单起见，替代（生物标志物）终点和临床终点的方差分别表示为 $\sigma^2$ 和 $\tau^2$，假定方差已知。

在 Ⅱ 期临床试验中，$(k+1)n_1$ 个受试者以 1 : 1 的比例被随机分配到 $k$ 个治疗组和对照组。在这种情况下，每一组都有 $n_1$ 个受试者。在第一次中期分析中，将基于替代（生物标志物）终点，选择最有效的治疗方法进入后续阶段。对于两两比较，考虑检验统计量 $\hat\theta_{i,1}(i = 1, \cdots, k)$ 和 $S = \text{argmax}_{1 \leqslant j \leqslant k} \hat\theta_{i,1}$。因此，如果对于某些预先指定的临界值 $c_{1,1}$ 有 $\hat\theta_{S,1} \leqslant c_{1,1}$，则停止试验，接受 $H_{0,1}$。而如果 $\hat\theta_{S,1} > c_{1,1}$，那么我们得出结论，治疗 $E_s$ 是最有前景的治疗方法并进入后续阶段。接受该治疗或对照治疗的受试者将被随访至临床终点。对所有其他受试者的治疗评估将被终止，但会进行必要的安全监测。

在 Ⅲ 期临床试验中，$2n_2$ 个额外的受试者将会以 1 : 1 的比例被随机分配到治疗组 $E_s$ 和对照组 $C$。当 $2n_2$ 个受试者中的部分受试者（例如计划样本量的 50%）的短期替代终点测量值和 $2n_1$ 个接受试验治疗 $E_s$ 或对照治疗 $C$ 的阶段 1 受试者的主要终点测量值可用时，可以安排进行中期分析。设 $T_{1,1} = \hat\theta_{S,1}$ 和 $T_{1,2} = \hat\psi_{S,1}$ 分别为基于替代终点和主要终点的部分 Ⅱ 期试验数据的两两检验统计量，并且 $\hat\theta_{S,2}$ 为基于替代终点的 Ⅲ 期试验数据的统计量。如果

$$T_{2,1} = \sqrt{\frac{n_1}{n_1 + n_2}} \hat\theta_{S,1} + \sqrt{\frac{n_2}{n_1 + n_2}} \hat\theta_{S,2} \leqslant c_{2,1}$$

则停止试验，接受 $H_{0,1}$。如果 $T_{2,1} > c_{2,1}$，则拒绝 $H_{0,1}$。研究将继续进行，直到所有计划中的患者到达最终临床结局。请注意，为了确保研究有充足的检验效能，可以通过比较 $T_{1,1}$ 和 $c_{1,1}$ 来进行样本量的重估计。

在 Ⅳ 期临床试验中，除非进行了样本量重估计并决定增加样本量，否则不会招募额外的受试者。最终的分析将在所有计划中的受试者到达其主要终点时进行。设

$$T_{2,2} = \sqrt{\frac{n_1}{n_1 + n_2}} \hat\psi_{S,1} + \sqrt{\frac{n_2}{n_1 + n_2}} \hat\psi_{S,2}$$

其中$\hat{\varphi}_{S,2}$是基于未在中期分析时提供任何结局数据的 IV 期受试者数据的两两检验统计量。如果 $T_{2,2} > c_{2,2}$，那么拒绝 $H_{0,2}$，可以认为研究药物有效。

　　请注意，第一阶段的替代终点数据用于选择最有前景的治疗方法，而不是检验 $H_{0,1}$。如第 11.5.1 节所述，在三阶段过渡无缝设计下，有两组假设将被检验，即 $H_{0,1}$ 和 $H_{0,2}$。因为拒绝 $H_{0,2}$ 表明认为研究药物有效，所以 $H_{0,2}$ 被认为是主要关注的假设。然而，为了将总体第一类错误率控制在一个预先指定的显著性水平，$H_{0,1}$ 需要按照封闭检验过程的原则进行检验，以避免任何统计惩罚。

# 参考文献

Ando, Y., Hirakawa, A., and Uyama, Y. (2011). Adaptive clinical trials for new drug applications in Japan. *Eur Neuropsychopharmacol*, 21, 175–179.

Angulo, P., Kleiner, D.E., Dam-Larsen, S., Adams, L.A., Bjornsson, E.S., Charatcharoenwitthaya, P., Mills, P.R., Keach, J.C., Lafferty, H.D., Stahler, A., and Haflidadottir, S. (2015). Liver fibrosis, but no other histologic features, is associated with long-term outcomes of patients with nonalcoholic fatty liver disease. *Gastroenterology*, 149(2), 389–397.

APD (2017). Antibiotic Platform Design. https://www.berryconsultants.com/antibiotic-platform-design/.

Argo, C.K., Northup, P.G., Al-Osaimi, A.M., and Caldwell, S.H. (2009). Systematic review of risk factors for fibrosis progression in non-alcoholic steatohepatitis. *Journal of Hepatology*, 51(2), 371–379.

Bauer, P. and Kohne, K. (1994). Evaluation of experiments with adaptive interim analysis. *Biometrics*, 50, 1029–1041.

Bauer, P. and Rohmel, J. (1995). An adaptive method for establishing a dose-response relationship. *Statistics in Medicine*, 14, 1595–1607.

Berry, S.M., Petzold, E.A., Dull, P., Thielman, N.M., Cunningham, C.K., Corey, G.R., McClain. M.T., Hoover, D.L., Russell, J., Griffiss, J.M., and Woods, C.W. (2016). A response adaptive randomization platform trial for efficient evaluation of Ebola virus treatments: a model for pandemic response. *Clinical Trials*, 23(1), 22–30.

Bonferroni, C. E. (1936). Teoria statistica delle classi e calcolo delle probabilità. *Pubblicazioni del R Istituto Superiore di Scienze Economiche e Commerciali di Firenze*, 8, 1–62.

Bretz, F., Hothorn, T., and Westfall, P. (2010). *Multiple Comparisons Using R*. Chapman and Hall, CRC Press. New York.

Brunt, E.M., Janney, C.G., Di Bisceglie, A.M., Neuschwander-Tetri, B.A., and Bacon, B.R. (1999). Nonalcoholic steatohepatitis: a proposal for grading and staging the histological lesions. *American Journal of Gastroenterology*, 94(9), 2467–2474.

Brunt, E.M., Kleiner, D.E., Wilson, L.A., Belt, P., Neuschwander -Tetri, B.A., and NASH Clinical Research Network (CRN). (2011). Nonalcoholic fatty liver disease (NAFLD) activity score and the histopathologic diagnosis in NAFLD: distinct clinicopathologic meanings. *Hepatology*, 53(3), 810–820.

Cardoso, F., Van't Veer, L.J., Bogaerts, J., Slaets, L., Viale, G., Delaloge, S., Pierga, J.Y., Brain, E., Causeret, S., DeLorenzi, M., and Glas, A.M. (2016). 70-gene signature as an aid to treatment decisions in early-stage breast cancer. *New England Journal of Medicine*, 375(8), 717–729.

Chang, M. (2007). Adaptive design method based on sum of *p*-values. *Statistics in Medicine*, 26, 2772–2784.

Chao, A, C., Liu, C.K., Chen, C.H., Lin, H.J., Liu, C.H., Jeng, J.H., Hu, C.J., Chung, C.P., Hsu, H.Y. Sheng, W.Y., and Hu, H.H. (2014). Different doses of recombinant tissue-type plasminogen activator for acute stroke in Chinese patients. *Stroke*, 45, 2359–2365.

Chow, S.C. (2000) (Ed.). *Encyclopedia of Biopharmaceutical Statistics*. Marcel Dekker, Inc., New York.

Chow, S.C. (2011). *Controversial Issues in Clinical Trials*. Chapman and Hall/CRC, Taylor & Francis, New York.

Chow, S.C. (2013). *Biosimilars: Design and Analysis of Follow-On Biologics*. Chapman Hall/CRC Press, Taylor & Francis, New York.

Chow, S.C. (2019). Innovative Statistics in Regulatory Science. Chapman and Hall/CRC Press, Taylor & Francis, New York.

Chow, S.C. (2020). Innovative thinking for rare disease drug development. *American Journal of Biomedical Science & Research*, 7(3). doi: 10.34297/AJBSR.2020.07.001159.

Chang, M. and Chow, S.C. (2005). A hybrid Bayesian adaptive design for dose response trials. *Journal of Biopharmaceutical Statistics*, 15, 677–691.

Chow, S.C. and Chang, M. (2011). *Adaptive Design Methods in Clinical Trials*, Second Edition. Chapman Hall/CRC Press, Taylor & Francis, New York.

Chow, S.C., Chang, M., and Pong, A. (2005). Statistical consideration of adaptive methods in clinical development. *Journal of Biopharmaceutical Statistics*, 15, 575–591.

Chow, S.C. and Chang, Y.W. (2019). Statistical considerations for rare diseases drug development. *Journal of Biopharmaceutical Statistics*, 29, 874–886.

Chow, S.C. and Corey, R. (2011). Benefits, challenges and obstacles of adaptive clinical trial designs. *Orphanet Journal of Rare Disease*, 6, 79–89.

Chow, S.C. and Huang, Z. (2019a). Demonstrating effectiveness or demonstrating not ineffectiveness – A potential solution for rare disease drug development. *Journal of Biopharmaceutical Statistics*, 29, 897–907.

Chow, S.C. and Huang, Z. (2019b). Innovative thinking on endpoint selection in clinical trials. *Journal of Biopharmaceutical Statistics*, 29, 941–951.

Chow, S.C. and Huang, Z. (2020). Innovative approach for rare disease drug development. *Journal of Biopharmaceutical Statistics*, 30, 537–539. doi; 10.1080/10543406.2020.1726371.

Chow, S.C. and Lin, M. (2015). Analysis of two-stage adaptive seamless trial design. *Pharmaceutica Analytica Acta*, 6(3), 1–10. doi: 10.4172/2153-2435.1000341.

Chow, S.C. and Liu, J.P. (2008a). *Design and Analysis of Bioavailability and Bioequivalence Studies*, Third Edition. Taylor & Francis, New York, vol. 25, pp. 237–241.

Chow, S. C., and Liu, J.P. (2008b). *Design and Analysis of Clinical Trials: Concepts and Methodologies*. John Wiley & Sons, New York.

Chow, S.C., Lu, Q.S., and Tse, S.K. (2007). Statistical analysis for two-stage seamless design with different study endpoints. *Journal of Biopharmacutical Statistics*, 17, 1163–1176.

Chow, S.C. and Shao, J. (2002). *Statistics in Drug Research – Methodologies and Recent Development*. Marcel Dekker, Inc., New York.

Chow, S.C. and Shao. J. (2005). Inference for clinical trials with some protocol amendments. *Journal of Biopharmaceutical Statistics*, 15, 659–666.

Chow, S.C., Shao, J., Wang, H., and Lokhnygina, Y. (2017). *Sample Size Calculations in Clinical Research*, Third Edition. Chapman and Hall/CRC Press, Taylor & Francis, New York.

Chow, S.C., Song, F.Y., and Cui, C. (2017). On hybrid parallel-crossover designs for assessing drug interchangeability of biosimilar products. *Journal of Biopharmaceutical Statistics*, 27, 265–271.

Chow, S.C. and Tu, Y.H. (2008). On two-stage seamless adaptive design in clinical trials. *Journal of Formosa Medical Association*, 107, S52–S60.

Chow, S.C., Xu, H., Endrenyi, L., and Song, F.Y. (2015). A new scaled criterion for drug interchangeability, *Chinese Journal of Pharmaceutical Analysis*, 35(5), 844–848.

Coors, M., Bauer, L., Edwards, K., Erickson, K., Goldenberg, A., Goodale, J., Goodman, K., Grady, C., Mannino, D., Wanner, A., Wilson, T., Yarborough, M., and Zirkle, M. (2017). Ethical issues related to clinical research and rare diseases. *Translational Science of Rare Diseases*, 2, 175–194.

Corrigan-Curay, J. (2018). Real-World Evidence – FDA Update. Presented at RWE Collaborative Advisory Group Meeting, Duke-Margolis Center, Washington, DC, October 1, 2018.

Cui, L., Hung, H.M.J., and Wang, S.J. (1999). Modification of sample size in group sequential clinical trials. *Biometrics*, 55, 853–857.

Dai, B., Ding, S., and Wahba, G. (2013). Multivariate Bernoulli distribution. *Bernoulli*, 19(4), 1465–1483.

Dmitrienko, A., Tamhane, A.C., and Bretz, F. (2010). *Multiple Testing Problems in Pharmaceutical Statistics*. Chapman & Hall, CRC Press, New York.

Duan, Y., Ye, K., and Smith, E.P. (2006). Evaluating water quality using power priors to incorporate historical information. *Environmetrics*, 17, 95–106.

EA (2015). European Association for Study of, L. and H. Asociacion Latinoamericana para el Estudio del, EASL-ALEH clinical practice guidelines: non-invasive tests for evaluation of liver disease severity and prognosis. *Journal of Hepatology*, 63(1), 237–264.

Efron, B., and Tibshirani, R. J. (1994). *An Introduction to the Bootstrap*. CRC Press. New York.

Ekstedt, M., Franzén, L.E., Mathiesen, U.L., Thorelius, L., Holmqvist, M., Bodemar, G., and Kechagias, S. (2006). Long-term follow-up of patients with NAFLD and elevated liver enzymes. *Hepatology*, 44(4), 865–873.

EMA (2014). *Pilot Project on Adaptive Licensing*. European Medicines Agency, London. https://www.ema.europa.eu/en/documents/other/pilot-project-adaptive-licensing_en.pdf.

Endrenyi, L., Declerck, P., and Chow, S.C. (2017). *Biosimilar Product Development*. Taylor & Francis, London.

EPAD (2018). European Prevention of Alzheimer's Dementia Consortium. http://ep-ad.org/.

Esserman, L., Hylton, N., Asare, S., Yau, C., Yee, D., DeMichele, A., Perlmutter, J., Symmans, F., van't Veer, L., Matthews, J., Berry, D.A., and Barker, A. (2019). I-SPY2 unlocking the potential of the platform trial. In *Platform Trials in Drug Development*, Eds. Antonijevic, Z. and Beckman, R.A. Chapman and Hall/CRC Press, Taylor & Francis, New York, pp. 3–21.

FDA (1998). *Guidance for Industry – Providing Clinical Evidence of Effectiveness for Human Drug and Biologic Products*, The United States Food and Drug Administration, Silver Spring, MD. https://www.fda.gov/downloads/Drugs/GuidanceComplianceRegulatoryInformation/Guidances/UCM072008.pdf.

FDA (2001). *Guidance for Industry – Statistical Approaches for Evaluation of Bioequivalence*. Center for Drug Evaluation and Research, the United States Food and Drug Administration, Rockville, MD.

FDA (2003). *Guidance for Industry – Bioavailability and Bioequivalence Studies for Orally Administrated Drug Products – General Considerations*. Center for Drug Evaluation and Research, the United States Food and Drug Administration, Rockville, MD.

FDA (2010). *Draft Guidance for Industry – Adaptive Design Clinical Trials for Drugs and Biologics*. The United States Food and Drug Administration, Silver Spring, MD.

FDA (2014a). *Guidance for Industry – Expedited Programs for Serious Conditions – Drugs and Biologics*. The United States Food and Drug Administration, Silver Spring, MD.

FDA (2014b). *Guidance for Industry – Immunogenicity Assessment for Therapeutic Protein Products*. The United States Food and Drug Administration, Silver Spring, MD. https://www.fda.gov/downloads/drugs/guidances/ucm338856.pdf.

FDA (2015a). *Guidance for Industry – Scientific Considerations in Demonstrating Biosimilarity to a Reference Product*. The United States Food and Drug Administration, Silver Spring, MD.

FDA (2015b). *Guidance for Industry – Rare Diseases: Common Issues in Drug Development*. Center for Drug Evaluation and Research, the United States Food and Drug Administration, Silver Spring, MD.

FDA (2015c). *Guidance for Industry – Considerations for the Design of Early-Phase Clinical Trials of Cellular and Gene Therapy Products*. Center for Drug Evaluation and Research, the United States Food and Drug Administration, Silver Spring, MD. https://www.fda.gov/downloads/ BiologicsBloodVaccines/GuidanceComplianceRegulatoryInformation/ Guidances/CellularandGeneTherapy/UCM564952.pdf.

FDA (2016). *Guidance for Industry – Non-Inferiority Clinical Trials to Establish Effectiveness*. The United States Food and Drug Administration, Silver Spring, MD.

FDA (2017a). *Guidance for Industry – Considerations in Demonstrating Interchangeability with a Reference Product*. The United States Food and Drug Administration, Silver Spring, MD.

FDA (2017b). *Use of Real-World Evidence to Support Regulatory Decision-Making for Medical Device*. Guidance for Industry and Food and Drug Administration staff, US Food and Drug Administration, Silver Spring, MD.

FDA (2018a). *Draft Guidance for Industry – Long Term Follow-Up After Administration of Human Gene Therapy Products*. The United States Food and Drug Administration, Silver Spring, MD.

FDA (2018b). *Guidance for Industry – Human Gene Therapy for Rare Diseases*. The United States Food and Drug Administration, Silver Spring, MD.

FDA (2018c). *Guidance for Industry – Master Protocols: Efficient Clinical Trial Design Strategies to Expedite Development of Oncology Drugs and Biologics*. The United States Food and Drug Administration, Silver Spring, MD.

FDA (2018d). *Guidance for Industry – Noncirrhotic Nonalcoholic Steatohepatitis with Liver Fibrosis: Developing Drugs for Treatment*. The United States Food and Drug Administration, Silver Spring, MD.

FDA (2019a). *Guidance for Industry – Rare Diseases: Common Issues in Drug Development*. The United States Food and Drug Administration, Silver Spring, MD.

FDA (2019b). *Framework for FDA's Real-World Evidence Program*. The United States Food and Drug Administration, Silver Spring, MD.

FDA (2019c). *Guidance for Industry – Adaptive Designs for Clinical Trials of Drugs and Biologics*. The United States Food and Drug Administration, Silver Spring, MD.

Filozof, C., Chow, S.C., Dimick-Santos, L., Chen, Y.F., Williams, R.N., Goldstein B.J., and Sanyal, A. (2017). Clinical endpoints and adaptive clinical trials in precirrhotic nonalcohotic steatohepatitis: facilitating development approaches for an emerging epidemic. *Hepatology Communications*, 1, 577–585.

Finner, H. and Strassburger, K. (2002). The partitioning principle: a powerful tool in multiple decision theory. *Annals of Statistics*, 30(4), 1194–1213.

Grady, C. (2017). Ethics ad IRBs, proposed changes to the common rule, and rare disease research. *Translational Science of Rare Diseases*, 2, 176–178.

Gravestock, I. and Held, L. on behalf of the COMACTE-Net consortium (2017). Adaptive power priors with empirical Bayes for clinical trials. *Pharmaceutical Statistics*, 16, 349–360.

Haidar, S.H., Davit, B., Chen, M.L., Conner, D., Lee, L., Li, Q.H., Lionberger, R., Makhlouf, F., Patel, D., Schuirmann, D.J., and Yu, L.X. (2008), Bioequivalence approaches for highly variable drugs and drug products. *Pharmaceutical Research*, 25, 237–241.

He, J., Kang, Q., Hu, J., Song, P., and Jin, C. (2018). China has officially released its first national list of rare diseases. *Intractable & Rare Diseases Research*, 7(2), 145–147.

Herbst, R.S., Gandara, D.R., Hirsch, F.R., Redman, M.W., LeBlanc, M., Mack, P.C., Schwartz, L.H., Vokes, E., Ramalingam, S.S., Bradley, J.D., and Sparks, D. (2015). Lung master protocol (Lung-MAP) – a biomarker-driven protocol for accelerating development of therapies for squamous cell lung cancer: SWOG S1400. *Clinical Cancer Research*, 21(7), 1514–1524.

Hochberg, Y. (1988). A sharper Bonferroni's procedure for multiple tests of significance. *Biometrika*, 75, 800–803.

Holm, S. (1979). A sharper Bonferroni procedure for multiple tests of significance. *Scandinavian Journal of Statistics*, 6, 65–70.

Hommel, G. (2001). Adaptive modifications of hypotheses after an interim analysis. *Biometrical Journal*, 43, 581–589.

Hommel, G., Lindig, V., and Faldum, A. (2005). Two-stage adaptive designs with correlated test statistics. *Journal of Biopharmaceutical Statistics*, 15, 613–623.

Huang, Z. and Chow, S.C. (2019). Probability monitoring procedure for sample size determination. *Journal of Biopharmaceutical Statistics*, 29, 887–896.

Ibrahim, J.G. and Chen, M.H. (2000). Power prior distributions for regression models. *Statistical Science*, 15, 46–60.

ICH (2000). International Conference on Harmonization Harmonized Tripartite Guideline. *Choice of Control Group and Related Issues in Clinical Trials*, E10. Geneva, Switzerland.

Jennison, C. and Turnbull, B.W. (2006). Adaptive and nonadaptive group sequential tests. *Biometrika*, 93, 1–21.

Khatri, C.G. and Shah, K.R. (1974). Estimation of location of parameters from two linear models under normality. *Communications in Statistics – Theory and Methods*, 3, 647–663.

Kleiner, D.E., Brunt, E.M., Van Natta, M., Behling, C., Contos, M.J., Cummings, O.W., Ferrell, L.D., Liu, Y.C., Torbenson, M.S., Unalp -Arida, A., and Yeh, M. (2005). Design and validation of a histological scoring system for nonalcoholic fatty liver disease. *Hepatology*, 41(6), 1313–1321.

Lehmacher, W. and Wassmer, G. (1999). Adaptive sample size calculations in group sequential trials. *Biometrics*, 55, 1286–1290.

Leisch, F., Weingessel, A., and Hornik, K. (1998). On the Generation of Correlated Artificial Binary Data. Working Paper Series No. 13, *Adaptive Information Systems and Modeling in Economics and Management Science*. Vienna University of Economics and Business Administration, Vienna.

Li, G., Shih, W.C.J., and Wang, Y.N. (2005). Two-stage adaptive design for clinical trials with survival data. *Journal of Biopharmaceutical Statistics*, 15, 707–718.

Lilford, R. J., Thornton, J. G., and Braunholtz, D. (1995). Clinical trials and rare diseases: a way out of a conundrum. *British Medical Journal*, 311(7020), 1621–1625.

Liu, G.F. (2017). A dynamic power prior for borrowing historical data in noninferiority trials with binary endpoint. *Pharmaceutical Statistics*, 17, 61–73.

Liu, Q. and Chi, G.Y.H. (2001). On sample size and inference for two-stage adaptive designs. *Biometrics*, 57, 172–177.

Lominadze, Z., Harrison, S., Charlton, M., Loomba, R., Neuschwander-Tetri, B., Cald-well, S., Kowdley, K., and Rinella, M. (2014). Survey of Diagnostic and Treatment Patterns of NAFLD and NASH in the United States: Real Life Practices Differ from Published Guidelines. *Program and Abstracts of the 65th Annual Meeting of the American Association for the Study of Liver Diseases (AASLD)*, November 7–11, 2014, Boston, MA. Abstract 838.

Lu, Q., Chow, S.C., Tse, S.K., Chi, Y., and Yang, L.Y. (2009). Sample size estimation based on event data for a two-stage survival adaptive trial with different durations. *Journal of Biopharmaceutical Statistics*, 19(2), 311–23.

Lu, Q., Tse, S.K., and S.C. Chow (2010). Analysis of time-to-event data under a two-stage survival adaptive design in clinical trials. *Journal of Biopharmaceutical Statistics*, 20(4), 705–719.

Lu, Q., Tse, S.K., Chow, S.C., and Lin, M. (2012). Analysis of time-to-event data with nonuniform patient entry and loss to follow-up under a two-stage seamless adaptive design with weibull distribution. *Journal of Biopharmaceutical Statistics*, 22(4), 773–784.

Lu, Y., Kong, Y., and Chow, S.C. (2017). Analysis of sensitivity index for assessing generalizability in clinical research. *Jacobs Journal of Biostatistics*, 2(1), 9–19.

Ma, R., Li, D.G., Zhang, X., and He, L. (2011). Opportunities for and challenges regarding prevention and treatment of rare diseases in China. *Chinese Journal of Evidence-based Pediatrics*, 6, 81–82. (in Chinese)

McPherson, S., Hardy, T., Henderson, E., Burt, A.D., Day, C.P., and Anstee, Q.M. (2015). Evidence of NAFLD progression from steatosis to fibrosing-steatohepatitis using paired biopsies: implications for prognosis and clinical management. *Journal of Hepatology*, 62(5), 1148–1155.

Meier, P. (1953). Variance of a weighted mean. *Biometrics*, 9, 59–73.

Miller, F., Zohar, S., Stallard, N., Madan, J., Posch, M., Hee, S.W., Pearce, M., Vågerö, M. and Day, S., (2018). Approaches to sample size calculation for clinical trials in rare diseases. *Pharmaceutical Statistics*, 17(3), 214–230.

Misra, V.L., Khashab, M., and Chalasani, N. (2009). Nonalcoholic fatty liver disease and cardiovascular risk. *Current Gastroenterology Reports*, 11(1), 50–55.

Motzer, R.J., Penkov, K., Haanen, J., Rini, B., Albiges, L., Campbell, M.T., Venugopal, B., Kollmannsberger, C., Negrier, S., Uemura, M., and Lee, J.L. (2019). Avelumab plus axitinib versus sunitinib for advanced renal-cell carcinoma. *New England Journal of Medicine*, 380(12), 1103–1115. doi: 10.1056/NEJMoa1816047. Epub 2019 February 16.

Muller, H.H. and Schafer, H. (2001). Adaptive group sequential designs for clinical trials: combining the advantages of adaptive and of classical group sequential approaches. *Biometrics*, 57, 886–891.

Musso, G., Gambino, R., Cassader, M., and Pagano, G. (2011). Meta-analysis: natural history of non-alcoholic fatty liver disease (NAFLD) and diagnostic accuracy of non-invasive tests for liver disease severity. *Annals of Medicine*, 43(8), 617–649.

Nie, L, Niu, Y., Yuan, M., Gwise, T., Levin, G., and Chow, S.C. (2020). Strategy for similarity margin selection in comparative clinical biosimilar studies. Currently under clearance at Office of Biostatistics, Center for Drug Evaluation and Research, Food and Drug Administration.

ODA (1983). Orphan Drug Act of 1983. Pub L. No. 97-414, 96 Stat. 2049.

Pagadala, M.R. and McCullough, A.J. (2012). The relevance of liver histology to predicting clinically meaningful outcomes in nonalcoholic steatohepatitis. *Clinics in Liver Disease*, 16(3), 487–504.

Pan, H., Yuan, Y., and Xia, J. (2017). A calibrated power prior approach to borrow information from historical data with application to biosimilar clinical trials. *Applied Statistics*, 66(5), 979–996.

Papastergiou, V., Tsochatzis, E., and Burroughs, A.K. (2012). Non-invasive assessment of liver fibrosis. *Annals of Gastroenterology*, 25(3), 218–231.

Park, J.W., Liu, M.C., Yee, D., Yau, C., van't Veer, L.J., Symmans, W.F., Paoloni, M., Perlmutter, J., Hylton, N.M., Hogarth, M., and DeMichele, A. (2016). Adaptive randomization of neratinib in early breast cancer. *New England Journal of Medicine*, 375(1), 11–22.

PDUFA VI (2018). *Prescription Drug User Fee Act (PDUFA) – PUDFA VI: Fiscal Years 2018–2022*. US Food and Drug Administration, Silver Spring, MD. Retrieved September 27, 2018 from http://www.fda.gov/ForIndustry/UserFees/PrescriptionDrugUserFee/ucm446608.htm.

Posch, M. and Bauer, P. (2000). Interim analysis and sample size reassessment. *Biometrics*, 56, 1170–1176.

Proschan, M.A. and Hunsberger, S.A. (1995). Designed extension of studies based on conditional power. *Biometrics*, 51, 1315–1324.

Proschan, M.A., Lan, G.K.K., and Wittes, J.T. (2006). *Statistical Monitoring of Clinical Trials: A Unified Approach*. Springer Science Business Media, LLC, New York.

Redman, M.W. and Allegra, C.J. (2015). The master protocol concept. *Seminars in Oncology*, 42(5), 724–730.

Rider, P. R. (1960). Variance of the median of small samples from several special populations. *Journal of the American Statistical Association*, 55(289), 148–150.

Rosenberger, W.F. and Lachin, J.M. (2003). *Randomization in Clinical Trials*. John Wiley & Sons, Inc., New York.

Rugo, H.S., Olopade, O.I., DeMichele, A., Yau, C., van't Veer, L.J., Buxton, M.B., Hogarth, M., Hylton, N.M., Paoloni, M., Perlmutter, J., and Symmans, W.F. (2016). Adaptive randomization of veliparib-carboplatin treatment in breast cancer. *New England Journal of Medicine*, 375(1), 23–34.

Rzany, B., Bayerl, C., Bodokh, I., Boineau, D., Dirschka, T., Queille-Roussel, C., Sebastian, M., Sommer, B., Edwartz, C., and Podda, M. (2017). An 18-month follow-up, randomized comparison of effectiveness and safety of two hyaluronic acid fillers for treatment of moderate nasolabial folds. *Dermatologic Surgery*, 43(1), 58–65. doi: 10.1097/DSS.0000000000000923.

Sanyal, A.J. (2011). NASH: a global health problem. *Hepatology Research*, 41(7), 670–674.

Sanyal, A.J., Brunt, E.M., Kleiner, D.E., Kowdley, K.V., Chalasani, N., Lavine, J.E., Ratziu, V., and McCullough, A. (2011). Endpoints and clinical trial design for nonalcoholic steatohepatitis. *Hepatology*, 54(1), 344–353.

Sanyal AJ, Friedman SL, McCullough AJ, Dimick-Santos L; American Association for the Study of Liver Diseases; United States Food and Drug Administration. (2015). Challenges and opportunities in drug and biomarker development for nonalcoholic steatohepatitis: findings and recommendations from an American Association for the Study of Liver Diseases-U.S. Food and Drug Administration joint workshop. Hepatology 2015;61:1392–1405.

Saville, B.R. and Berry, S.M. (2016). Efficiencies of platform clinical trials: a vision of the future. *Clinical Trials*, 13(3), 358–366.

Schemper, M., Kaider, A., Wakounig, S., and Heinze, G. (2013). Estimating the correlation of bivariate failure times under censoring. *Statistics in Medicine*, 32(27), 4781–4790.

Schuirmann, D.J. (1987). A comparison of the two one-sided tests procedure and the power approach for assessing the equivalence of average bioavailability. *Journal of Pharmacokinetics and Biopharmaceutics*, 15(6), 657–680.

Senn, S. and Bretz, F. (2007). Power and sample size when multiple endpoints are considered. *Pharmaceutical Statistics*, 6(3), 161–170.

Shao, J. and Chow, S.C. (2002). Reproducibility probability in clinical trials. *Statistics in Medicine*, 21, 1727–1742.

Sheiner, L. (1997). Learning versus confirming in clinical drug development. *Clin Pharmacol Ther*, 61, 275–291.

Simon, R. (1989). Optimal two-stage designs for phase II clinical trials. *Contemporary Clinical Trials*, 10(1), 1–10.

Singh, S., Allen, A.M., Wang, Z., Prokop, L.J., Murad, M.H., and Loomba, R. (2015). Fibrosis progression in nonalcoholic fatty liver vs. nonalcoholic steatohepatitis: a systematic review and meta-analysis of paired-biopsy studies. *Clinical Gastroenterology and Hepatology*, 13(4), 643–654, e1–9; quiz e39–40.

Song, F.Y. and Chow, S.C. (2015). A case study for radiation therapy dose finding utilizing Bayesian sequential trial design. *Journal of Case Studies*, 4(6), 78–83.

Sorrentino, P., Tarantino, G., Conca, P., Perrella, A., Terracciano, M.L., Vecchione, R., Gargiulo, G., Gennarelli, N., and Lobello, R. (2004). Silent non-alcoholic fatty liver disease-a clinical-histological study. *Journal of Hepatology*, 41(5), 751–757.

Todd, S. (2003). An adaptive approach to implementing bivariate group sequential clinical trial designs. *Journal of Biopharmaceutical Statistics*, 13, 605–619.

Tsiatis, A.A. and Mehta, C. (2003). On the inefficiency of the adaptive design for monitoring clinical trials. *Biometrika*, 90, 367–378.

Viele, K., Berry, S., Neuenschwancler, B., Amzal, B., Chen, F., Enas, N., Hobbs, B., Ibrahim, J.G., Kinnersley, N., Lindborg, S., and Micallef, S. (2014). Use of historical control data for assessing treatment effects in clinical trials. *Pharmaceutical Statistics*, 13 (1), 41–54.

Wasserstein, R. L., and Lazar, N. A. (2016). The ASA's statement on p-values: context, process, and purpose. *The American Statistician*, 70(2), 129–133.

Westfall, P. and Bretz, F. (2010). Multiplicity in clinical trials. In *Encyclopedia of Biopharmaceutical Statistics*, Ed. Chow, S.C., 3rd Edition, Taylor & Francis, New York.

Williams, G., Pazdur, R., and Temple, R. (2004). Assessing tumor-related signs and symptoms to support cancer drug approval. *Journal of Biopharmaceutical Statistics*, 14, 5–21.

Woodcock, J. and LaVange, L.M. (2017). Master protocols to study multiple therapies, multiple diseases, or both. *The New England Journal of Medicine*, 377, 62–70.

Younossi, Z.M., Abdelatif, D., Fazel, Y., Henry, L., and Wymer, M. (2016). Global epidemiology of non-alcoholic fatty liver disease-meta-analytic assessment of prevalence, incidence and outcomes. *Hepatology*, 64, 73–84.

Zheng, J. and Chow, S.C. (2019). Criteria for dose-finding in two-stage seamless adaptive design. *Journal of Biopharmaceutical Statistics*, 29, 908–919.

Zhou, J., Vallejo, J., Kluetz, P., Pazdur, R., Kim, T., Keegan, P., Farrell, A., Beaver, J.A., and Sridhara, R. (2019). Overview of oncology and hematology drug approvals at US Food and Drug Administration between 2008 and 2016. *Journal of the National Cancer Institute*, 111(5), 449–458. doi: 10.1093/jnci/djy130.